増補
改訂版

覚えておきたい事故防止の知識

マンガ

鍼灸臨床インシデント

監修・解説：山下仁　画：犬養ヒロ

Manga Case Reports on
Problematic Practice of Acupuncture

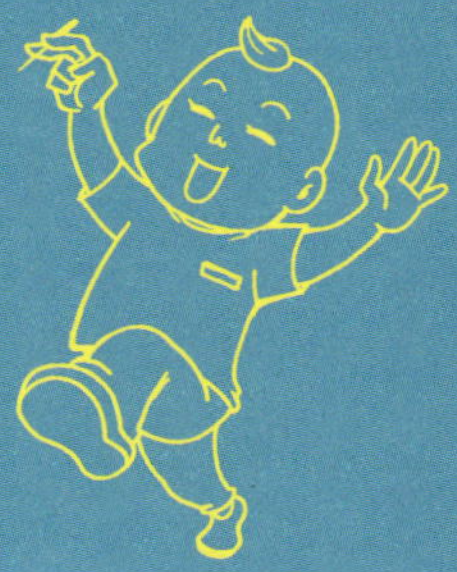

医道の日本社
Ido·No·Nippon·Sha

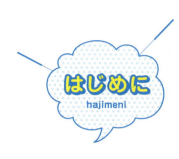

はじめに

hajimeni

ヒポクラテスの言葉を引用するまでもなく、医療に携わる者が心に留めておかなければならない最も重要な教訓のひとつは「患者さんに害を与えないこと」です。しかし、臨床経験がほとんどない鍼灸学生や卒後間もない鍼灸師に授業や講演で漠然とした教訓を話しても、身を乗り出して聞いてくれることはありません。もっと具体的なイメージやインパクトがなければ、教訓を記憶に留めることは難しいのです。そこで、「失敗から学ぶ」という考え方にもとづいて、自分が遭遇したり見聞きしたりした具体例をマンガでぎりぎりのところまで描写してもらいました。

こうして「医道の日本」誌で連載していただいた「マンガ覚えておきたい鍼灸臨床インシデント」は、2年間も続けることができました。それくらい失敗ネタが尽きなかったのです。何年か臨床に携わってきた鍼灸師なら、きっといくつかのエピソードと似たような「ヒヤリ・ハット」（インシデント）に遭遇しているはずです。ですからこのマンガは臨床経験が長い鍼灸師ほど笑えないかもしれません。
ある鍼灸マッサージ賠償責任保険会社の支払い対象となった施術者（すなわち過誤を起こしたとされる鍼灸師・マッサージ師）の年齢層で最も多いのは40歳代、次いで多いのが50歳代です※。このデータは「自分はこの考え方・やり方で何十年もやっているのだから大丈夫」などと考えるべきではないという戒めです。どんなにベテランになっても、過誤や事故に遭遇することを忘れないでいただきたいと思います。
このような意味からも本書は鍼灸学生や卒後間もない鍼灸師だけでなく、ベテラン鍼灸師の方々にも読んでいただき、江崎君が誰でも多少はもっている慢心の化身であると気付いていただくことを望んでいます。

※藤原義文・鍼灸マッサージに於ける医療過誤 現場からの報告・山王商事・2004：15-19。

覚えておきたい事故防止の知識

増補改訂版

マンガ 鍼灸臨床インシデント

Manga Case Reports on Problematic Practice of Acupuncture

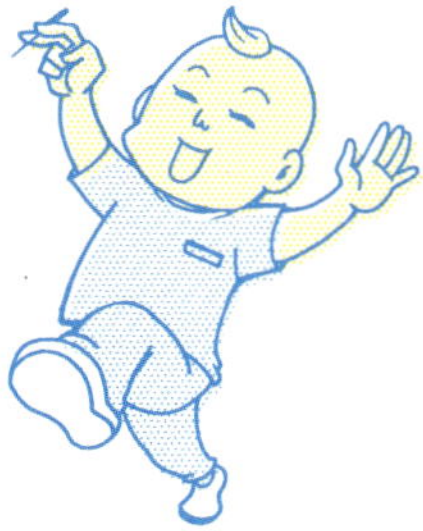

もくじ

はじめに …… 002
第1回 鍼の抜き忘れ …… 008
第2回 火傷 …… 012
第3回 理学検査による傷害 …… 016
第4回 深刺し …… 020
第5回 気分不良（暈鍼） …… 024
第6回 手洗い …… 028
第7回 折鍼防止 …… 032
第8回 B型肝炎対策 …… 036
第9回 古い感染対策情報 …… 040
第10回 抜鍼困難 …… 044
第11回 温灸による熱傷 …… 048
第12回 埋没鍼 …… 052
第13回 個人情報の管理 …… 056
第14回 皮下出血 …… 060
第15回 子供の監視 …… 064
第16回 施術後の疲労感と眠気 …… 068
第17回 認知障害・失見当識の患者 …… 072
第18回 カルテの記載と開示請求 …… 076

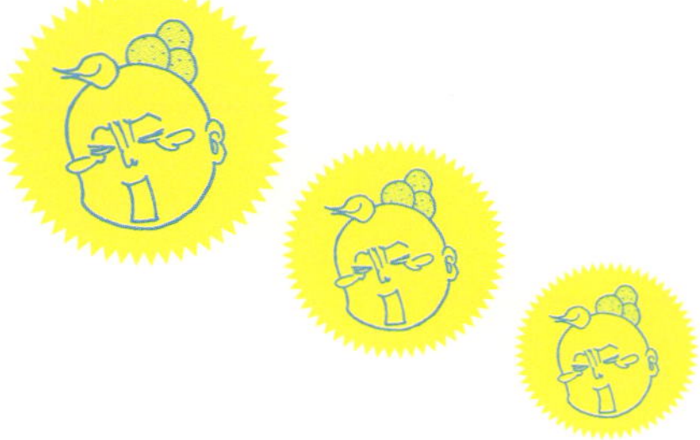

第19回　東洋医学用語の誤解　080
第20回　膻中の刺鍼　084
第21回　患肢の取り違え　088
第22回　電動ベッドの事故　092
第23回　エタノールによる皮膚刺激　096
第24回　感覚麻痺部の温熱刺激と灸の煙　100
第25回　鍼通電の出力ツマミ操作　104
第26回　感染性廃棄物への接触　108
第27回　顔の上を通過する施術操作　112
第28回　疾患の見落とし　116

番外編①　楳田川青年の事件簿　120
番外編②　手指の衛生管理　128
番外編③　インシデント報告システム　136

鍼灸の安全性に関するデータと資料　146
付録①　危険予知トレーニング（ＫＹＴ）　160
付録②　学生　江崎直人「こんなことに注意しよう」　177
索引　200
あとがき　206

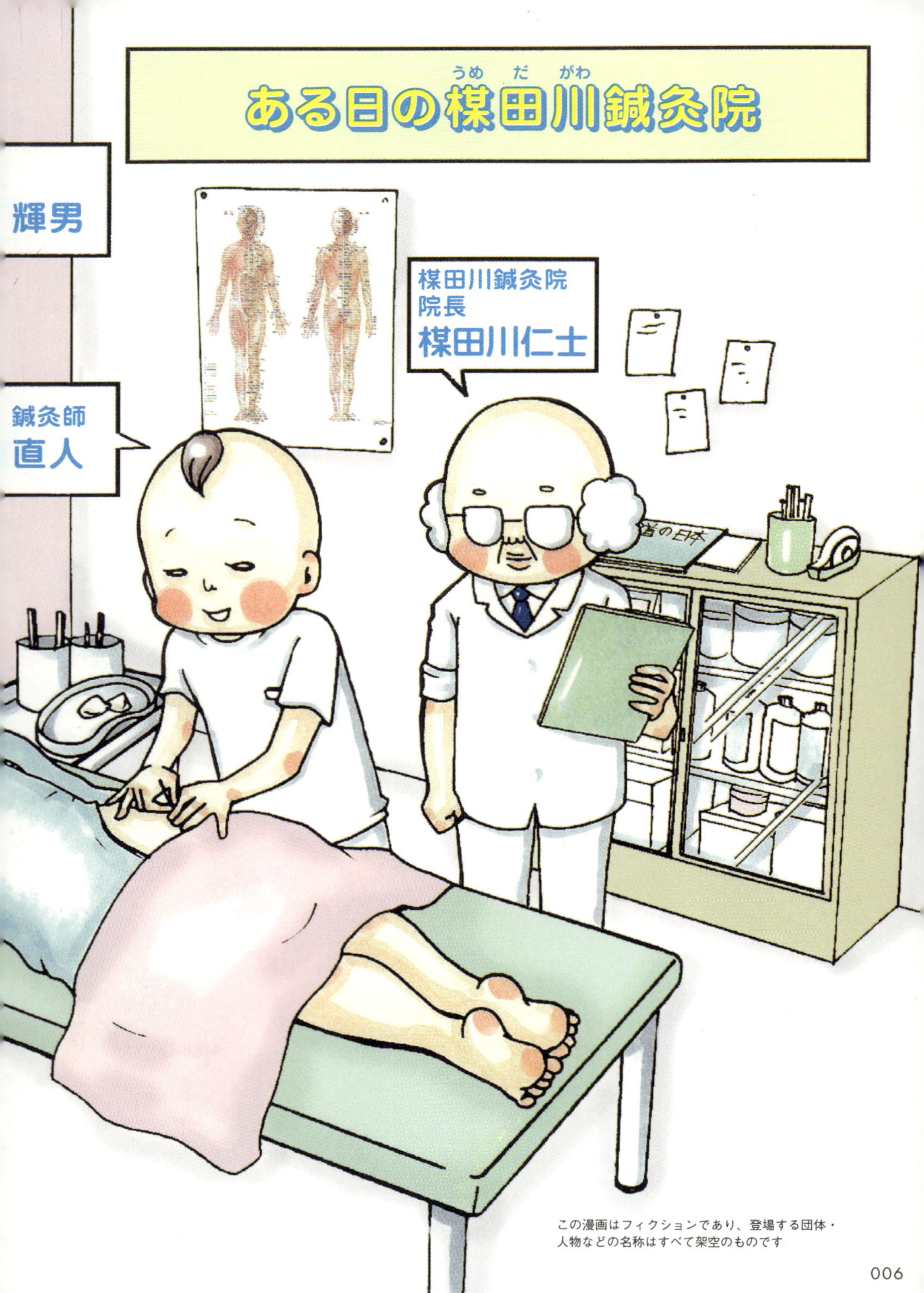

この漫画はフィクションであり、登場する団体・人物などの名称はすべて架空のものです

河合さんの弟
河合勉
鍼灸師
池目
新米
江崎
受付事務
河合伊代
患者
銭山幸恵

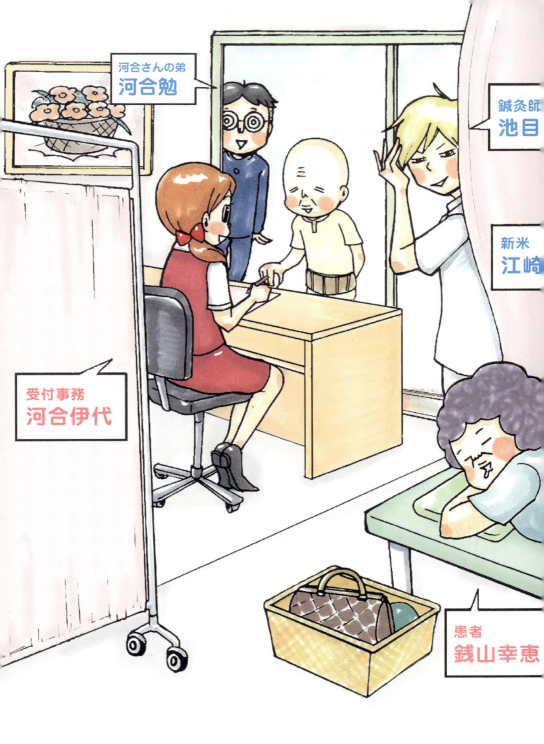

第1回　鍼の抜き忘れ

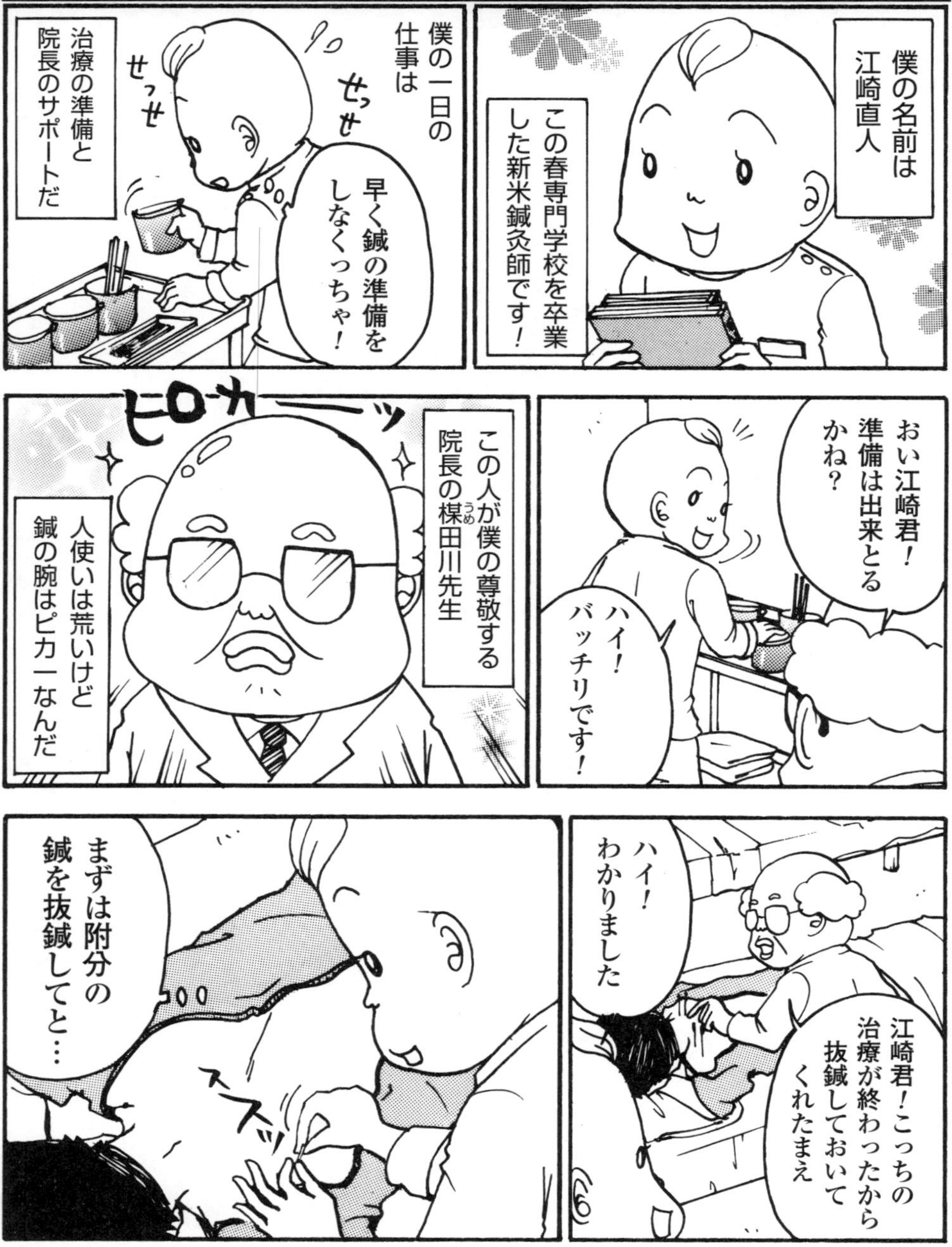

僕の名前は江崎直人
この春専門学校を卒業した新米鍼灸師です！
僕の一日の仕事は
早く鍼の準備をしなくっちゃ！
せっせ
せっせ
治療の準備と院長のサポートだ
おい江崎君！準備は出来とるかね？
ハイ！バッチリです！
ピカーーッ
この人が僕の尊敬する院長の楳《うめ》田川先生
人使いは荒いけど鍼の腕はピカ一なんだ
江崎君！こっちの治療が終わったから抜鍼しておいてくれたまえ
ハイ！わかりました
まずは附分の鍼を抜鍼してと…

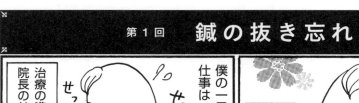

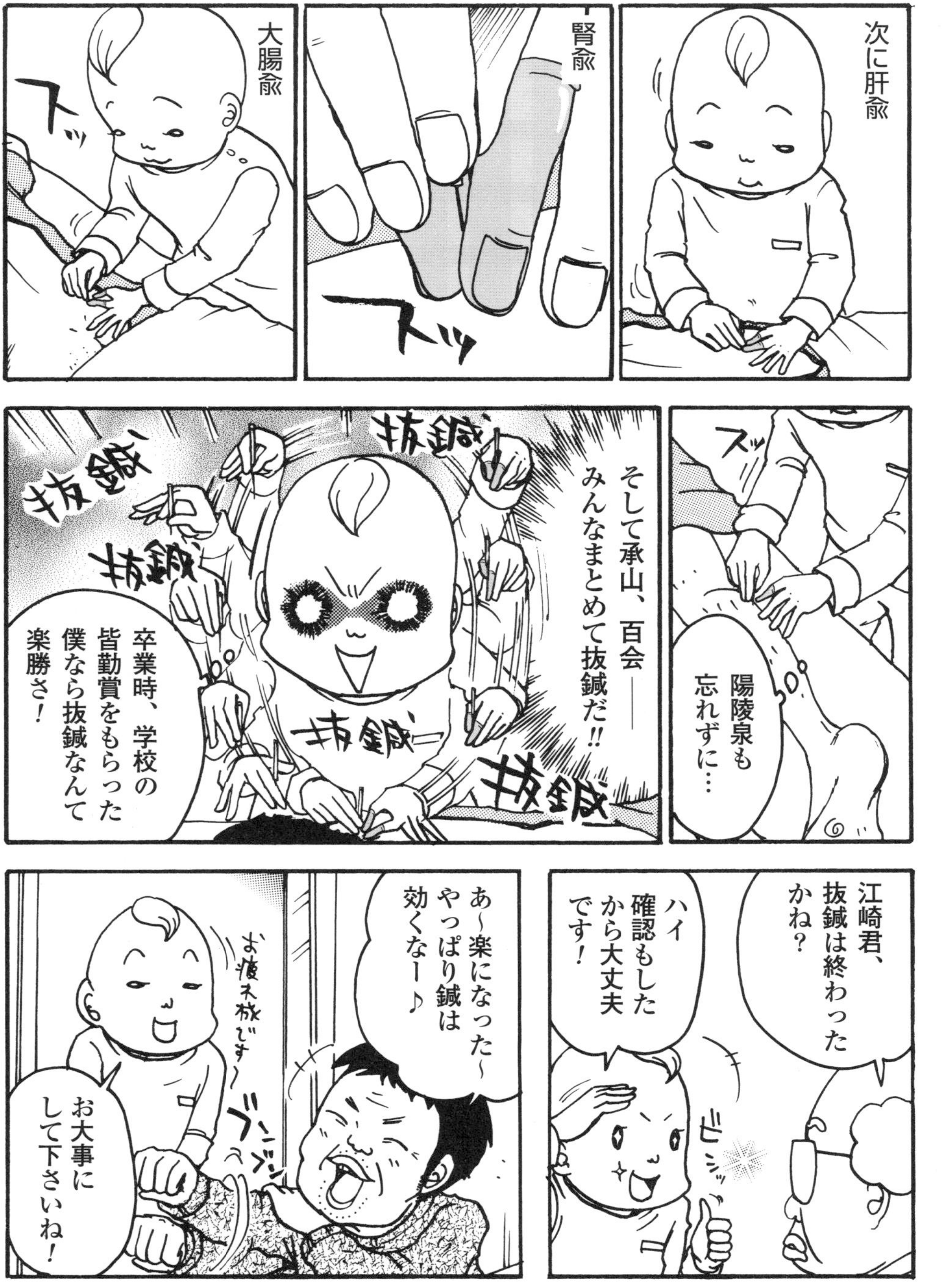
次に肝兪
腎兪
ズッ
大腸兪
ズッ
ズッ
陽陵泉も忘れずに…
そして承山、百会
みんなまとめて抜鍼だ!!
抜鍼
抜鍼
抜鍼
抜鍼
抜鍼
抜鍼
卒業時、学校の皆勤賞をもらった僕なら抜鍼なんて楽勝さ!
江崎君、抜鍼は終わったかね?
ハイ
確認もしたから大丈夫です!
ビシッ
あ〜楽になった〜
やっぱり鍼は効くなー♪
お疲れ様です〜
ブンブン
お大事にして下さいね!

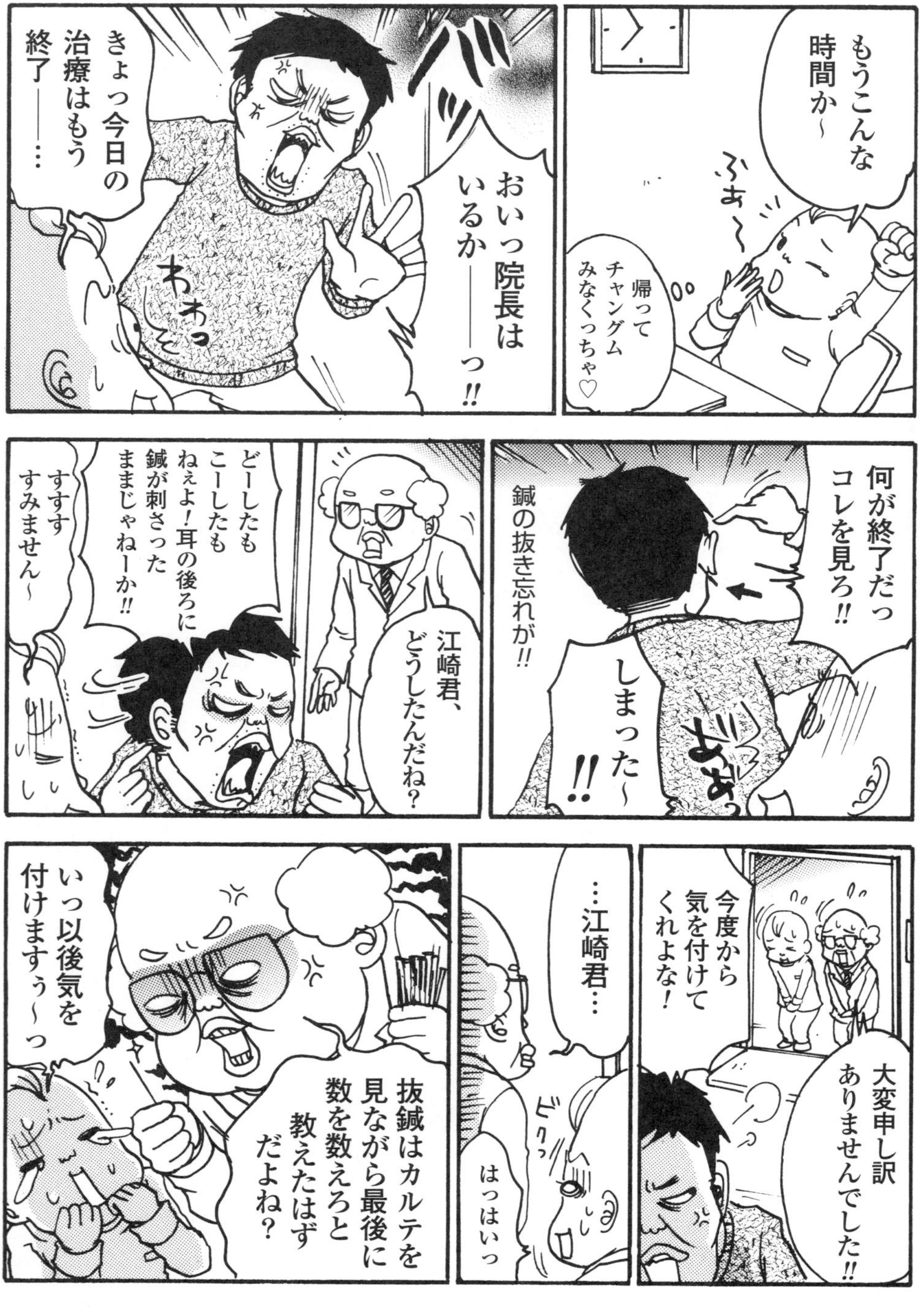
もうこんな時間か～
ふぁ～
帰ってチャングムみなくっちゃ♡
おいっ院長はいるか――――っ!!
わわっ
きょっ今日の治療はもう終了――――……
何が終了だっコレを見ろ!!
鍼の抜き忘れが!!
しまった～!!
あぁっ
江崎君、どうしたんだね?
どーしたもこーしたもねぇよ！耳の後ろに鍼が刺さったままじゃねーか!!
すすすすみません～
大変申し訳ありませんでした!!
今度から気を付けてくれよな！
…江崎君…
ビクッ
はっはいっ
抜鍼はカルテを見ながら最後に数を数えろと教えたはずだよね?
いっ以後気を付けますぅ～っ

解説　第１回　鍼の抜き忘れ

POINT

- 原則は刺鍼した者が抜鍼。代理抜鍼の場合は数と部位をしっかり伝える。
- タオル・衣服・頭髪などで鍼が隠れていないかをチェックする。
- ディスポ鍼管数と抜鍼数が同じであることを確認する。

置鍼した鍼の抜き忘れは、鍼灸臨床において最も多いインシデントの1つです。抜き忘れた鍼は折鍼や臓器損傷につながる恐れがあるだけでなく、患者さんに強い心理的ショックを与えますので、施術者や治療院の信頼を大きく失墜させてしまうことになりかねません。

施設や流派によって違いがあると思いますが、私たちの経験で抜き忘れる頻度が高かったのは、下肢、頭部、背部、胸腹部といった順であり、その理由は、タオル・頭髪・衣服で隠れていたから、あるいは刺鍼者と抜鍼者が違っていたからというのが上位を占めました。すなわち、確認や伝達が不十分なために発生した場合が多かったようです[1)]。

抜き忘れに限ったことではないですが、ヒヤリとしたりハッとしたりするような出来事（ヒヤリ・ハット）を経験した場合は、業務の合間や終了後にスタッフ同士で、どのようなインシデントが起こったか、なぜそのようなことが起きてしまったのか、今後起こらないようにするにはどうすればよいか、といった分析とフィードバックを行うことが重要です。それによって不注意や伝達不足による多くの過誤が防止できると考えられます[2)]。

不幸にも鍼の抜き忘れをしてしまったとき、多くは患者さんが自分で抜鍼する場合が多いようです。しかし時には患者さんが動揺した様子で電話をかけてこられることがあります。患者さんが遠方に在住しているために施術者が直接抜鍼できないような場合は、電話で指示せざるを得ないこともあります。鍼が刺入されたまま長い時間が経っていると、鍼が曲がって抜けにくくなっていることがあります。落ち着いて刺鍼部周辺の皮膚を押さえ、ゆっくりと鍼を引き抜くように伝えましょう。状況によっては近所の鍼灸院に行って抜いてもらうことも考えるべきです。

椋田川院長は新卒鍼灸師の江崎君の勉強のためを思って、あえて抜鍼を任せたのでしょうが、鍼の抜き忘れを防ぐ最も有効な方策の1つは刺鍼した人が抜鍼するということです。それができない場合には、刺鍼しているところを抜鍼予定者によく見せておくこと、刺鍼者はカルテに刺鍼部位を明記すること、ディスポーザブル鍼を使う場合は鍼管を残しておいて抜鍼した鍼の数と鍼管の数が合っているかどうか確認すること、タオル・頭髪・衣服などに隠れて見えない鍼が残っていないか再確認することが大切です。

1) 山下仁. インシデント報告システムの効果. 全日本鍼灸学会研究部安全性委員会編. 臨床で知っておきたい鍼灸安全の知識. 医道の日本社, 2009: 102-105.
2) Yamashita H, Tsukayama H. Safety of acupuncture: incident reporting and feedback may reduce risks. BMJ 2002; 324: 170-171.

第2回　火傷

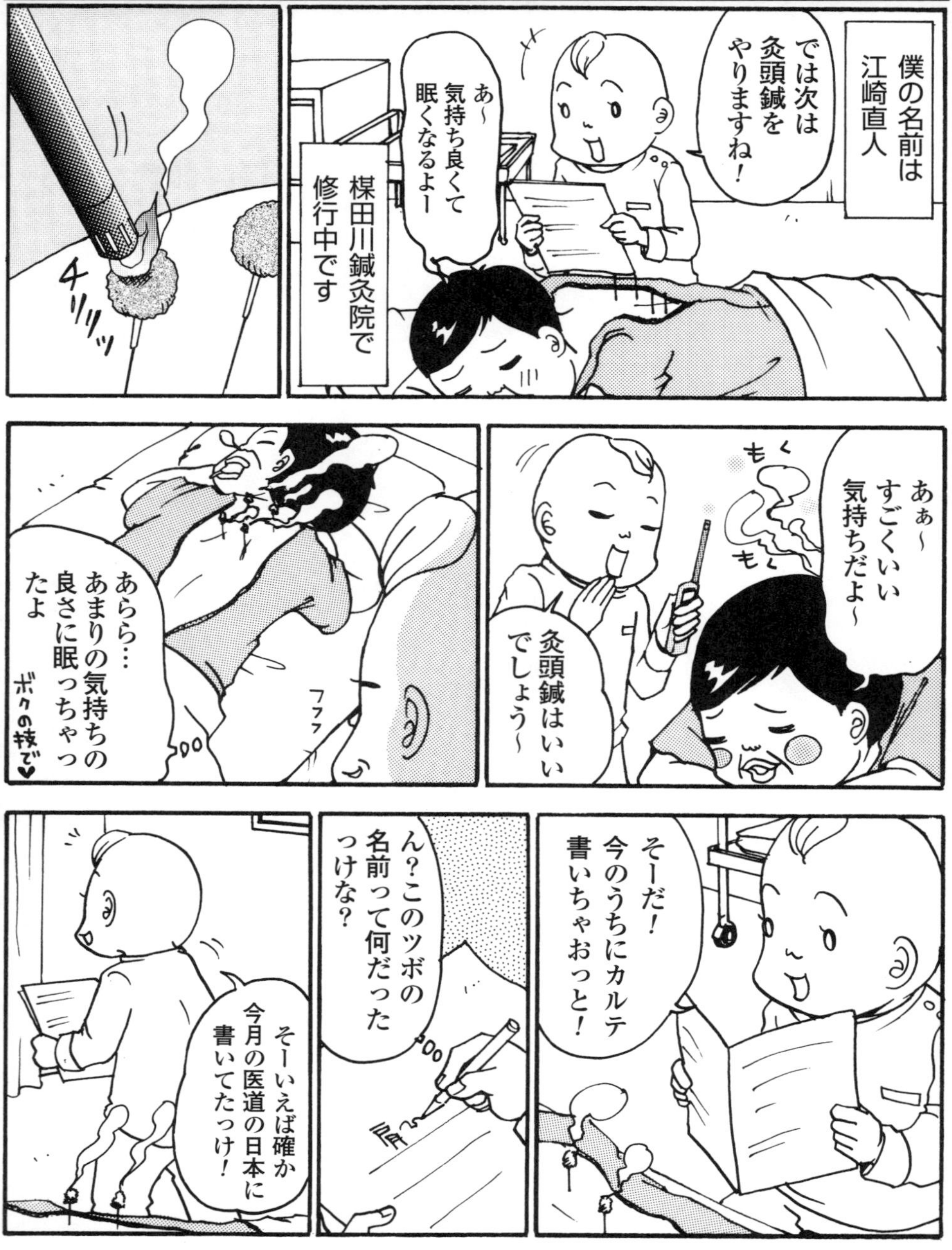
僕の名前は江崎直人
では次は灸頭鍼をやりますね!
あ~気持ち良くて眠くなるよー
楳田川鍼灸院で修行中です
チリリッ
あぁ~すごくいい気持ちだよ~
もく
もく
灸頭鍼はいいでしょう~
あらら…あまりの気持ちの良さに眠っちゃったよ
ボクの技で❤
フフフ
そーだ!今のうちにカルテ書いちゃおっと!
ん?このツボの名前って何だったっけな?
肩
そーいえば確か今月の医道の日本に書いてたっけ!

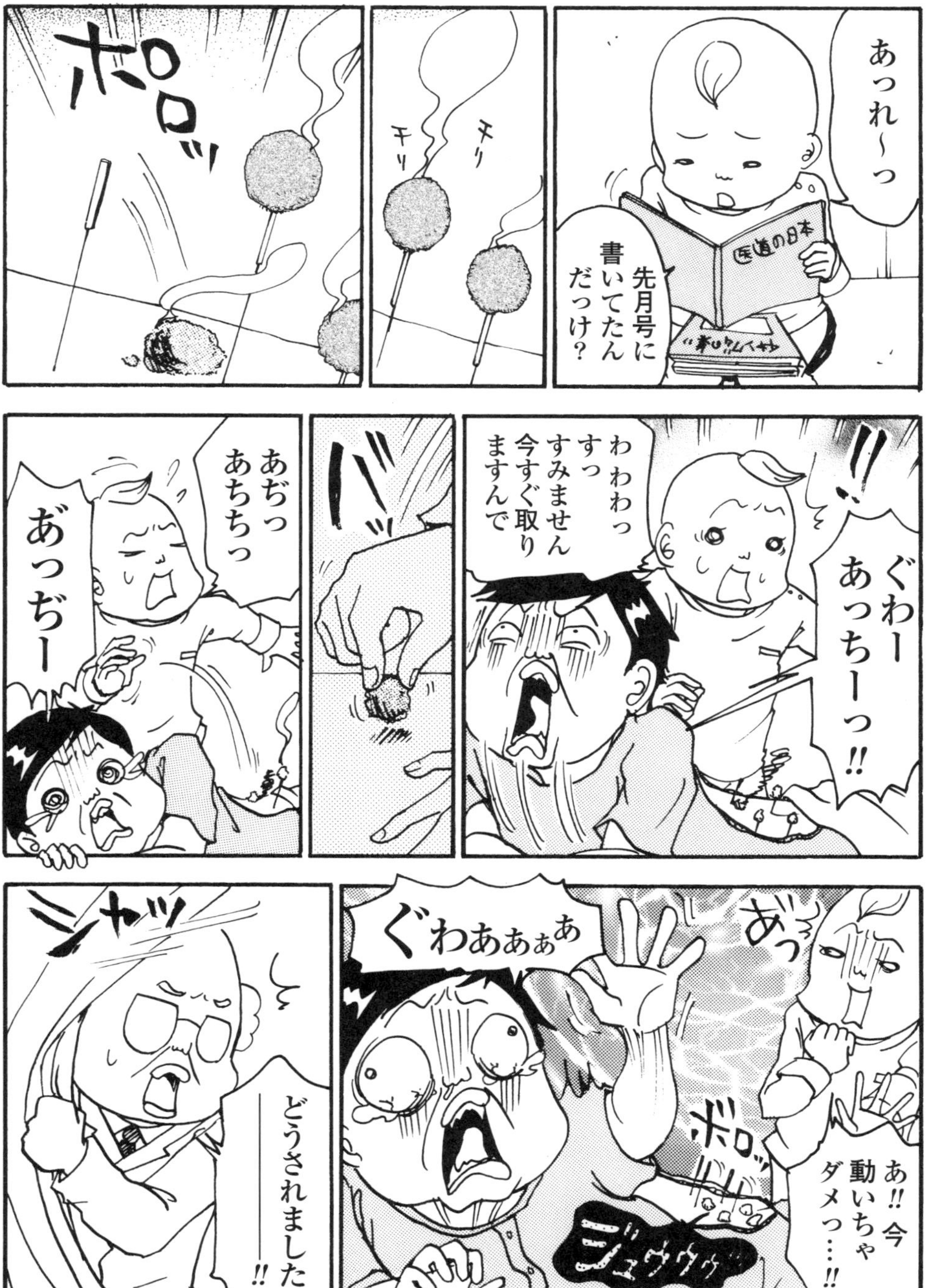
あっれ～っ
先月号に書いてたんだっけ？
医道の日本
チリ
チリ
ポロロッ
ぐわーあっちーーっ!!
わわわっすっすみません今すぐ取りますんで
!!
バッ
あぢっあちちっ
あっぢー
ぐわあぁぁぁあ
あっ
あ!!今動いちゃダメっ……!!
ポロッ
ジュウウウ
シャッ
どうされました――!!

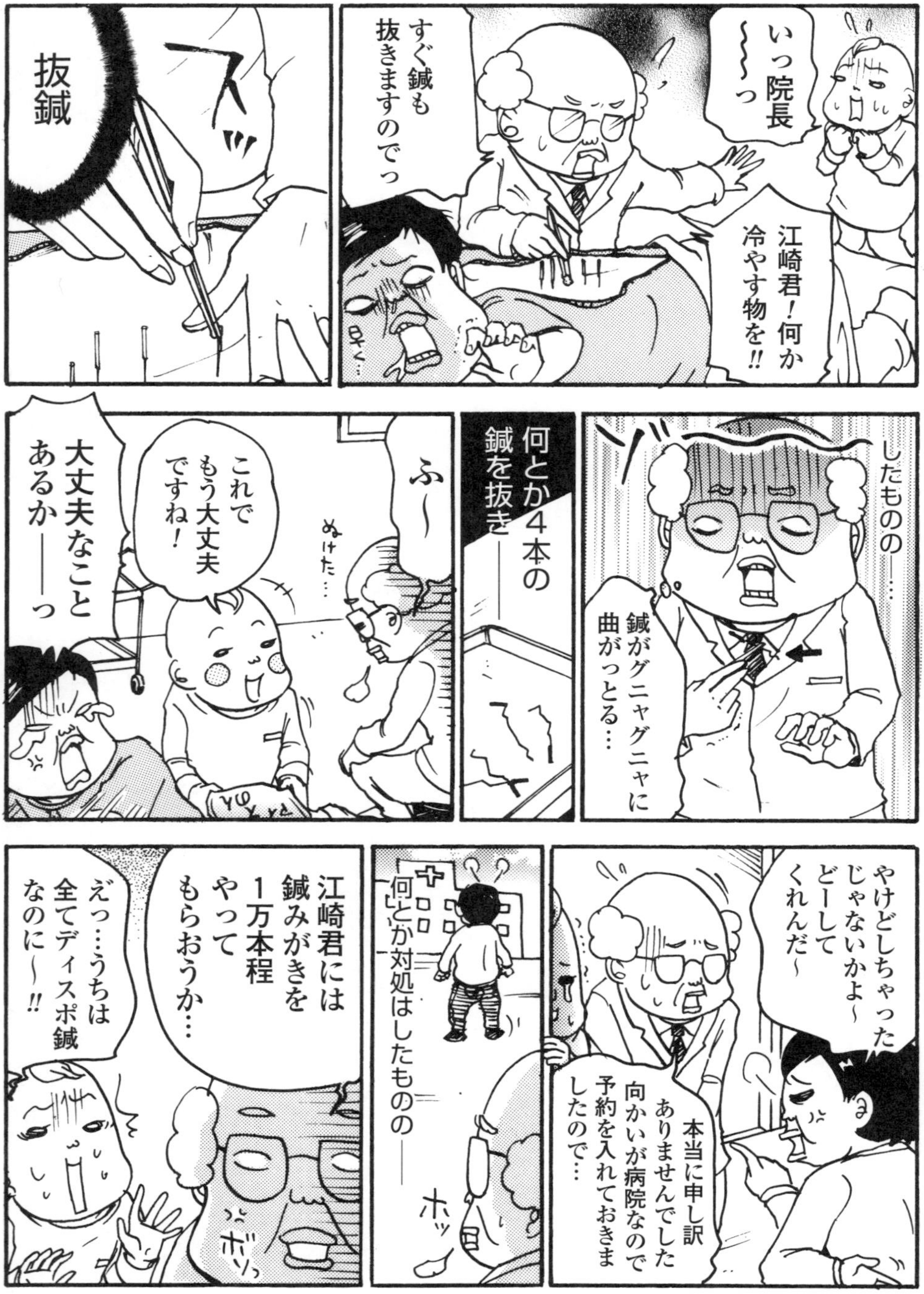

いっ院長〜〜っ
江崎君！何か冷やす物を!!
すぐ鍼も抜きますのでっ
早く…
抜鍼
したものの——…
鍼がグニャグニャに曲がっとる…
何とか4本の鍼を抜き——
ふ〜
ぬけた…
これでもう大丈夫ですね！
大丈夫なことあるか——っ
やけどしちゃったじゃないかよ〜どーしてくれんだ〜
本当に申し訳ありませんでした
向かいが病院なので予約を入れておきましたので…
何とか対処はしたものの——
ホッ
江崎君には鍼みがきを1万本程やってもらおうか…
ボソッ
えっ…うちは全てディスポ鍼なのに〜!!

解説　第2回　火傷

POINT

- 艾が燃焼している間は患者さんから目を離さない。
- 熱いのを我慢していないか患者さんに頻繁に尋ねる。
- 灸頭鍼や温灸をするときは手元に灰皿とピンセットを用意する。

鍼灸臨床で火傷（熱傷）の原因になりやすいのは、温灸、灸頭鍼、赤外線、ホットパックなどです。灸頭鍼では、燃焼している艾球を落としてしまうことがあります。これは鍼柄への艾球の固定が不十分であったり、艾球の片側だけが先に燃焼して重量のバランスが悪くなったりするために起こる場合が多いようです。艾球の落下を防ぐには、鍼柄と艾が接触している艾球の下方から点火するほうが安全です。ここが燃えてしまえば艾球が鍼柄からはずれにくくなるからです。

江崎君は患者さんが熱がっていることに動揺して素手で燃焼している艾をつかんでしまい、かえって状況を悪化させてしまいました。患者さんの急な体動は熱傷だけでなく折鍼という新たなリスクを招いてしまう可能性があります。燃焼している艾球も鍼柄もかなり熱いですから、椺田川院長のようにピンセットを使わなければなりません。間に合わない場合はとりあえず払いのけても指ではじき飛ばしてもいいですから、患者さんの皮膚から艾球を遠ざけてください。

棒温灸や赤外線は皮膚に近づけすぎないように注意します。あまり熱く感じない温度でも、長く放置しておくと低温熱傷を起こしてしまいます。またホットパックでタオルや衣類などを隔てて温める場合は、最初は熱くなくても5分10分と経過するうちに耐えられないほど熱くなる場合があります。熱いほうが効くと誤解している高齢の患者さんもいるので、熱かったら我慢しないですぐに伝えるよう説明するとともに、施術中にも頻繁に熱くないか尋ねる必要があります。

熱傷が生じた場合は、流水または氷嚢などで冷却し、受傷部位を清潔に保った上で医師による処置を受けてもらってください。軟膏などを鍼灸師の判断で塗って医師の受診をしないでいると、賠償責任保険の支払いの際にも問題が生じます。

灸頭鍼のテクニックそのものは完璧だったとしても、患者さんの体動によって垂直に刺したはずの鍼が斜刺のように傾き、燃焼中の艾球が皮膚に接近して熱傷を起こしてしまうこともあります。火を使って治療をすることが許されている鍼灸師は、患者さんの安全に対して大きな責任があることを改めて自覚すべきです。燃焼中は決して患者さんから目を離してはいけません。また、不測の事態に備えてピンセットや灰皿をすぐ手が届くところに置いておきましょう。

なお漫画のオチで出てくる「ディスポ鍼の鍼みがき」はもちろん冗談です、念のため。

第3回　理学検査による傷害

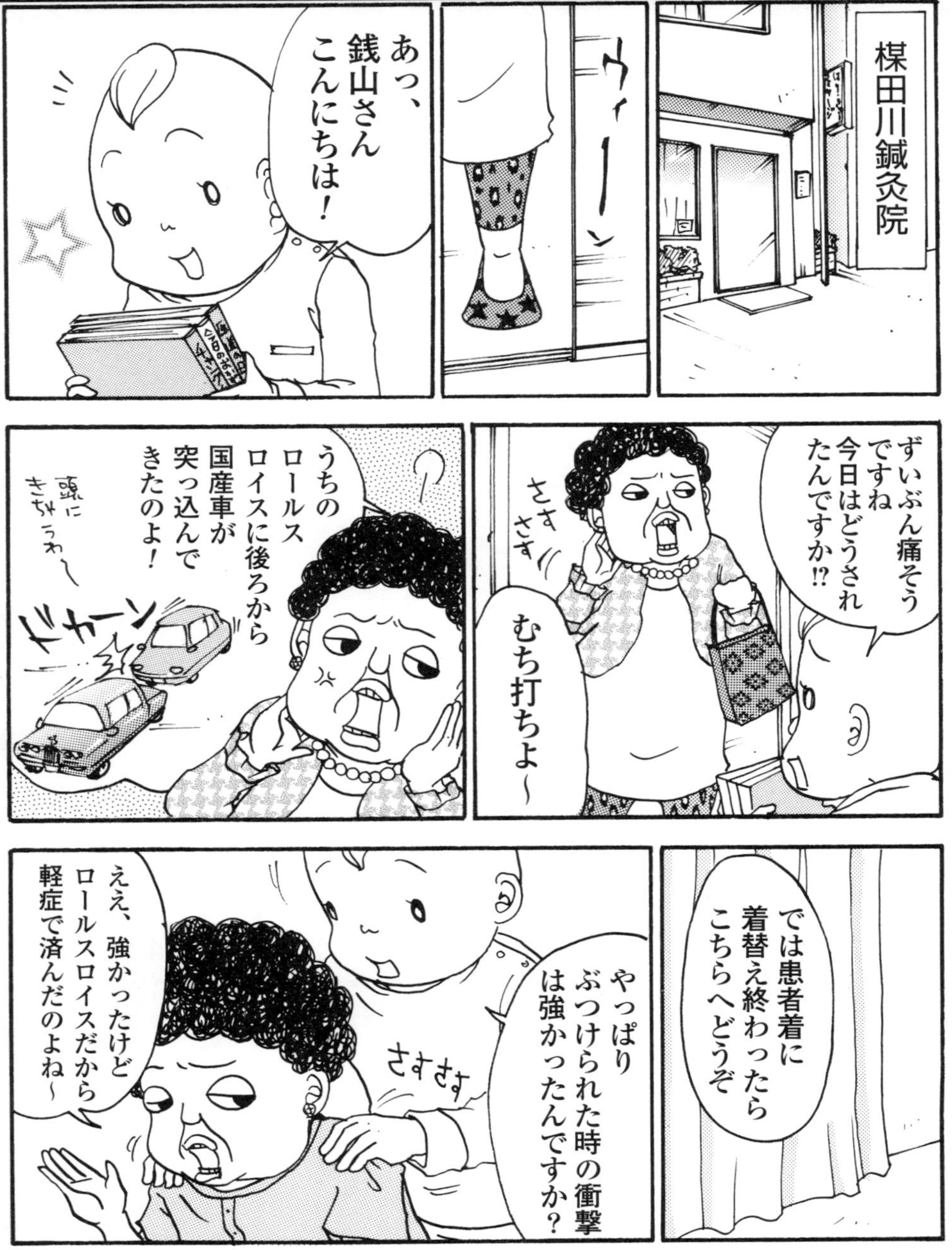
楳田川鍼灸院
ウィーン
あっ、銭山さんこんにちは！
ずいぶん痛そうですね今日はどうされたんですか⁉
さすさす
むち打ちよ〜
うちのロールスロイスに後ろから国産車が突っ込んできたのよ！
ドカーン
頭にきちゃうわ〜
では患者着に着替え終わったらこちらへどうぞ
やっぱりぶつけられた時の衝撃は強かったんですか？
さすさす
ええ、強かったけどロールスロイスだから軽症で済んだのよね〜

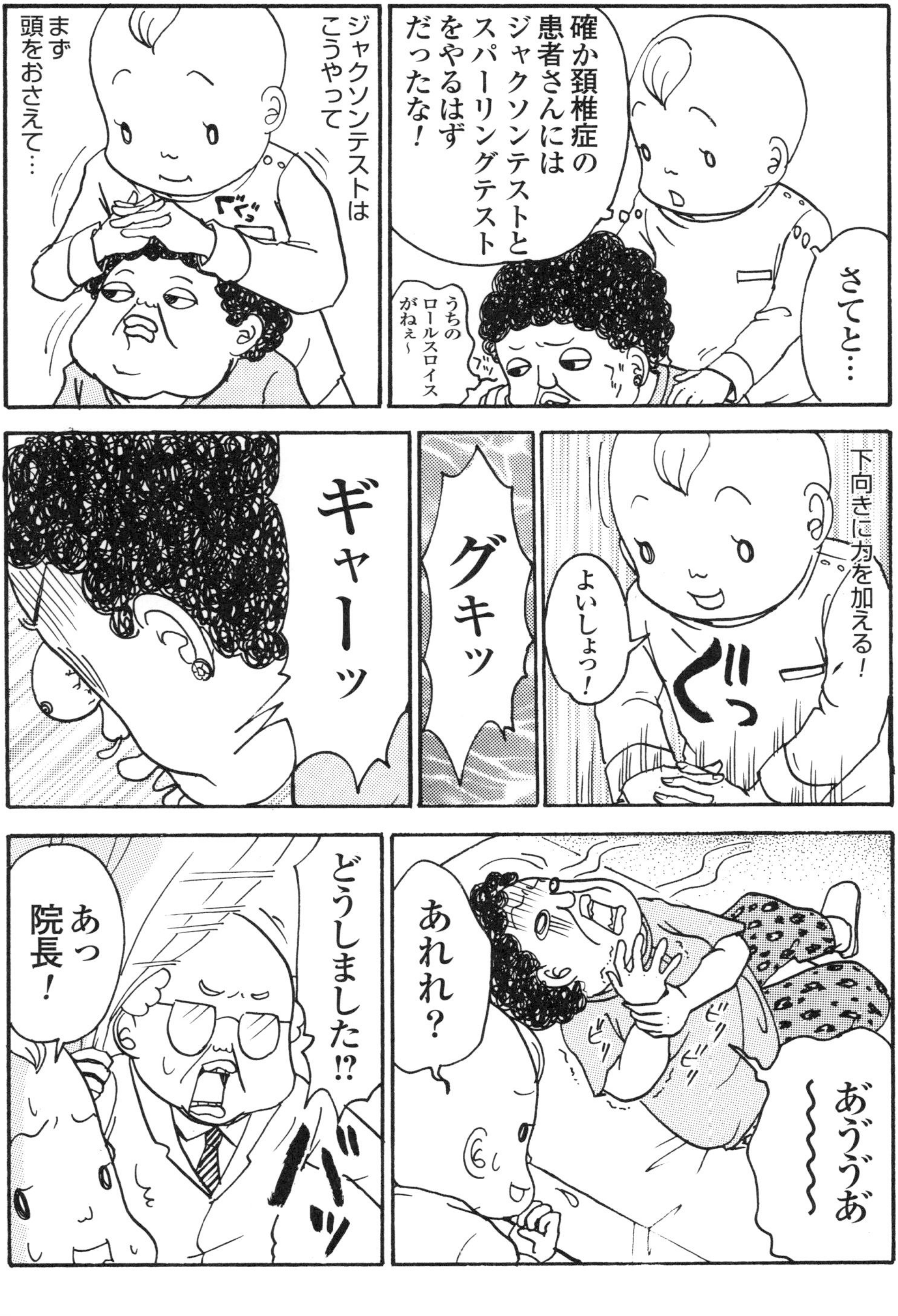
さてと…
確か頸椎症の患者さんにはジャクソンテストとスパーリングテストをやるはずだったな！
うちのロールスロイスがねぇ～
ジャクソンテストはこうやって
まず頭をおさえて…
ぐぐっ
下向きに力を加える！
よいしょっ！
ぐっ
グキッ
ギャーッ
あゔゔあ～～～
あれれ？
どうしました⁉
あっ院長！
バッ

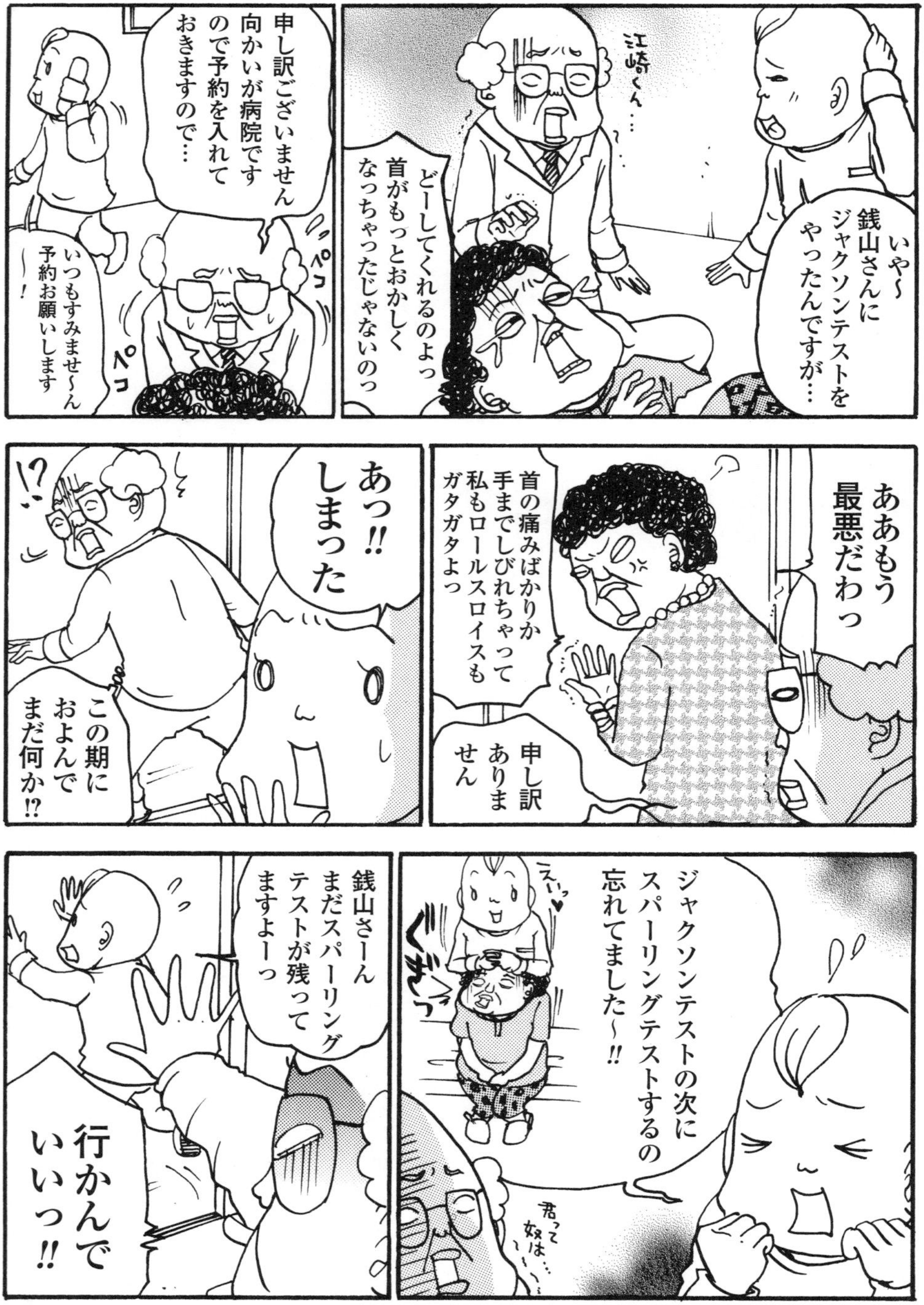
いや〜
銭山さんにジャクソンテストをやったんですが…
江崎くん…
どーしてくれるのよっ首がもっとおかしくなっちゃったじゃないのっ
申し訳ございません向かいが病院ですので予約を入れておきますので…
ペコ
ペコ
いつもすみませ〜ん予約お願いします〜！
ああもう最悪だわっ
首の痛みばかりか手までしびれちゃって私もロールスロイスもガタガタよっ
申し訳ありません
あっ!!しまった
この期におよんでまだ何か!?
ジャクソンテストの次にスパーリングテストするの忘れてました〜!!
えいっ
ぐきっ
君って奴は…
銭山さーんまだスパーリングテストが残ってますよーっ
行かんでいいっ!!

解説　第３回　理学検査による傷害

POINT
- 障害のある部位に負荷をかける理学検査が多い。
- その理学検査が本当に必要な状況なのか冷静に判断する。
- 圧迫や牽引などの負荷テストは慎重にゆっくり行う。

鍼灸の学校教育では多くの理学検査を学びますし、国家試験にも出題されます。血液検査や画像診断ができない鍼灸師にとって、確かに理学検査は病態を鑑別したり重症度を知ったりする上で有益な手段です。しかし、ひとつの理学検査で「この検査所見が陽性の時にはこの疾患」といった一対一対応の診断ができるような万能なものはほとんどありません。理学検査は鍼灸治療の適応かどうか、医療機関の受診を勧めるべきかどうか、あるいは病状が変化しているのかどうかなどについて、病歴や様々な所見と併せて総合的に判断する際の一助として用いるべきものです[1)]。

ジャクソンテスト、スパーリングテスト、イートンテスト、フィンケルスタインテスト、パトリックテストなど、多くの理学検査は障害のある神経や筋・腱や関節などに負荷をかけるものです。したがって、もともと問題のある部位が悪化する可能性は十分にあります。粗暴な理学検査によって、神経障害、炎症の悪化、脱臼、骨折など様々な過誤を引き起こしてしまう恐れがあります。特にむち打ち損傷（外傷性頚部症候群）を起こしたばかりの患者さんは首を少しひねるのもつらいことさえあるのに、ジャクソンテストやスパーリングテストなどは言語道断です。問診の段階で、上を向くことができるか、左右を向くことができるかなどを尋ねれば、状況は十分に把握できるはずです。

患者の銭山さんは、交通事故の状況からも賠償責任保険請求という面からも、鍼灸院に来る前にまず整形外科を受診して単純X線撮影やＭＲＩなどの画像診断を受けるべきです。追突事故の被害者となった患者さんは軽症のように見えても翌日以降に頚部痛、上肢のしびれ、頭痛、嘔気などを訴える場合が少なくありません。受傷した当日には理学検査どころか局所に軽微な刺鍼をしても、あとで「あれから余計に悪くなった」と訴えられることがあります。事故当日は画像診断などの非侵襲的な（負荷をかけない）検査をまず受け、病態と重症度を確認した上で後日鍼灸治療を受けてもらったほうが無難でしょう。

患者さんの障害部位に負荷を加えるような理学検査を実施するときは、慎重に、ゆっくりと負荷をかけていきます。そして「つらかったら中止しますからすぐに言ってください」と何度も念を押しながら慎重に行ってください。

漫画のオチのように理学検査について「あれもこれもしなきゃ」という強迫観念にとらわれている鍼灸師は少なくありません。その理学検査は本当に必要なのか、もっと患者さんに負荷のかからない方法はないのかといったことを常に考えて行動してください。

1) 山下仁. 3. 理学検査の目的 現代鍼灸臨床試論. 桜雲会出版部, 2005. 25-31.

第4回　深刺し

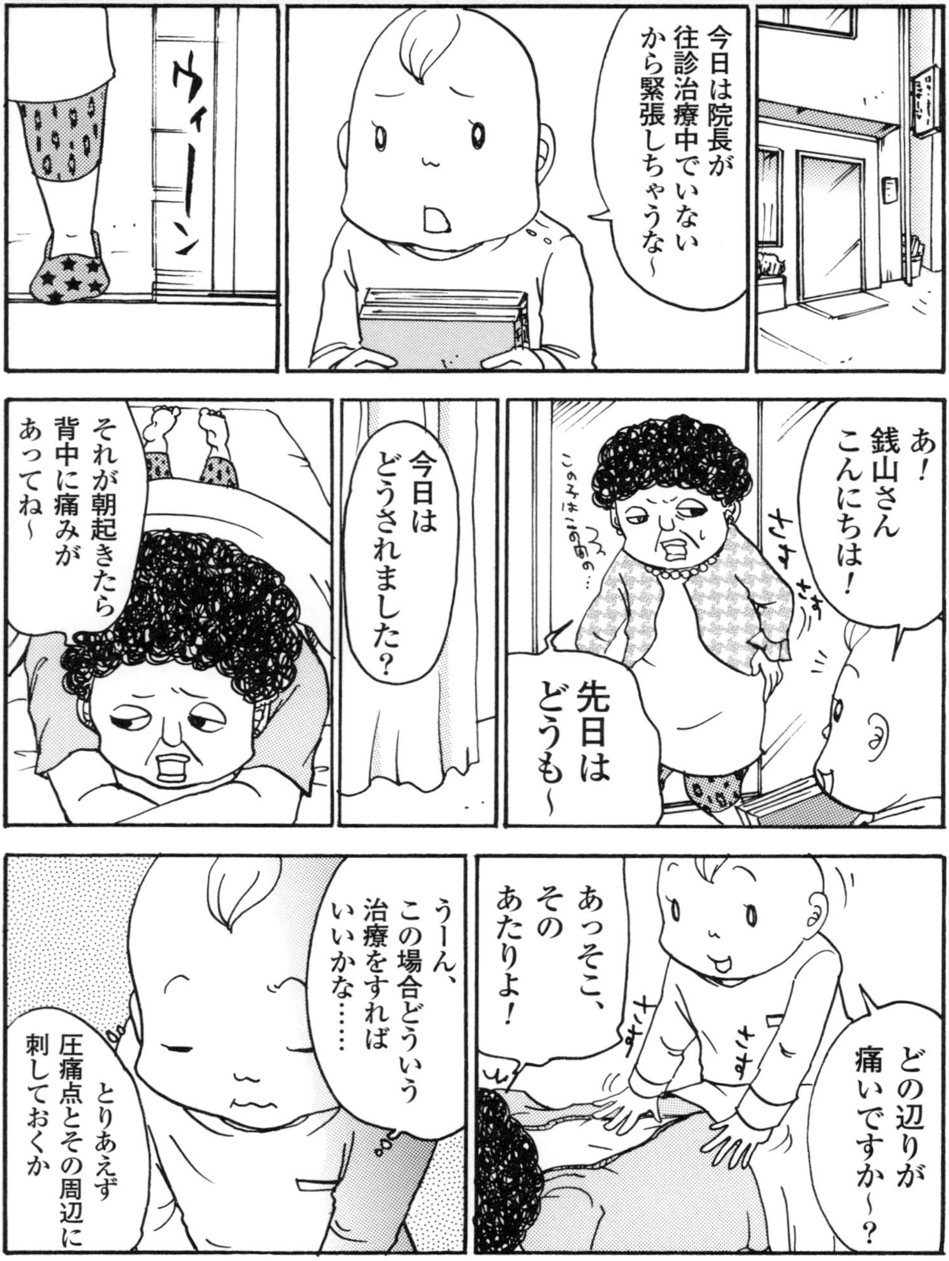
今日は院長が往診治療中でいないから緊張しちゃうな〜
ウィーーン
あ！銭山さんこんにちは！
さすさす
この子はこの前の…
先日はどうも〜
今日はどうされました？
それが朝起きたら背中に痛みがあってね〜
どの辺りが痛いですか〜？
あっそこ、そのあたりよ！
さすさす
うーん、この場合どういう治療をすればいいかな……
とりあえず圧痛点とその周辺に刺しておくか

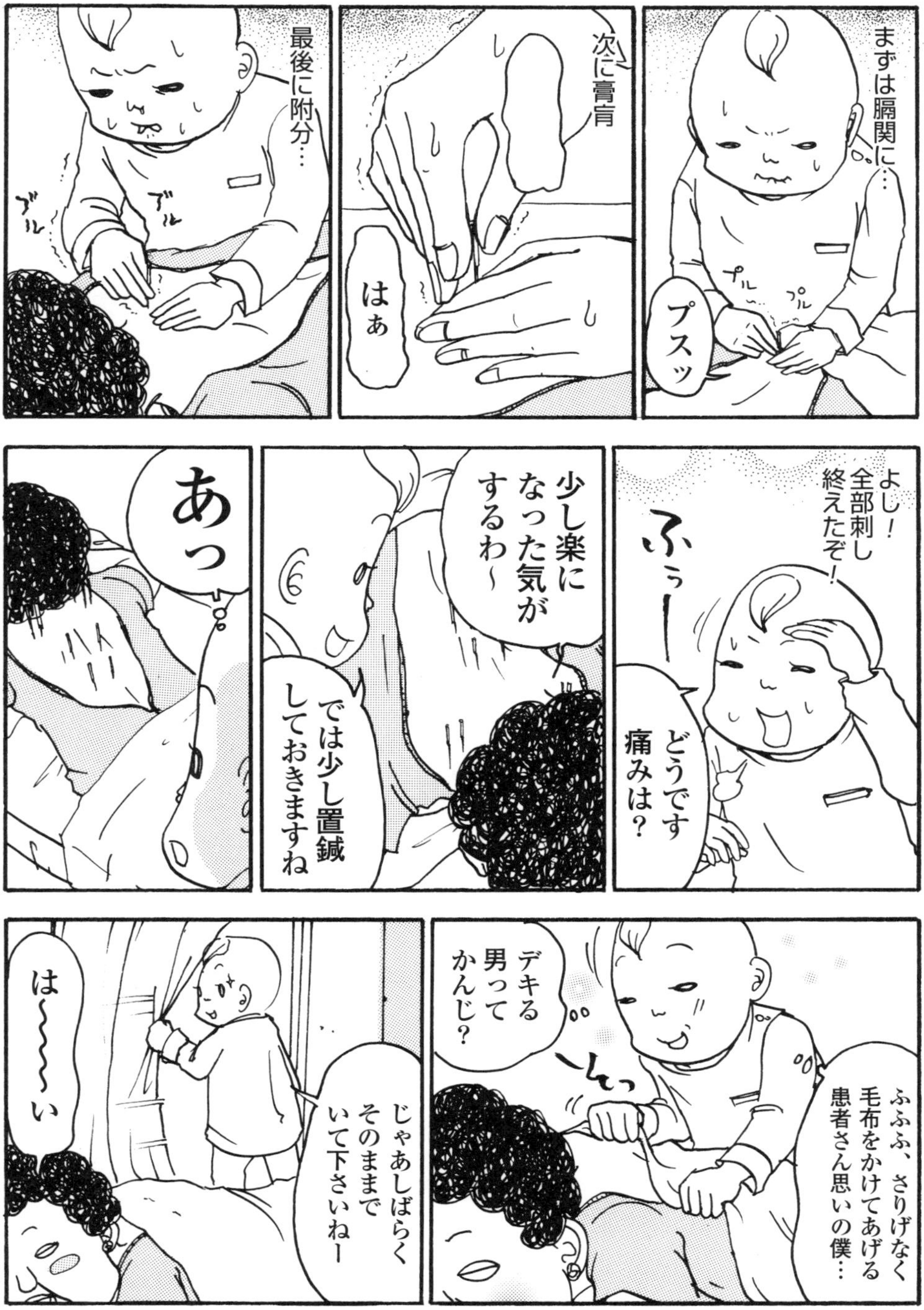
まずは膈関に…
プスッ
プル
プル
次に膏肓
はぁ
最後に附分…
ブル
ブル
よし！全部刺し終えたぞ！
ふぅー
どうです痛みは？
少し楽になった気がするわ～
では少し置鍼しておきますね
あっ
ふふふ、さりげなく毛布をかけてあげる患者さん思いの僕…
デキる男ってかんじ？
じゃあしばらくそのままでいて下さいねー
は～～～い

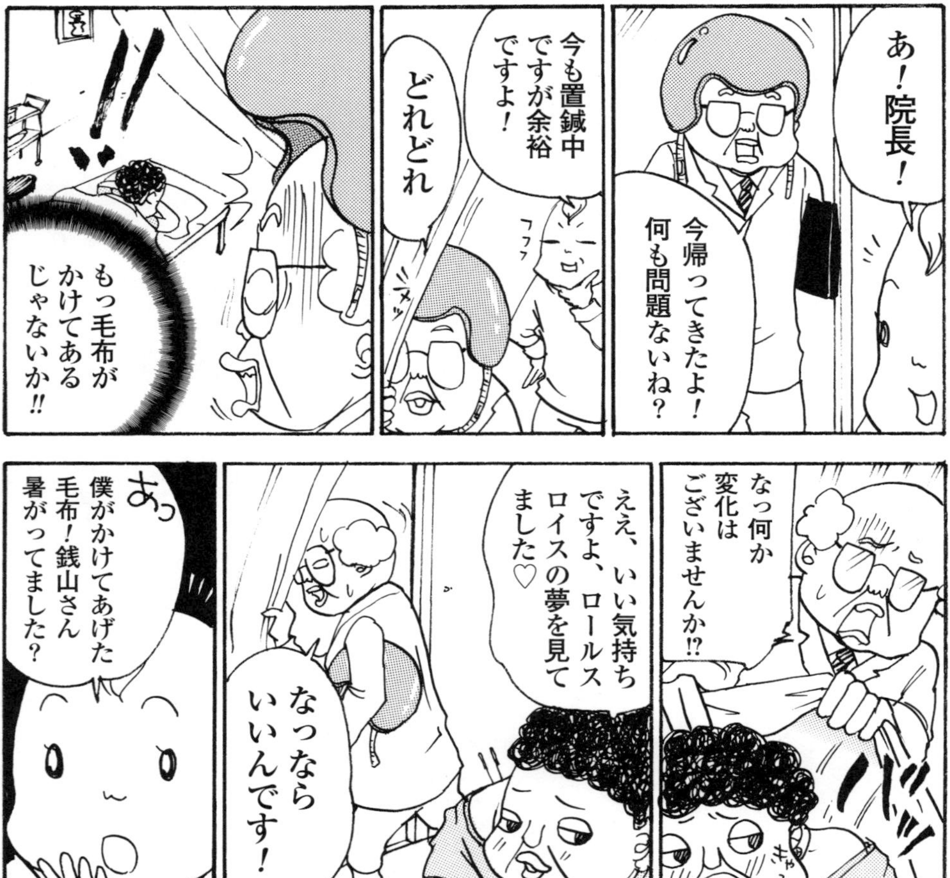
あ！院長！
今帰ってきたよ！何も問題ないね？
今も置鍼中ですが余裕ですよ！
どれどれ
フフフ
もっ毛布がかけてあるじゃないか!!
なっ何か変化はございませんか!?
ええ、いい気持ちですよ、ロールスロイスの夢を見てました♡
なっならいいんです！
あっ
僕がかけてあげた毛布！銭山さん暑がってました？
バッカヤロウ!!
気胸を起こす恐れがあるから毛布をかけるなと教えてあるだろう!!
毛布で気胸を…!!
すみません！毛布じゃなくて羽毛布団にかけ直してきます!!
NO～～っ!!
いっそ君が布団かぶってずっと眠っててくれ～っ

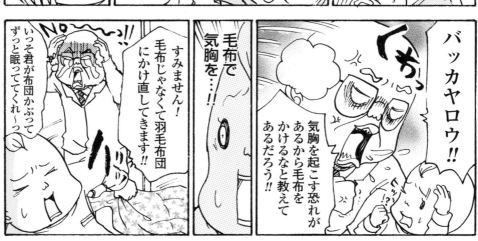

解説　第4回　深刺し

POINT

- 前胸部、側胸部、背部膀胱経二行線の安全刺鍼深度は意外と浅い。
- 痩せ型の患者さんや押し手の強い鍼灸師は特に注意する。
- 直刺で置鍼している領域に毛布やタオルをかけない。

安全な刺鍼深度を超えて刺鍼すると臓器損傷を起こしてしまう危険性があります。鍼による臓器損傷で最も多いのは気胸です。身体各部の安全刺鍼深度をもう一度しっかりと把握してから鍼灸施術に臨んでください[1)]。

鍼先から胸膜までの距離に充分な余裕をもたせて刺鍼するとすれば、前胸・側胸部では5㎜程度、背部膀胱経二行線では10㎜程度、肩背部では15㎜程度ならばまず大丈夫でしょう。しかし患者さんの体格を考慮しなければなりません。また押し手圧の強い施術者は、それだけ鍼が臓器に届くまでの距離が短くなります。つまり、安全な刺鍼深度というのは患者さん側の条件と鍼灸師側の条件との両方が関与しているので、一定ではないのです[2)]。

江崎君は、患者さんが寒くないように配慮して毛布を掛けてしまいましたが、直刺で置鍼している体幹部に毛布やタオルを掛けるのは危険です。重みで鍼が安全な刺鍼深度を超えて先に進んでしまう恐れがあるからです。斜刺であっても刺入角度と毛布をかける方向によっては十分に安全とはいえません。保温のためには、むしろ赤外線照射など鍼に直接触れないような温熱器具を用いるのがよいでしょう。

不幸にも気胸が起きてしまった場合は、胸痛、呼吸困難、咳、極度の倦怠感などの症状が現れます。しかし鍼灸針によって発生する気胸の症状は、帰宅してから徐々に出現する場合も少なくありません[3)]。したがって、施術直後には深刻でないように見えたとしても、気胸が疑われるときは医療機関で胸部X線写真を確認する必要があります。チアノーゼや意識障害などが見られる場合はもちろん救急車を考慮に入れた迅速な対応を考えなければなりません。

経穴	安全深度（極端なやせ型を除く）	到達する臓器
瘂門	30mm まで	脊髄硬膜
天柱	35mm まで	椎骨動脈
肩井	20mm まで	肺
膏肓	19mm まで	肺
膻中	10mm まで	心臓
中脘	5mm まで	腹膜
梁門	10mm まで	腹膜
腎兪	40mm まで	腎臓
志室	20mm まで	腎臓

尾崎朋文ほか（鍼灸安全性委員会編．鍼灸医療安全ガイドライン．医歯薬出版，2007）より

1) 尾崎朋文，森俊豪ほか．重要臓器の傷害事故の防止．尾崎・坂本・鍼灸安全性委員会編．鍼灸医療安全ガイドライン．医歯薬出版．2007: 99-107.
2) 山下仁．安全な刺鍼深度．全日本鍼灸学会雑誌．2004; 54: 735-738.
3) 山田伸之，江川雅人ほか．鍼灸の安全性に関する和文献（3）－鍼治療による気胸に関する文献．全日本鍼灸学会雑誌．2000; 50: 705-712.

第5回　気分不良（暈鍼《うんしん》）

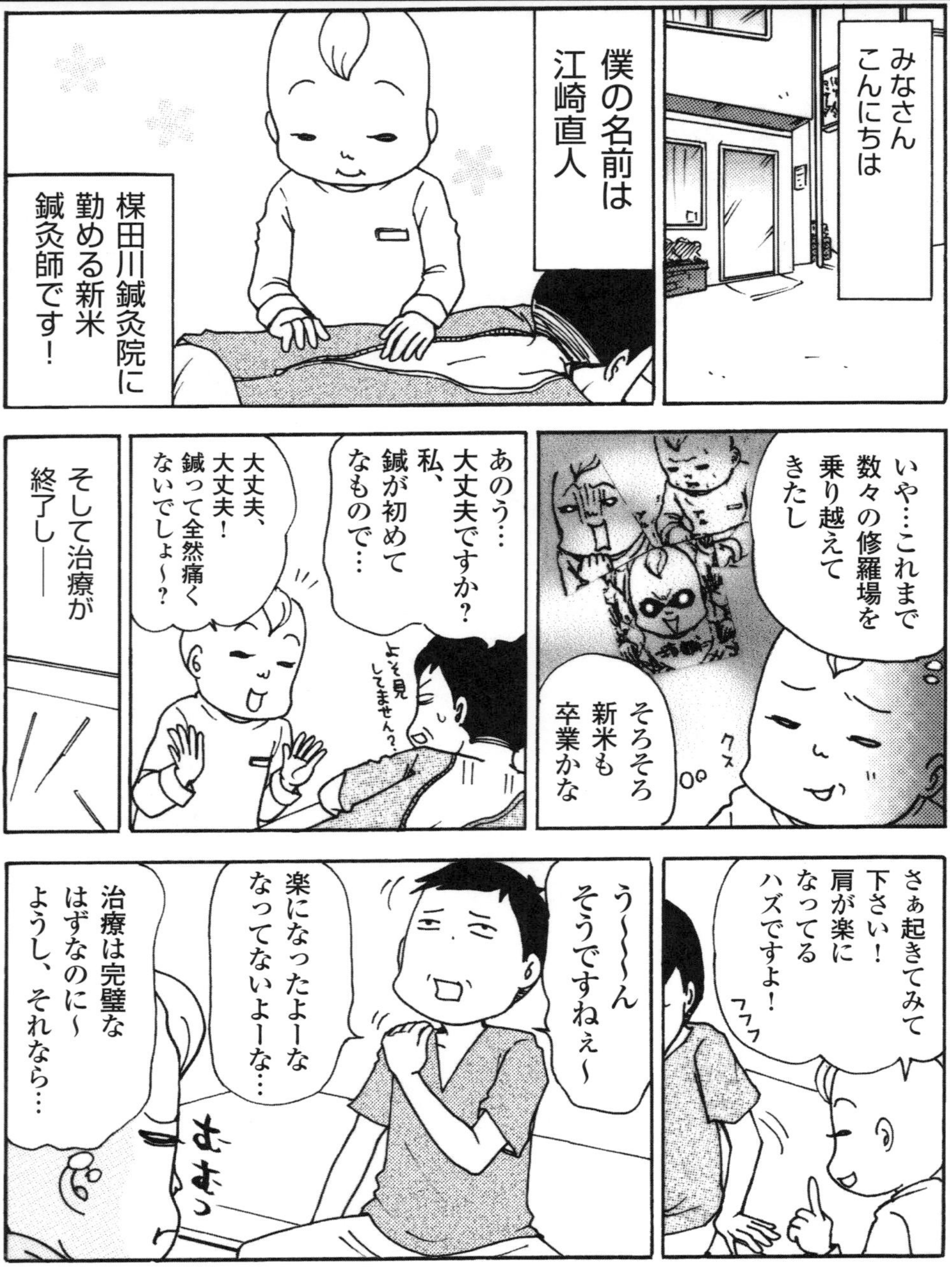

みなさんこんにちは
僕の名前は江崎直人
楳田川鍼灸院に勤める新米鍼灸師です！
いや…これまで数々の修羅場を乗り越えてきたし
そろそろ新米も卒業かな
クス
あのう…大丈夫ですか？私、鍼が初めてなもので…
大丈夫、大丈夫！鍼って全然痛くないでしょ〜？
よそ見してません？
そして治療が終了し——
さぁ起きてみて下さい！肩が楽になってるハズですよ！
フフフ
う〜〜ん そうですねぇ〜
楽になったよーなってないよーな…
治療は完璧なはずなのに〜 ようし、それなら…
むむっ

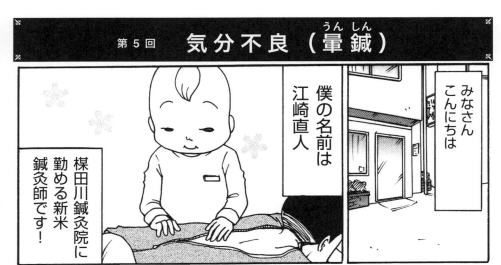

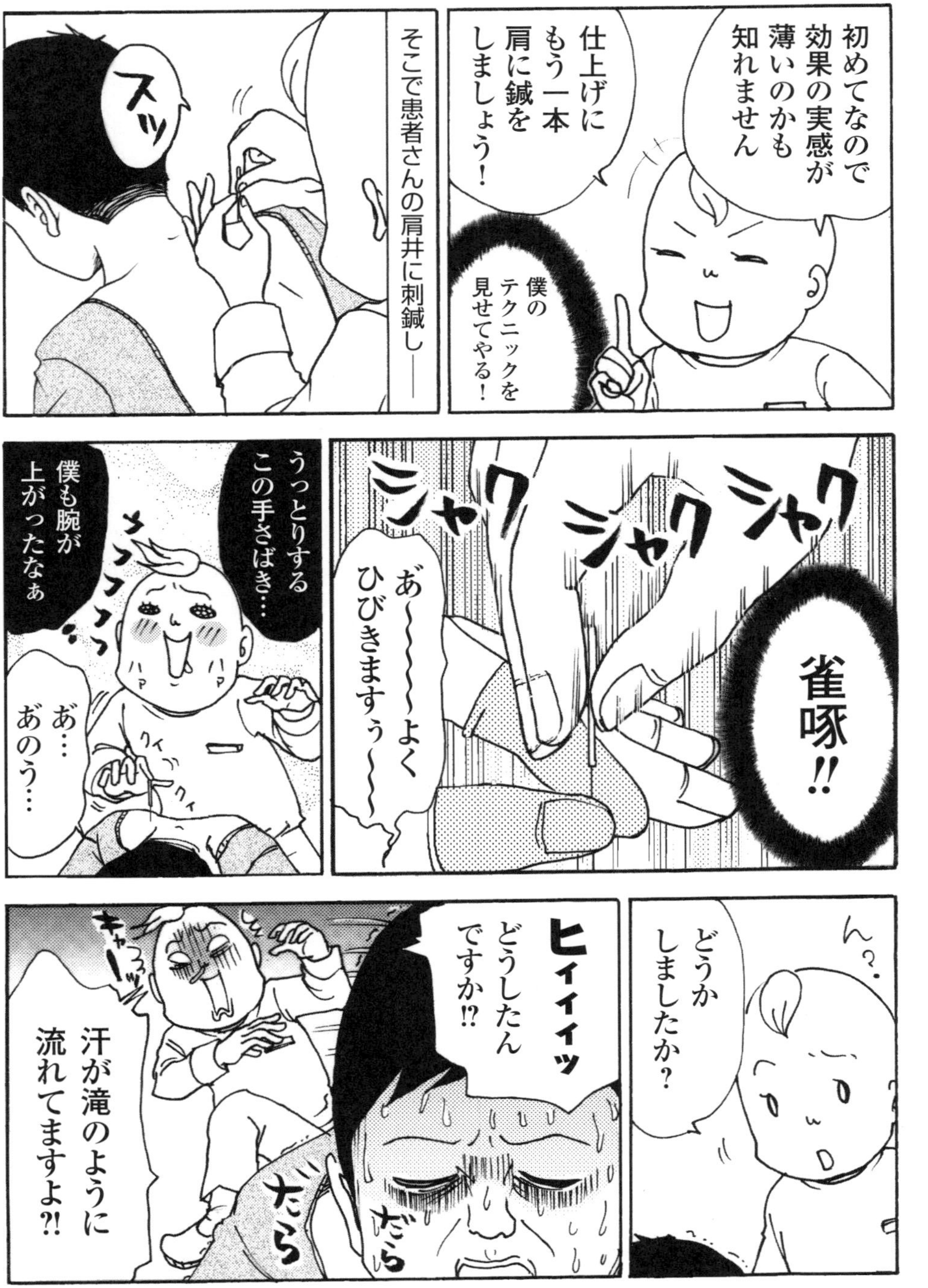
初めてなので効果の実感が薄いのかも知れません
仕上げにもう一本肩に鍼をしましょう！
僕のテクニックを見せてやる！
そこで患者さんの肩井に刺鍼し――
スッ
シャクシャクシャク
雀啄!!
あ〜〜〜よくひびきますぅ〜〜〜
うっとりするこの手さばき…
フフフフフフ…
僕も腕が上がったなぁ
ハァ
ハァ
クイ
クイ
クイ
あ…あのう…
ん？
どうかしましたか？
ヒィイイッ
どうしたんですか!?
キャー!!
汗が滝のように流れてますよ?!
たら
だら

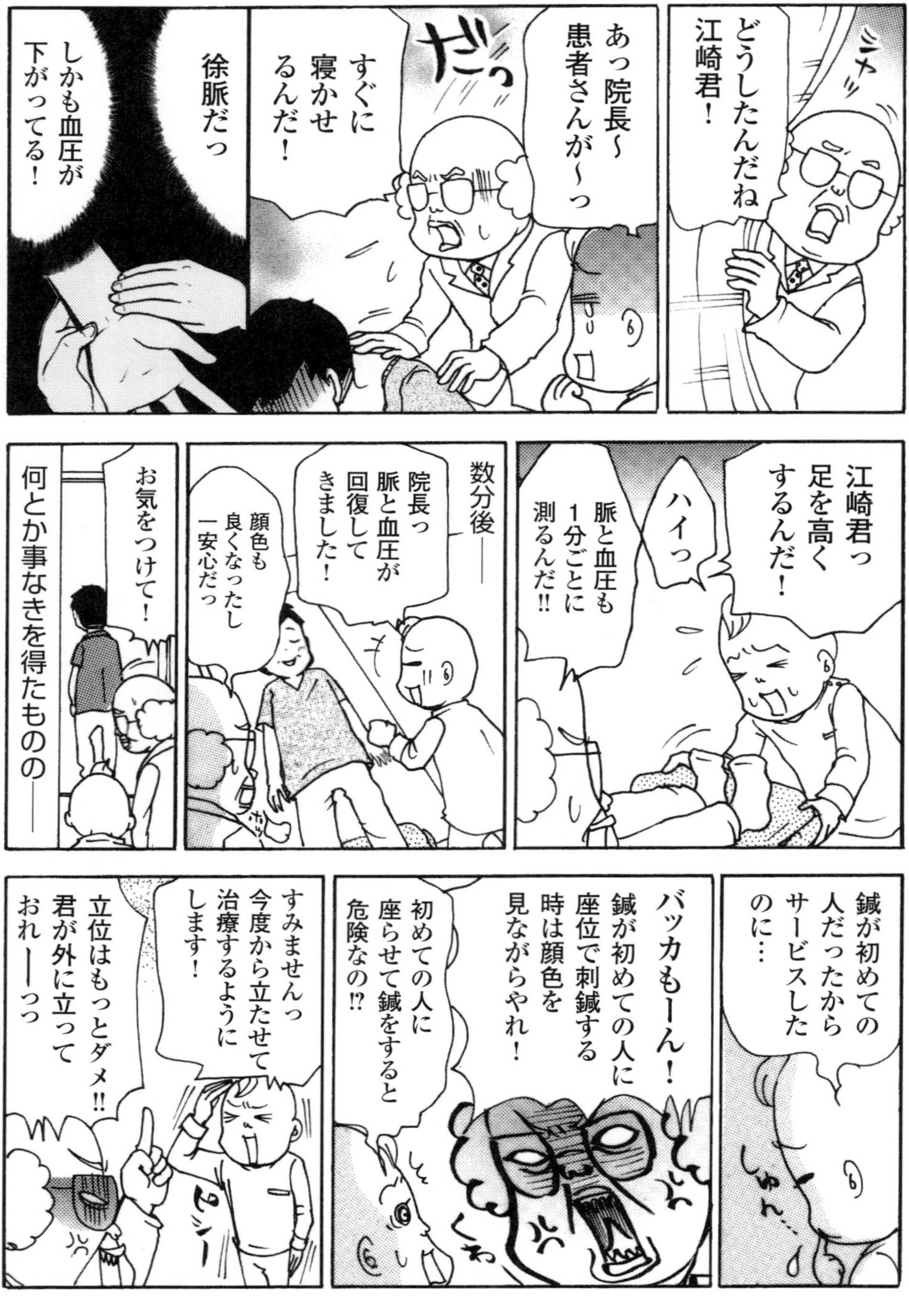
シャッ
どうしたんだね
江崎君！
あっ院長～
患者さんが～っ
だっ
すぐに
寝かせ
るんだ！
徐脈だっ
しかも血圧が
下がってる！
江崎君っ
足を高く
するんだ！
ハイっ
脈と血圧も
1分ごとに
測るんだ!!
数分後――
院長っ
脈と血圧が
回復して
きました！
顔色も
良くなったし
一安心だっ
お気をつけて！
何とか事なきを得たものの――
鍼が初めての
人だったから
サービスした
のに…
しゅん…
バッカもーん！
鍼が初めての人に
座位で刺鍼する
時は顔色を
見ながらやれ！
くわっ
初めての人に
座らせて鍼をすると
危険なの!?
すみませんっ
今度から立たせて
治療するように
します！
立位はもっとダメ!!
君が外に立って
おれーーっっ
ビシー

解説　第5回　気分不良（暈《うん》鍼《しん》）

POINT

- 座位や立位での刺鍼は極力避け、施術直後の坐位・立位への体位変換はゆるやかに。
- 初診での発生頻度が高いので、鍼が初めての患者は表情を見ながら慎重に刺鍼する。
- 発生したら直ちに臥位にして足を高くし、血圧と脈拍数を頻繁に計測する。

刺鍼中に生じる気分不良のほとんどは、血管迷走神経反射による心拍数の低下や血管拡張によって起こる一過性低血圧（いわゆる脳貧血）であると思われます。脳血流が減少することによって気が遠くなり、顔面蒼白、異常発汗、頭痛、めまい、目の前が暗くなる、嘔気、時には意識消失などが起こります。このような神経調節性の気分不良のほとんどは、臥位にて経過観察するうちに10～20分以内で回復しますが、意識が薄れた際に転倒して骨折や外傷などの二次的傷害を受ける可能性があるので要注意です。

私たちが4年間にわたって記録した刺鍼中または直後に発生した気分不良（いわゆる暈鍼）53例の発生頻度は、0.13%でした[1]。また、台湾で記録された暈鍼の発生頻度は0.194%でした[2]。すなわち、のべ1000回治療すると1～2回は暈鍼に遭遇します。資格を取得して間もない鍼灸師が最初に驚かされるインシデントの一つです。

私たちの観察[1]では、気分不良の約半数が1～3診目に起こっており、約4割の症例が座位か立位での刺鍼時に、約2割の症例が治療直後に座位または立位になった時に発生しています。約4割は5分以内、同じく約4割は6～60分以内で完全に回復していました。短時間（30秒～2分）の意識消失が3例、嘔気または嘔吐が数例で見られましたが、いずれも一過性であり、しばらく安静臥位をとった後は特に問題なく自力で帰宅されました。

刺鍼中の気分不良でほぼ共通してみられるのは顔面蒼白です。ずっと喋っていた患者さんが急に話さなくなったら、すぐに顔を覗き込んで様子をうかがうべきです。もし顔色が悪かったり「ちょっとフラフラします」と訴えたりしたら、すぐに寝かせて足を高くし、血圧と脈拍を測定します。多くの場合、血圧低下と徐脈を認めます。手足が妙に熱っぽい場合は、冷パックなどで冷やして末梢血管を収縮させるとよいでしょう。血圧と脈拍の測定を続けていると徐々に正常値に戻り、顔に赤みが差してくるのが確認できます。

しかし、非常にまれなケースとは思われますが、もし意識が1分たっても戻らなかったり、血圧低下と徐脈が回復しなかったり、苦悶の表情が続くようであれば、別の病態も想定して速やかに医療機関を受診させる手筈も必要です。鍼灸初診時の問診票には、過去に気分不良や立ちくらみで倒れたり意識が消失したりしたことがないかという質問項目を加え、治療室には血圧計だけでなく最近安価で入手できるコンパクトな心電図やパルスオキシメータなどを緊急時用に備えておくとよいと思います。

1) Yamashita H, Tsukayama H. Safety of acupuncture practice in Japan: patient reactions, therapist negligence and error reduction strategies. Evid Based Complement Alternat Med 2008; 5: 391-398.
2) Chen FP, Hwang SJ, Lee HP, et al. Clinical study of syncope during acupuncture treatment. Acupunct Electrother Res 1990; 15: 107-119.

第6回　手洗い

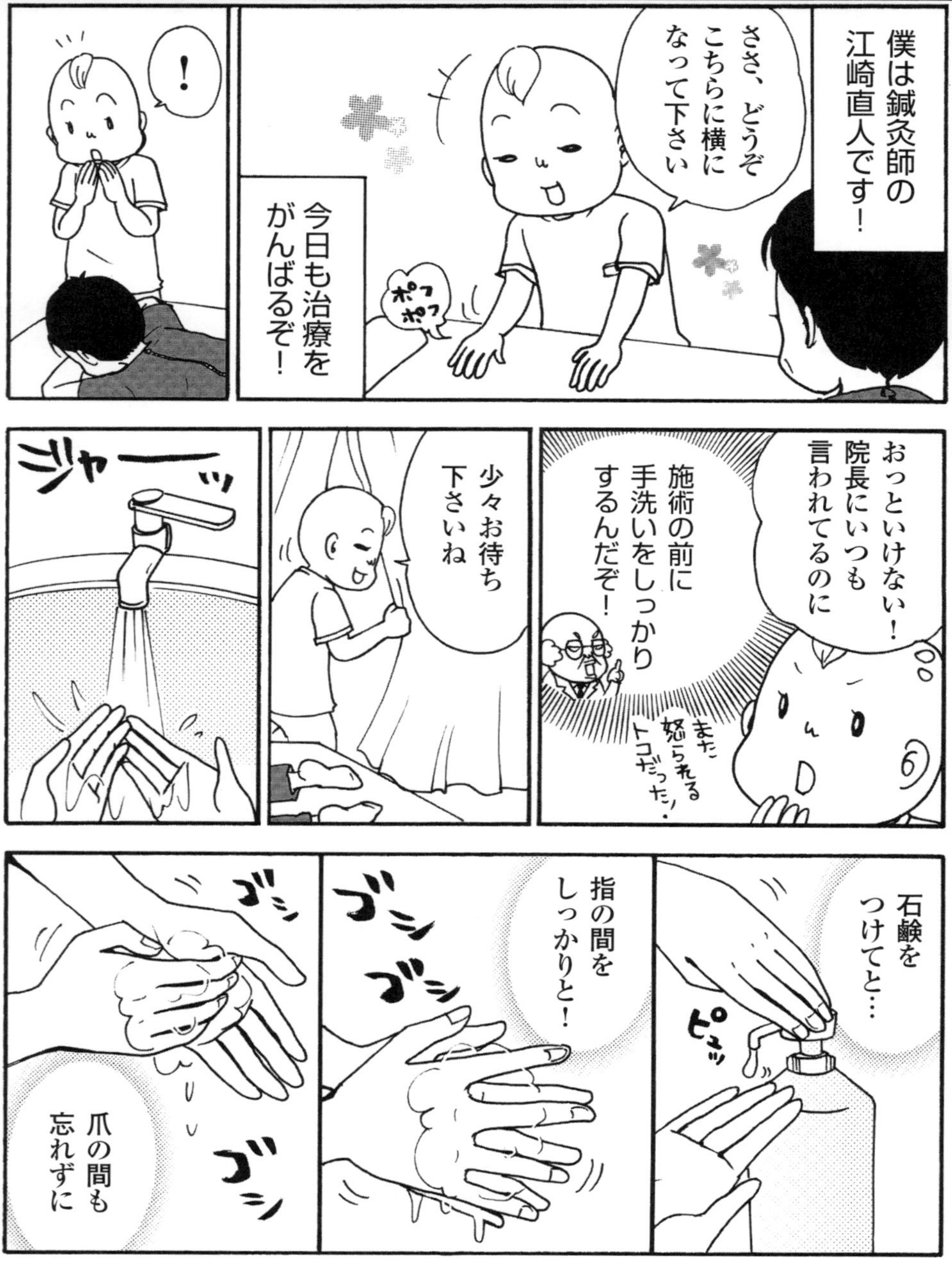

僕は鍼灸師の江崎直人です！
ささ、どうぞこちらに横になって下さい
ポフポフ
今日も治療をがんばるぞ！
！
おっといけない！院長にいつも言われてるのに
施術の前に手洗いをしっかりするんだぞ！
また怒られるトコだった！
少々お待ち下さいね
ジャーーッ
石鹸をつけてと…
ピュッ
指の間をしっかりと！
ゴシ
ゴシ
ゴシ
ゴシ
爪の間も忘れずに

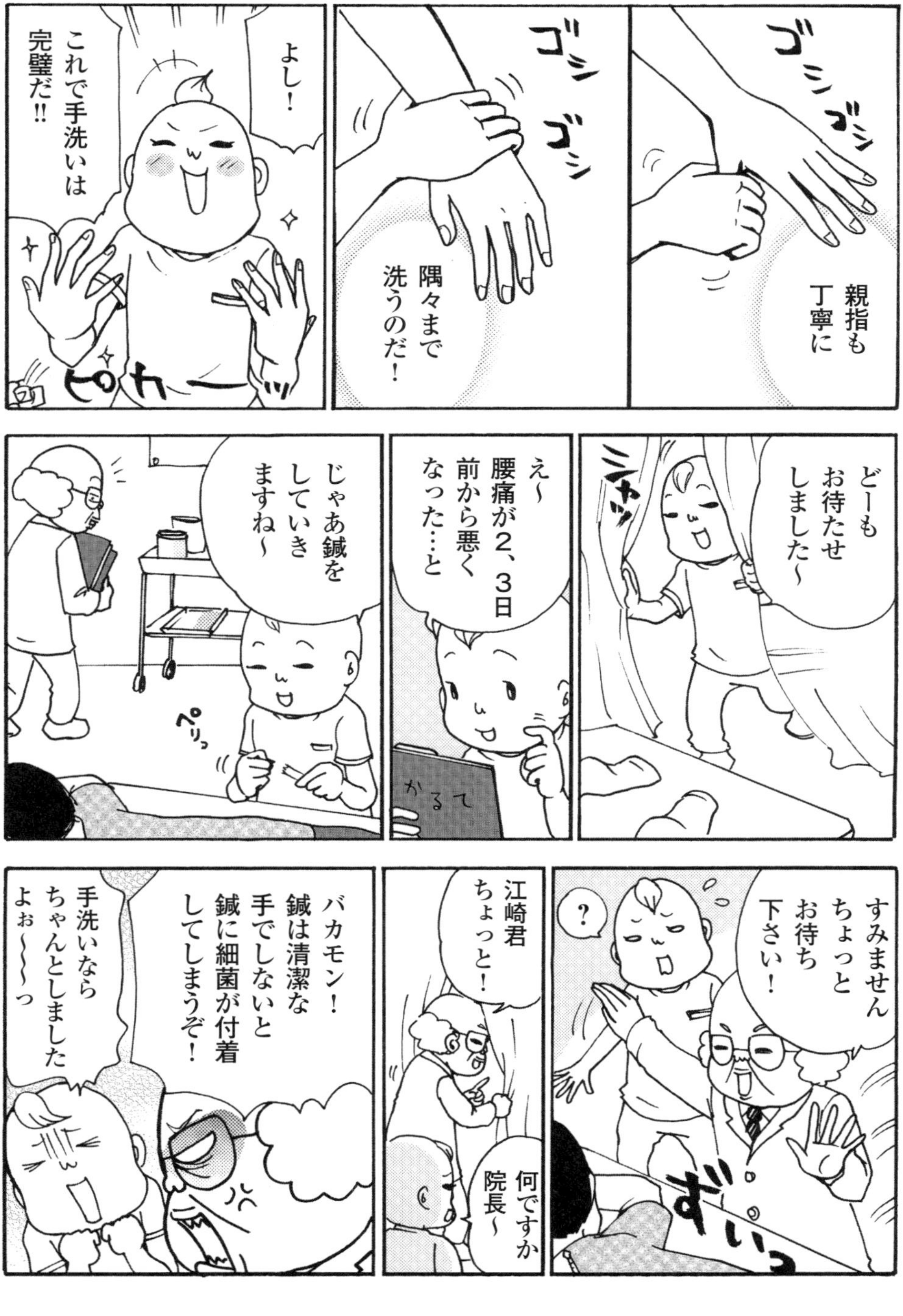
ゴシゴシ
親指も丁寧に
ゴシゴシ
隅々まで洗うのだ！
よし！
これで手洗いは完璧だ!!
ピカーーッ
シャッ
どーもお待たせしました～
え～腰痛が2、3日前から悪くなった…と
かるて
じゃあ鍼をしていきますね～
ぺりっ
すみませんちょっとお待ち下さい！
?
ずいっ
江崎君ちょっと！
何ですか院長～
バカモン！鍼は清潔な手でしないと鍼に細菌が付着してしまうぞ！
手洗いならちゃんとしましたよぉ～～～っ

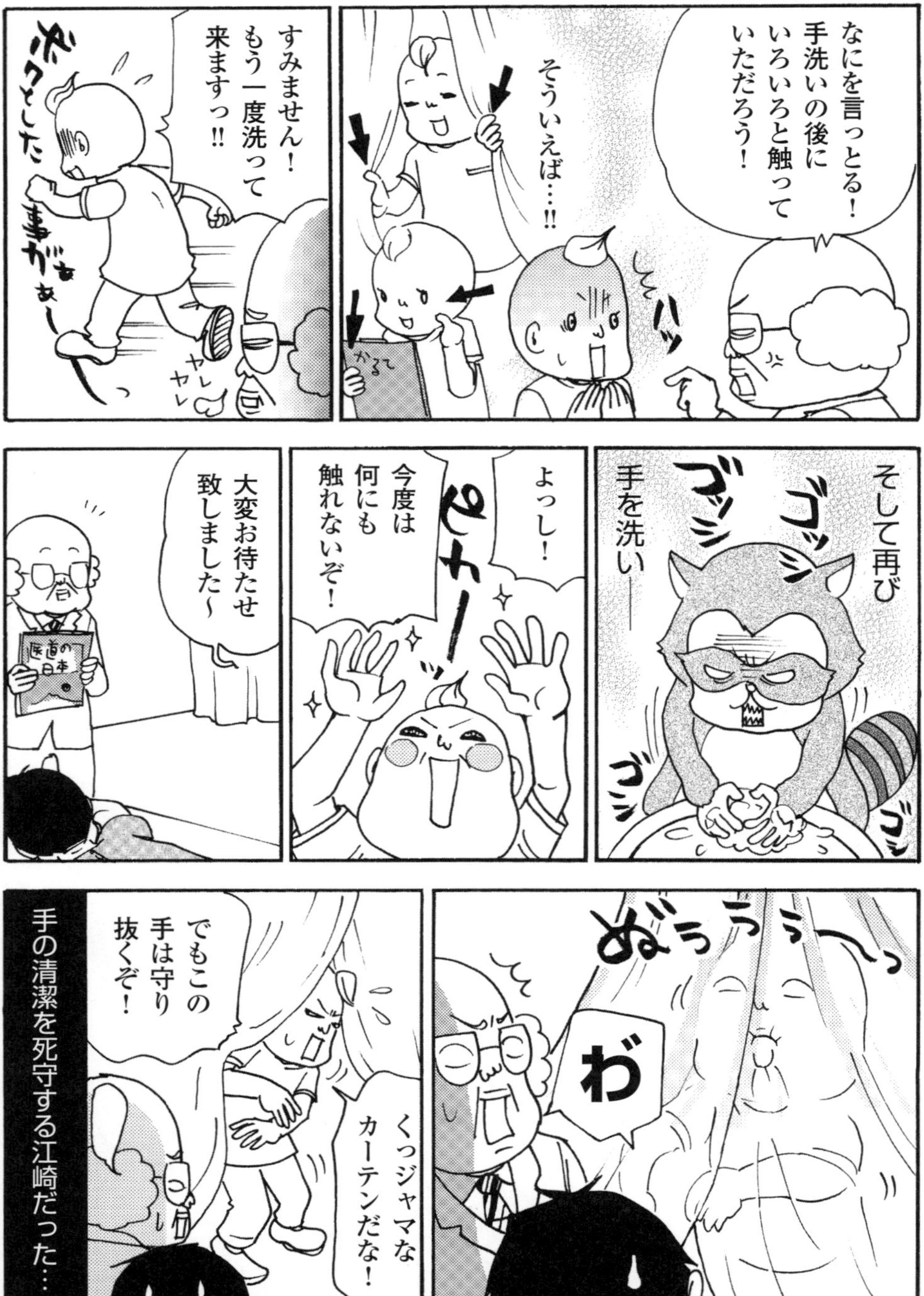

なにを言っとる！
手洗いの後に
いろいろと触って
いただろう！
ハッ
そういえば…!!
かるて
すみません！
もう一度洗って
来ますっ!!
ポクとした事があぁ
ヤレヤレ
そして再び
手を洗い――
ゴッシ
ゴッシ
ゴシ
よっし！
今度は
何にも
触れないぞ！
ピカーッ
大変お待たせ
致しました～
ぬぅぅぅぅ～っ
わ
くっジャマな
カーテンだな！
でもこの
手は守り
抜くぞ！
手の清潔を死守する江崎だった…

解説　第6回　手洗い

POINT

- スクラブ法でもラビング法でも指の間、指先の爪の間、親指を見逃しがち。
- 施術ワゴンに速乾性擦式消毒剤を設置し、施術の直前にラビング法で手洗いをする。
- 刺鍼後に手指に付着した血液や体液はスクラブ法で流水によって物理的に洗い流す。

手洗いは感染経路を遮断するために行う重要な手順であり、鍼灸施術においては「衛生的手洗い」が行われます。衛生的手洗いにはスクラブ法（石けんまたは液体石けんと流水による手洗い）とラビング法（エタノール配合消毒剤を擦り込む手洗い）があります。スクラブ法を行った江崎君は正しい手洗いの仕方を身に着けているようです。細菌が残りやすい指の間、指先の爪の間、親指などをしっかり洗っています[1)]。問題はそのあとです。手洗い直後は清潔ですが、刺鍼をするまでにはカーテン、カルテ、患者さんの衣服、鍼の外装など様々な物に手を触れてしまいます。流水による手洗いの後の手指は乾燥していないので細菌やほこりが普段よりも付着しやすいのです。それではどうすればよいのでしょうか？

米国疾病管理予防センター（CDC）のガイドラインでは、手が肉眼的に汚れている場合はスクラブ法、肉眼的に汚れていなければラビング法で手洗いを行うよう勧告しています[2)]。つまり、鍼などの施術器具とともに治療ベッド脇のワゴンに速乾性擦式消毒剤を置いておき、施術の直前にラビング法を行えばよいのです。手洗いというと流水で洗っている場面をイメージしがちですが、医療においてはラビング法も広義の手洗いであり、スクラブ法よりも残留細菌数は確実に減少します。鍼灸臨床において流水による手洗いが重要になるのは、むしろ施術後だと考えられます。なぜなら、押手や後揉法によって手指に血液や体液が付着している可能性が高く、このようなタンパク成分を含む汚染を除去するには流水で物理的に洗い流す必要があるからです。

日本式の鍼灸臨床では、特に押手となる母指と示指が清潔（＝無菌状態）である必要があります。最近は指サックを装着して押手を行う鍼灸師も増えてきましたが、「指サックを付ければ清潔」という考え方も誤りです。指サックは素手による血液や体液との接触を防ぐので、施術者を保護する効果はありますが、少しでも不潔域に触れたら素手と同じで細菌が付着します[3)]。したがって、素手の場合と同様に施術前にラビング法で手洗いをする必要があります。また、指サックを外す時には汚染された指サック表面に触れる場合が多いので、外した後で流水による手洗いを行うべきでしょう。

手洗いを完璧に行っても長袖白衣、指輪、腕時計などを身に着けていると、そこに細菌が残ってしまって不潔になります。体内に鍼という医療器具を挿入する行為を伴う鍼灸臨床において、肘から下を露出させる（袖をまくるか半袖白衣にする）、装飾品や腕時計を付けない、自身の毛髪・顔・鼻などに触れない、爪を短く切るなどは常識です。

1) 石崎直人. 鍼灸施術に必要な衛生的手洗い. 全日本鍼灸学会研究部安全性委員会編. 臨床で知っておきたい鍼灸安全の知識. 医道の日本社. 2009: 48-49.
2) 矢野邦夫: ねころんで読めるCDCガイドライン. メディカ出版. 2007: 29-33.
3) 楳田高士. 指サックの付着細菌. 全日本鍼灸学会研究部安全性委員会編. 臨床で知っておきたい鍼灸安全の知識. 医道の日本社. 2009: 67.

第7回　折鍼防止

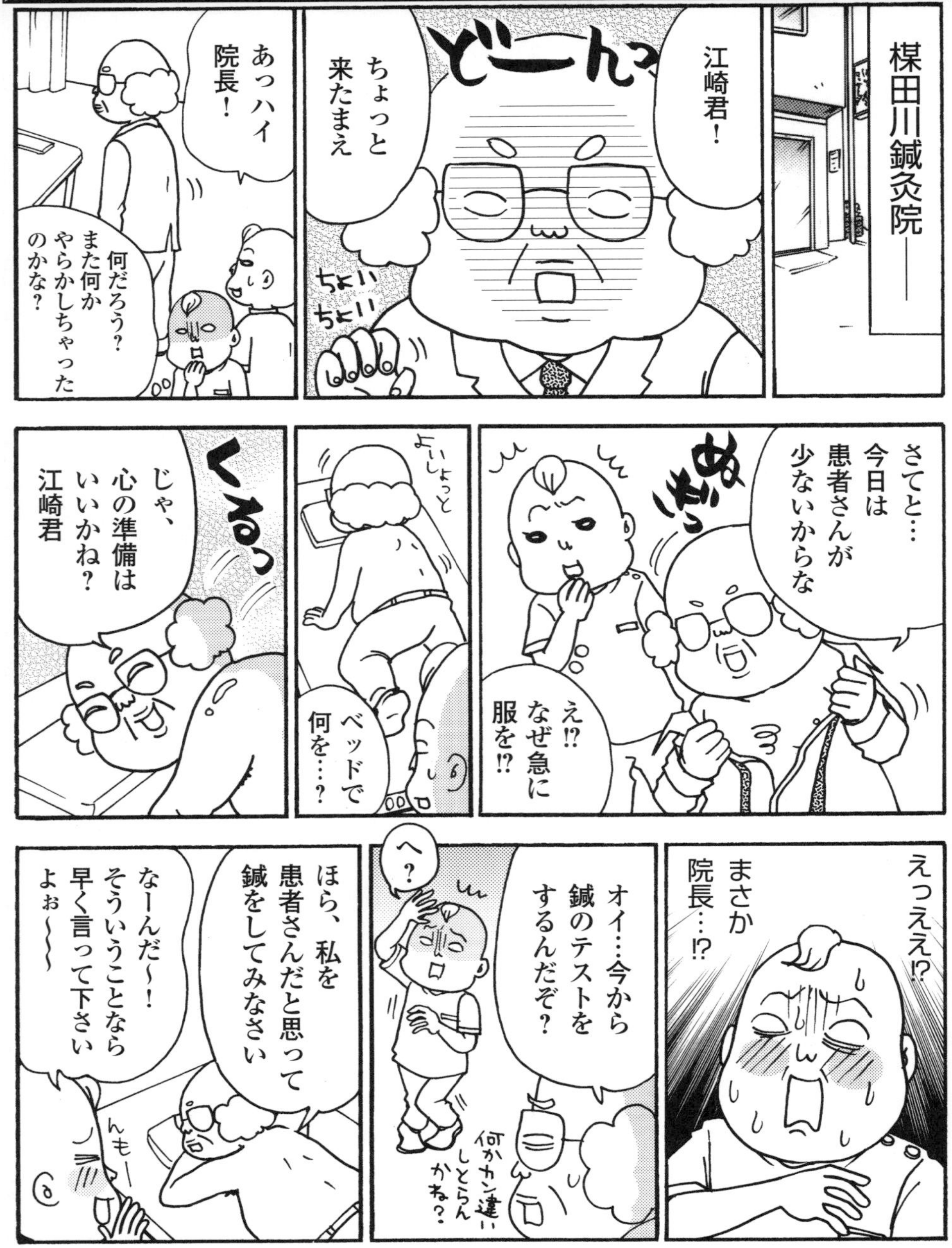

楳田川鍼灸院――
江崎君！
どーんっ
ちょっと来たまえ
ちょいちょい
あっハイ 院長！
何だろう？ また何か やらかしちゃった のかな？
さてと… 今日は 患者さんが 少ないからな
ぬぎっ
え⁉ なぜ急に 服を⁉
よいしょっと
ベッドで 何を…？
くるっ
じゃ、心の準備は いいかね？ 江崎君
えっえええ⁉
まさか 院長…⁉
オイ…今から 鍼のテストを するんだぞ？
へ？
何かカン違い しとらん かね？
ほら、私を 患者さんだと思って 鍼をしてみなさい
なーんだ～！ そういうことなら 早く言って下さい よぉ～～
んも―

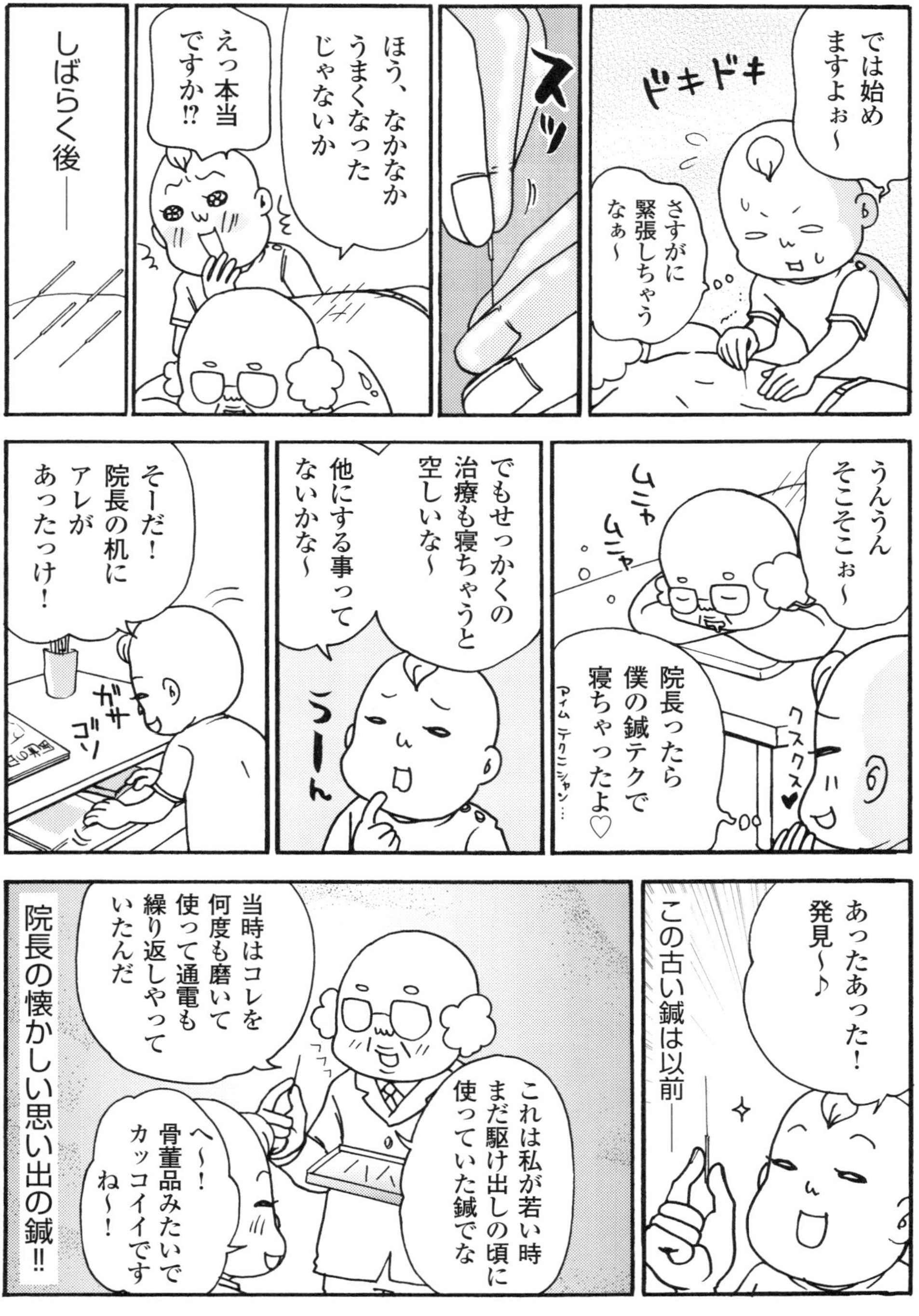
では始めますよぉ〜
ドキドキ
さすがに緊張しちゃうなぁ〜
スッ
ほう、なかなかうまくなったじゃないか
えっ本当ですか⁉
しばらく後——
うんうんそこそこぉ〜
ムニャムニャ
院長ったら僕の鍼テクで寝ちゃったよ♡
アイムテクニシャン…
クスクス
でもせっかくの治療も寝ちゃうと空しいな〜
他にする事ってないかな〜
うーん
そーだ！院長の机にアレがあったっけ！
ガサゴソ
あったあった！発見〜♪
この古い鍼は以前——
これは私が若い時まだ駆け出しの頃に使っていた鍼でな
当時はコレを何度も磨いて使って通電も繰り返しやっていたんだ
へ〜！骨董品みたいでカッコイイですね〜！
院長の懐かしい思い出の鍼‼

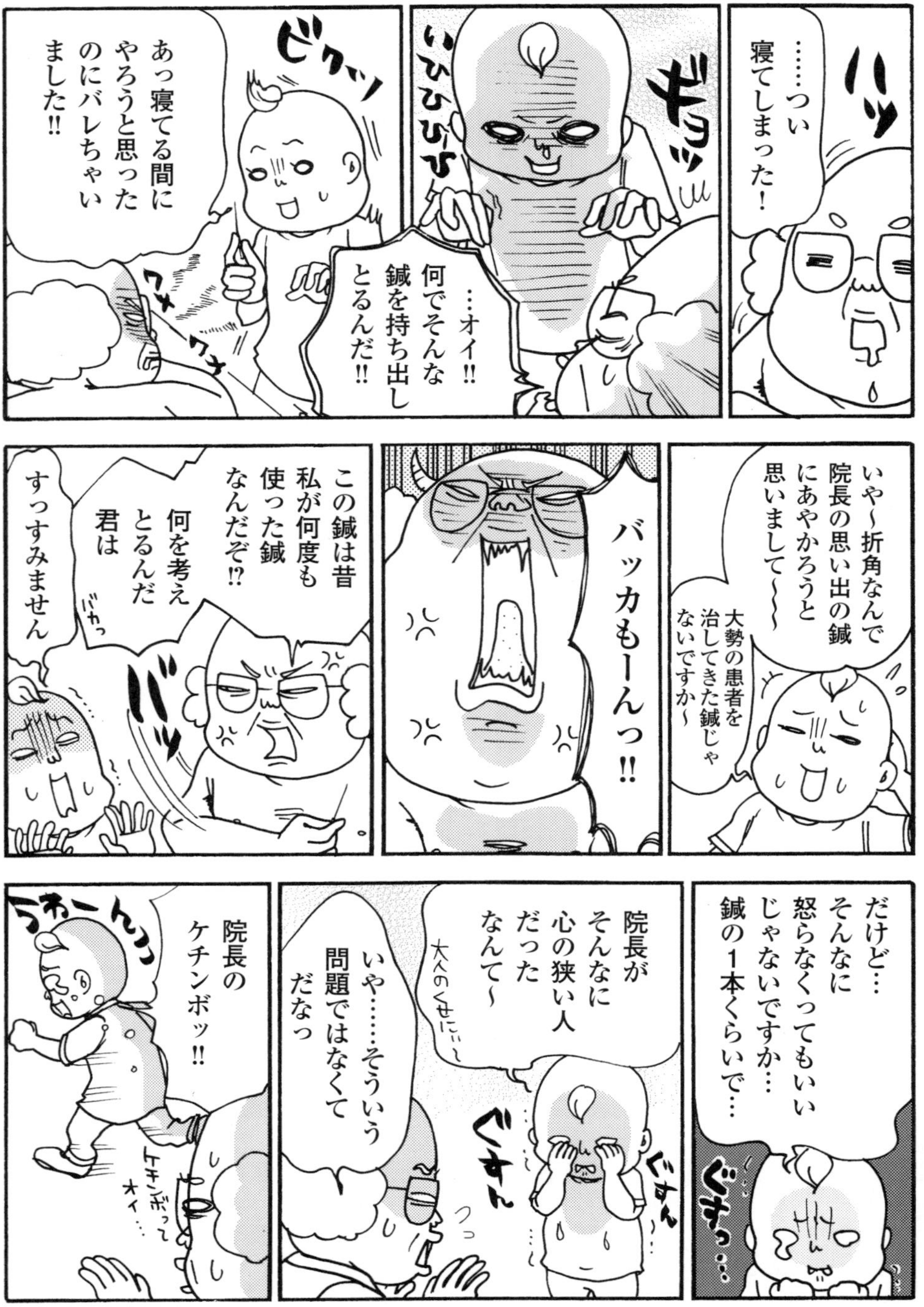
ハッ
……つい寝てしまった！
ギョッ
…オイ!!何でそんな鍼を持ち出しとるんだ!!
ビクッ
あっ寝てる間にやろうと思ったのにバレちゃいました!!
いや～折角なんで院長の思い出の鍼にあやかろうと思いまして～～
大勢の患者を治してきた鍼じゃないですか～
バッカもーんっ!!
この鍼は昔私が何度も使った鍼なんだぞ!?
何を考えとるんだ君は
バカっ
すっすみません
だけど…そんなに怒らなくってもいいじゃないですか…鍼の1本くらいで…
ぐすっ…
院長がそんなに心の狭い人だったなんて～
大人のくせにぃ～
ぐすん
いや……そういう問題ではなくてだなっ
うわーんっ
院長のケチンボッ!!
ケチンボって★オイ…

解説　第7回　折鍼防止

POINT

- 単回使用のディスポーザブルステンレス鍼の普及が、折鍼の頻度を減少させた。
- 再使用鍼は反復して物理的負荷がかかるので、一定回数使用したら一斉廃棄する。
- 施術者は折鍼を防ぐ注意義務がある。置鍼中の急な体動は折鍼の大きな危険因子。

師匠の努力と成功にあやかりたい江崎君の気持ちはよくわかります。だからといって、過去に何度も鍼通電で使用した鍼を今の時代に再び使用することは許されません。昔使用されていた直流の通電機器だと鍼の電蝕が実験的に認められますが、現在普及している双極型（交流電流）の機器であれば鍼灸臨床における現実レベルの強さで鍼通電を行っても折鍼につながるような電蝕は起こりません[1]。しかし、鍼通電によって生じる筋収縮の反復は鍼の金属疲労を起こします。また、再使用鍼は繰り返してオートクレーブにかけたり、雀啄刺激に使ったり、曲がった部分を手でしごいて戻すなど、繰り返し様々な物理的負荷をかけています。どの要素が最も大きいのかは不明ですが、事実として、ある鍼灸マッサージ賠償保険会社が取扱った過誤件数のうち折鍼事故が占める割合は、鍼の再使用が一般的だった昭和年間最後の14年間では44％であるのに対して、単回使用のディスポーザブルステンレス鍼が普及した平成最初の14年間では23％と著しく減少しています[2]。

再使用鍼や銀鍼が一概にいけないと言っているのではありません。再使用鍼を用いるならば、定期的に一斉廃棄すべきなのです。見かけがきれいでも金属疲労した鍼が存在するからです。コストはかかりますが、風池で折鍼して摘出手術も失敗した過誤判例では543万円を支払う判決が出ています[2]。安全性を後回しにすると、金銭も信頼も失うことになるのです。

銀鍼の回転負荷に対する平均ねじ切れ強度は、オートクレーブ施行回数の増加に伴って低下し、多くの場合はねじ切れ部位が鍼根であったという実験報告があります[3]。確かに鍼根でねじ切れたり鍼体が抜けたりすることが多いですが、鍼体の途中で折鍼している例もあります[2]。陽陵泉の部位で1㎝の折鍼片が総腓骨神経を貫通して下垂足になった症例が報告されています[4]。この時に使われたのは40㎜ 16号（寸3―1番）のステンレスディスポーザブル鍼です。単回使用のディスポ鍼でさえ折鍼することがあるのですから、幾度となく物理的負荷が反復された再使用鍼を用いるならば、折鍼を起こさないための高度の注意義務が要求されます。

ところで興奮して江崎君を叱りつけた楳田川院長、いきなり起き上がってますね。置鍼中の急な体動は折鍼の最も大きな危険因子のひとつです。江崎君は、置鍼していた鍼をすべて抜いた後で思い出の鍼を刺そうとしていた、楳田川院長の背中に鍼は刺さっていなかった……ということにしておいてください。

1) 北出利勝ほか. 低周波置針療法時における八リの電蝕について. 東洋医学とペインクリニック. 1977; 7(4): 117-124.
2) 藤原義文. 鍼灸マッサージに於ける医療過誤 現場からの報告. 山王商事. 2004: 15-43.
3) 名雪貴峰ほか. 毫鍼の回転負荷に対する強度の検討－銀鍼を用いたオートクレーブ施行回数による変化－. 全日本鍼灸学会雑誌. 1996; 46 (3) : 160.
4) Sato M, et al. Peroneal nerve palsy following acupuncture treatment a case report. J Bone Joint Surg Am. 2003; 85-A (5) : 916-918.

第8回　B型肝炎対策

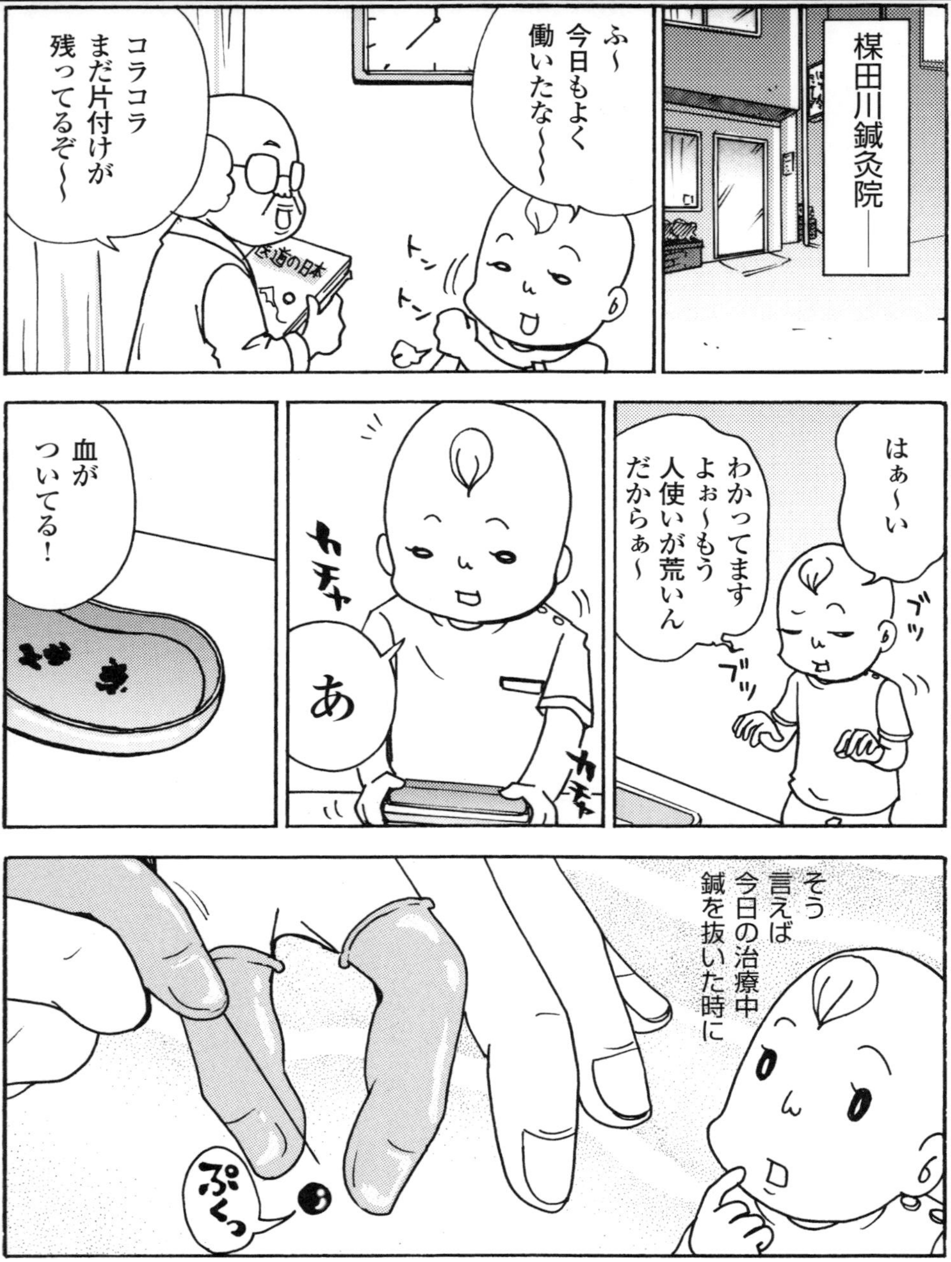
楳田川鍼灸院――
ふ～ 今日もよく 働いたな～～～
トン トン
コラコラ まだ片付けが 残ってるぞ～
医道の日本
はぁ～い
わかってます よぉ～もう 人使いが荒いん だからぁ～
ブツ ブツ
カチャ
あ
カチャ
血が ついてる！
そう 言えば 今日の治療中 鍼を抜いた時に
ぷくっ

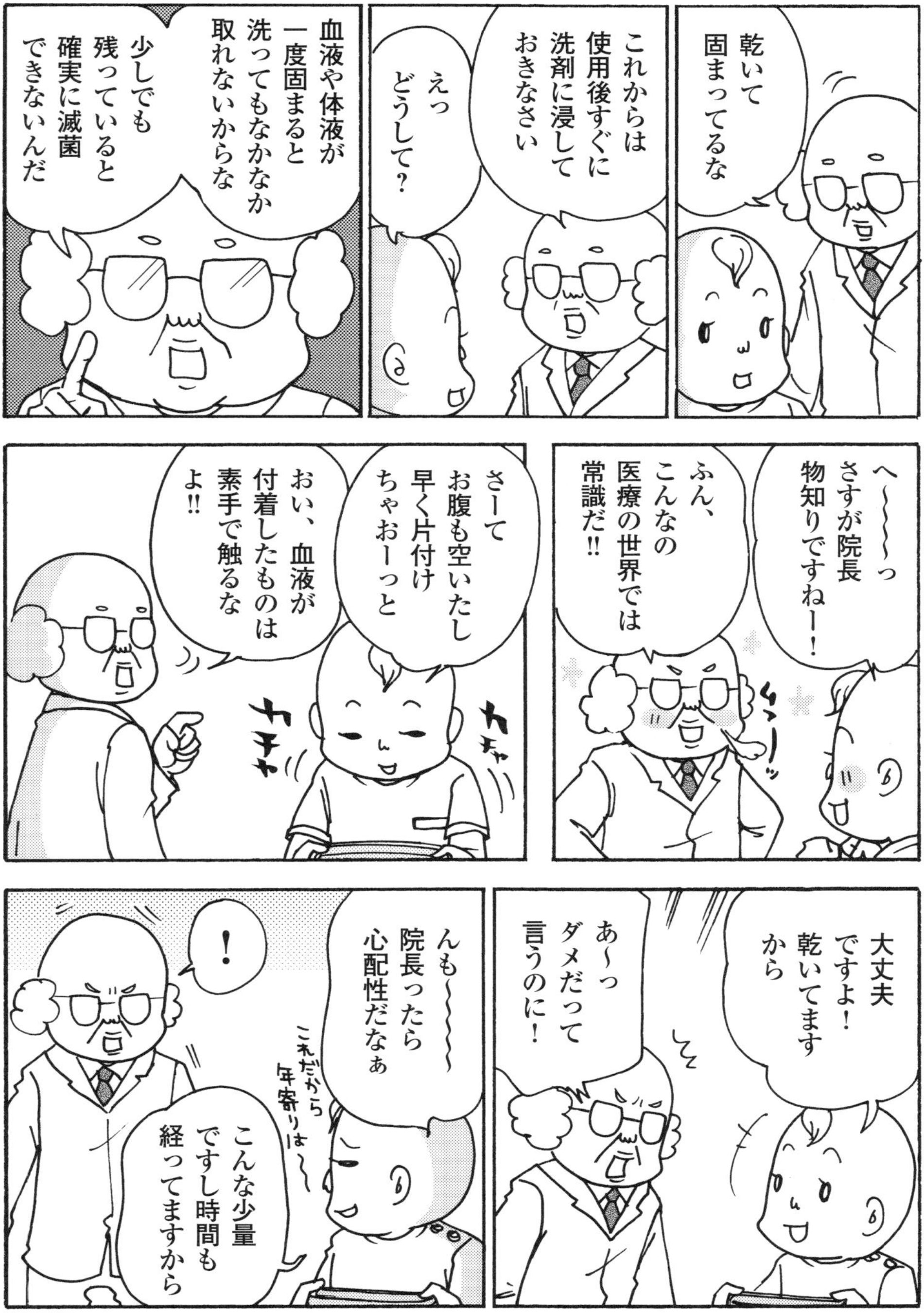
乾いて固まってるな
これからは使用後すぐに洗剤に浸しておきなさい
えっどうして？
血液や体液が一度固まると洗ってもなかなか取れないからな
少しでも残っていると確実に滅菌できないんだ
へ〜〜〜っさすが院長物知りですねー！
ふん、こんなの医療の世界では常識だ!!
さーてお腹も空いたし早く片付けちゃおーっと
カチャカチャ
おい、血液が付着したものは素手で触るなよ!!
大丈夫ですよ！乾いてますから
あ〜っダメだって言うのに！
んも〜〜〜〜院長ったら心配性だなぁ
これだから年寄りは〜
！
こんな少量ですし時間も経ってますから

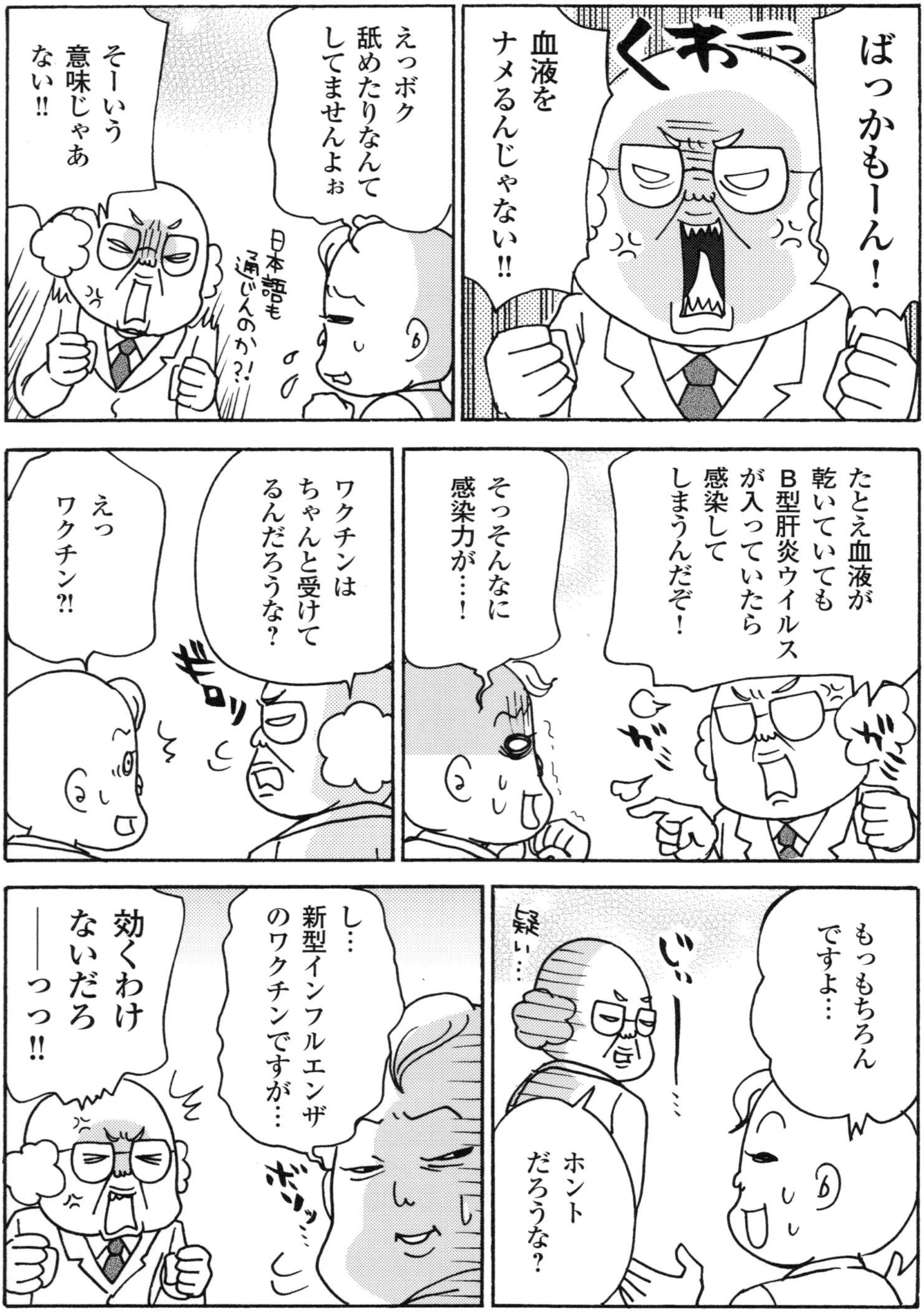
ばっかもーん！
くわーっ
血液をナメるんじゃない!!
えっボク舐めたりなんてしてませんよぉ
日本語も通じんのか?!
そーいう意味じゃあない!!
たとえ血液が乾いていてもB型肝炎ウイルスが入っていたら感染してしまうんだぞ！
ガミ
ガミ
そっそんなに感染力が…！
ワクチンはちゃんと受けてるんだろうな？
ギロリ
えっワクチン?!
もっもちろんですよ…
じぃーー…
疑い…
ホントだろうな？
し…新型インフルエンザのワクチンですが…
ボソッ…
効くわけないだろ——っっ!!

解説　第８回　Ｂ型肝炎対策

POINT

- 滅菌の前に器具の血液や汚れを十分に洗浄しなければ、滅菌が不完全になる。
- Ｂ型肝炎ウイルスを含む血液は、乾燥していても感染力が長期間持続する。
- 血液や体液に接触する可能性がある医療従事者は、Ｂ型肝炎ワクチン接種が必要。

　血液・体液に接触する可能性がある医療従事者は、非常に感染力が強いB型肝炎ウイルスを想定した感染症対策を考えます。鍼灸臨床においては、抜鍼した際に肉眼的に見える出血は3％弱の頻度で発生します[1]。つまり１００回刺鍼すると、そのうち2～3回は目に見える量の血液に接触するリスクがあるということです。昔は抜鍼して出血したら素手で指頭圧迫して止血する鍼灸師がたくさんいましたが、今日の医療界で血液に素手で触れることは非常識です。江崎君は指サックを付けていたので抜鍼した時に出た血液に直接触れることはありませんでした。しかし指サックをはずして廃棄した時、膿盆に血液が付着したようです。

　楳田川院長の言うとおり、滅菌処理を行う前に器具の血液や汚れを十分に洗浄しておかなければ、付着部分が滅菌不良になる恐れがあります。界面活性剤や蛋白分解酵素などが含まれている洗浄剤を用いてしっかり除去しなければなりません。器具の使用後すぐに洗剤に浸漬し、その後、十分な流水を使ってすすぐ必要があります[2]。

　江崎君は乾燥した血液だから膿盆を素手で洗っても大丈夫だと考えたようですが、それは間違いです。B型肝炎ウイルスは、血液が乾燥しても感染力が１週間以上失われません[3]。B型肝炎に感染した医療スタッフの多くは注射針の針刺し事故などの明確な記憶がないため、おそらく気付かないうちに皮膚の引っ掻き傷、擦り傷、熱傷、粘膜表面などから感染しているのです[4]。血液や体液と接触した可能性がある器具の洗浄は、たとえ血液が乾燥していてもゴム手袋などを装着して行ってください。

　知らないうちにB型肝炎ウイルスを含む血液・体液に接触して感染してしまう事態を防ぐためには、B型肝炎ワクチン接種が有効です。０、１、６カ月と３回ワクチンを受けてＨＢｓ抗体が陽性になったら、年月とともに抗体価が落ちてきても追加接種をする必要はないとされています[4]。免疫記憶があるので、もしB型肝炎ウイルスに暴露されたら即座に抗体が増加するとされているからです。ただし、この点に関する議論は今も続いているので、常に新しい情報に注目しておく必要があります。

　残念なことに、鍼灸師にはB型肝炎ワクチンを今も接種していない人が少なくありません。江崎君も、今すぐ病院へ行ってワクチン接種を受け、ＨＢｓ抗体を獲得してほしいものです。

1) Yamashita H, et al. Incidence of adverse reactions associated with acupuncture. J Altern Complement Med. 2000; 6 (4) : 345-350.
2) 楳田高士. 器具の洗浄と滅菌. 全日本鍼灸学会研究部安全性委員会編. 臨床で知っておきたい鍼灸安全の知識. 医道の日本社. 2009: 74-75.
3) Bond WW, et al. Survival of hepatitis B virus after drying and storage for one week. Lancet. 1981; 317; 550-551.
4) 日本環境感染学会. 院内感染対策としてのワクチンガイドライン 第2版. 日本環境感染学会誌. 2014; 29 Suppl: S1-14.

第9回　古い感染対策情報

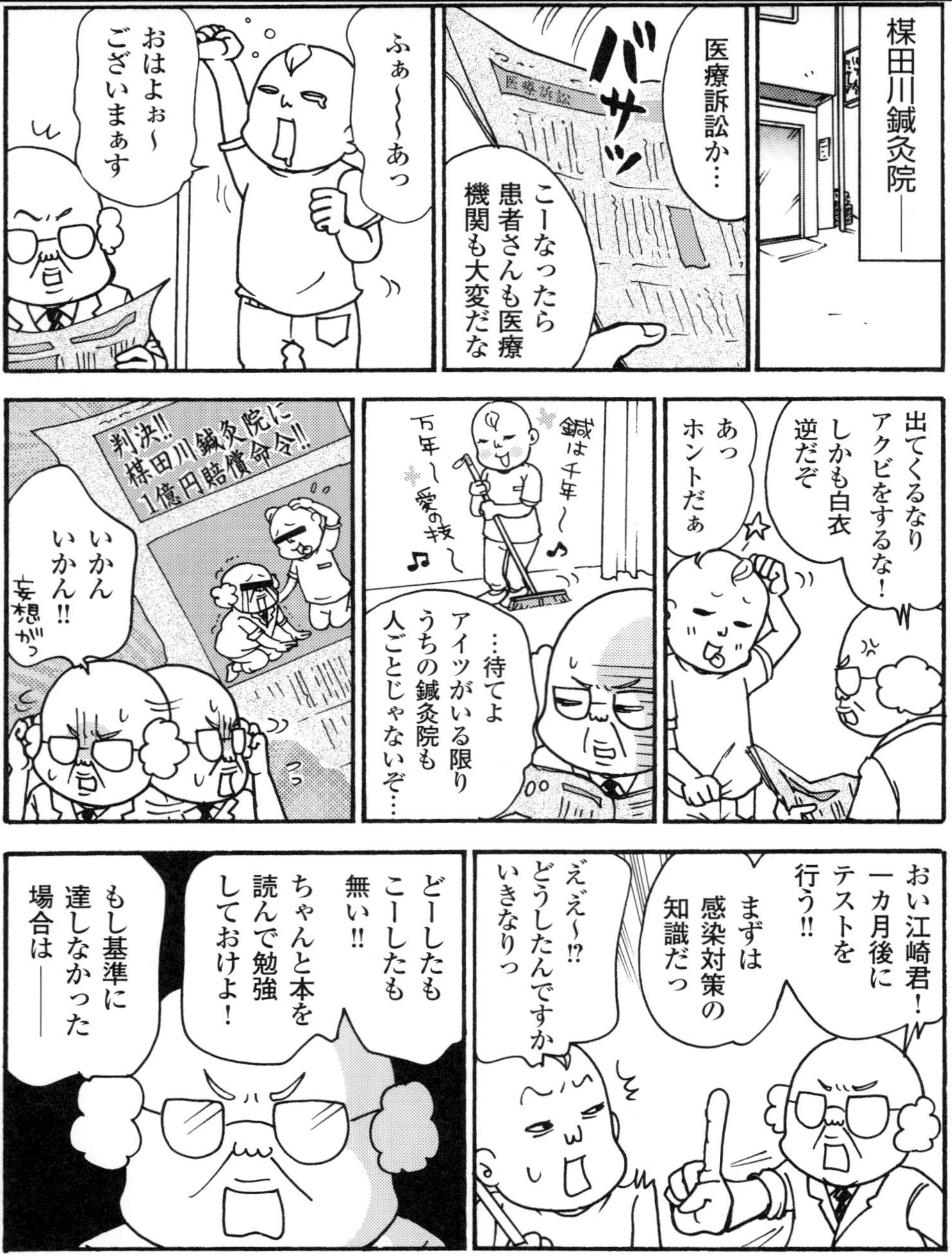
楪田川鍼灸院――
バサッ
医療訴訟
医療訴訟か…
こーなったら患者さんも医療機関も大変だな
ふぁ〜〜〜あっ
おはよぉ〜ございまぁす
出てくるなりアクビをするな！しかも白衣逆だぞ
あっホントだぁ
鍼は千年〜
万年〜
愛の技〜
…待てよ アイツがいる限りうちの鍼灸院も人ごとじゃないぞ…
判決!! 楪田川鍼灸院に1億円賠償命令!!
いかん いかん!!
妄想がっ
おい江崎君！一カ月後にテストを行う!!
まずは感染対策の知識だっ
ええ〜!? どうしたんですかいきなりっ
どーしたもこーしたも無い!! ちゃんと本を読んで勉強しておけよ！
もし基準に達しなかった場合は――

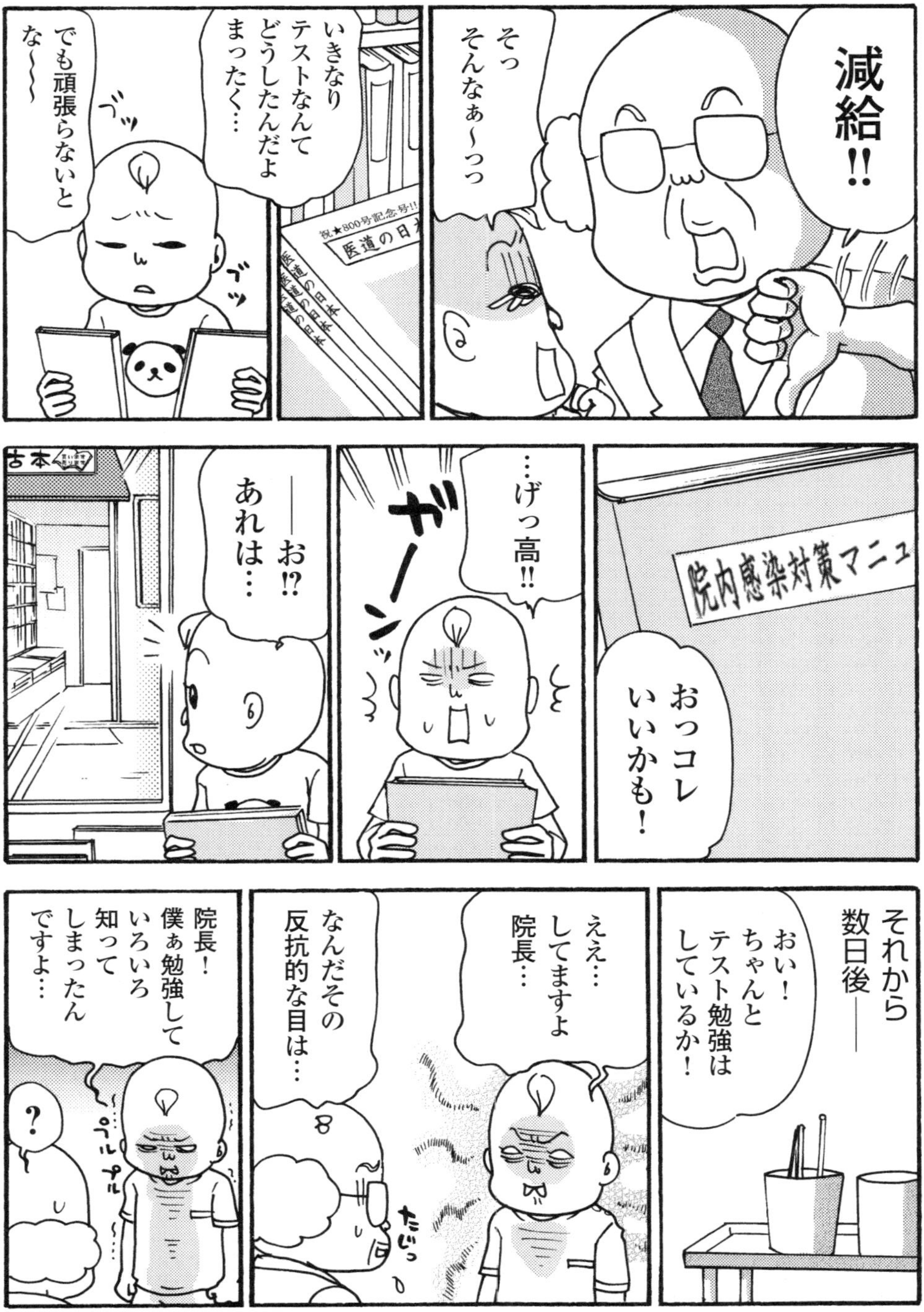
減給!!
そっ
そんなぁ～っっ
いきなり
テストなんて
どうしたんだよ
まったく…
でも頑張らないと
な～～～
ゴッ
ゴッ
祝★800号記念号!!
医道の日本
院内感染対策マニュ
おっコレ
いいかも！
…げっ高!!
ガーン
──お!?
あれは…
古本
それから
数日後──
おい！
ちゃんと
テスト勉強は
しているか！
ええ…
してますよ
院長…
なんだその
反抗的な目は…
たじっ
院長！
僕ぁ勉強して
いろいろ
知って
しまったん
ですよ…
?

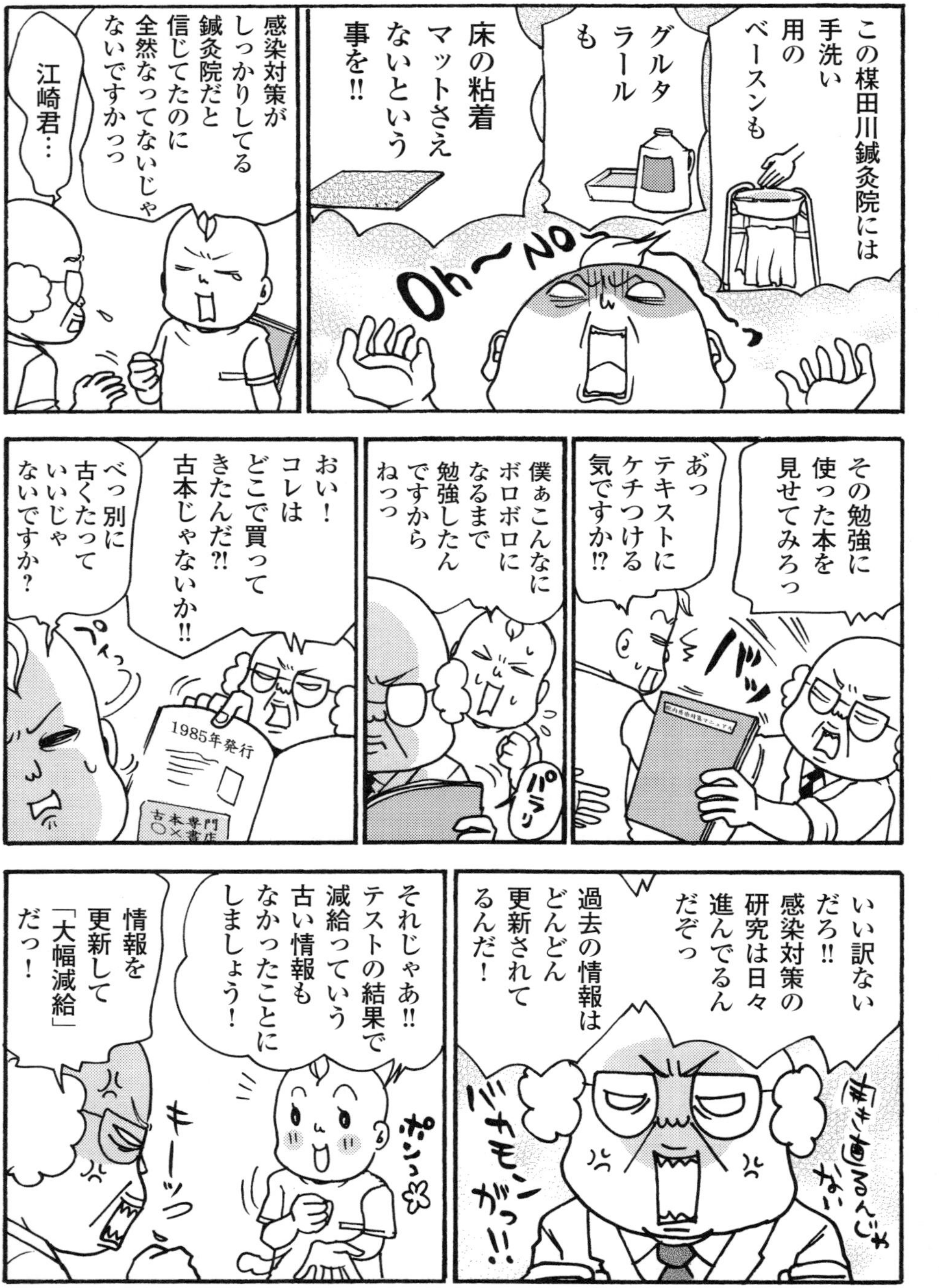
この楳田川鍼灸院には手洗い用のベースンも
グルタラールも
床の粘着マットさえないという事を!!
Oh〜NO〜っ
感染対策がしっかりしてる鍼灸院だと信じてたのに全然なってないじゃないですかっっ
江崎君…
その勉強に使った本を見せてみろっ
あっテキストにケチつける気ですか⁉
バッ
僕ぁこんなにボロボロになるまで勉強したんですからねっっ
パラリ
おい! コレはどこで買ってきたんだ?! 古本じゃないか!!
1985年発行
古本専門 ○×書店
べっ別に古くたっていいじゃないですか?
プイっ
いい訳ないだろ!! 感染対策の研究は日々進んでるんだぞっ
過去の情報はどんどん更新されてるんだ!
開き直るんじゃない
バカモン
がっ!!
それじゃあ!! テストの結果で減給っていう古い情報もなかったことにしましょう!
ポンっ
情報を更新して「大幅減給」だっ!
キーッ

解説　第９回　古い感染対策情報

POINT

- 院内感染対策はCDCガイドラインに沿った新しいマニュアル本を参考にする。
- ベースン法、床の粘着マットは不要。グルタラールは鍼灸臨床現場には適さない。
- 床は日常的な清掃でよく、むしろ手指の接触頻度が高い部分を消毒することが重要。

感染制御や衛生管理などに関するマニュアルは、どんどん更新されていきます。特にEvidence-Based Medicine（EBM）の考え方が普及してから、それまで経験や思い込みにもとづいて慣習として行われてきた院内感染対策について、効果、安全性、経済性、効率にエビデンスがあるか否かという観点から大きく見直されるようになりました。米国疾病管理予防センター（CDC）のガイドラインはその方針が明確に打ち出されており、日本の院内感染対策マニュアルも基本的にCDCガイドラインに沿って作成されています。もちろんCDCガイドライン自体も必要に応じて改訂されます。

ベースン法は、洗面器に入れた消毒薬に手指を浸してタオルで拭くという方法です。過去には医療の現場で一般的に用いられた消毒法ですが、今日では交差感染（医療器具などを介して人から人に感染すること）の原因となるため、まったく推奨できない方法になっています。

グルタラール（グルタルアルデヒド）は、加熱処理のできない器具のための高水準消毒剤として用いられ、細菌だけでなくB型肝炎ウイルスにも有効な強い消毒効果を持っています。金属やゴムに腐食性がないため、過去には鍼灸臨床における感染防止マニュアルで推奨された時期もありました。しかし、目、呼吸器、皮膚に対して強い刺激性があり結膜炎、喘息、皮膚炎などを起こすため、十分な換気とマスク、ゴーグル、防水エプロン、ゴム手袋の着用が必要です[1)2)]。したがってグルタラールは非常に扱いにくい消毒薬であり、鍼灸臨床で用いるのは安全性と効率の面から現実的でないと思われます。

靴やスリッパの裏に付着した汚れを取るための高価な粘着マットが推奨されたこともあります。しかし今日では床に粘着マットは不要とされています。床は無菌になることはないので日常的な清掃で十分です。むしろ床に触れた手指で医療処置を行わないこと、そして清潔でなければならない器具を床に接触させたり床に近いところに保管したりしないことが大切です。同じ理由から、治療室で専用スリッパに履き替えることも無意味です。それよりも、不特定多数の人の手指が触れる頻度の高いドアノブ、手すり、ワゴンの取っ手、電灯スイッチなどを消毒剤でこまめに清拭することのほうが感染制御のためには重要とされています[3)−5)]。

そういうわけで江崎君！　鍼灸の古典を読むなら古書でもいいですが、感染対策マニュアルだけはなるべく最近発刊されたものを購入してくださいね。

1) 吉田製薬文献調査チーム. 消毒薬テキスト. 第3版. 協和企画. 2008: 170-171.
2) 満田年宏（訳・著）. 医療施設における消毒と滅菌のためのCDCガイドライン2008. ヴァンメディカル. 2009: 71-76.
3) CDC. The Guidelines for Environmental Infection Control in Health-Care Facilities. MMWR. 2003; 52（RR10）: 1-42.
4) 森澤雄司（監修）. 感染対策 まるごと覚え書きノート. リーダムハウス. 2015: 97-99.
5) 江川雅人. 設備や環境に関する衛生管理. 全日本鍼灸学会研究部安全性委員会編. 臨床で知っておきたい鍼灸安全の知識. 医道の日本社. 2009: 86-87.

第10回　抜鍼困難

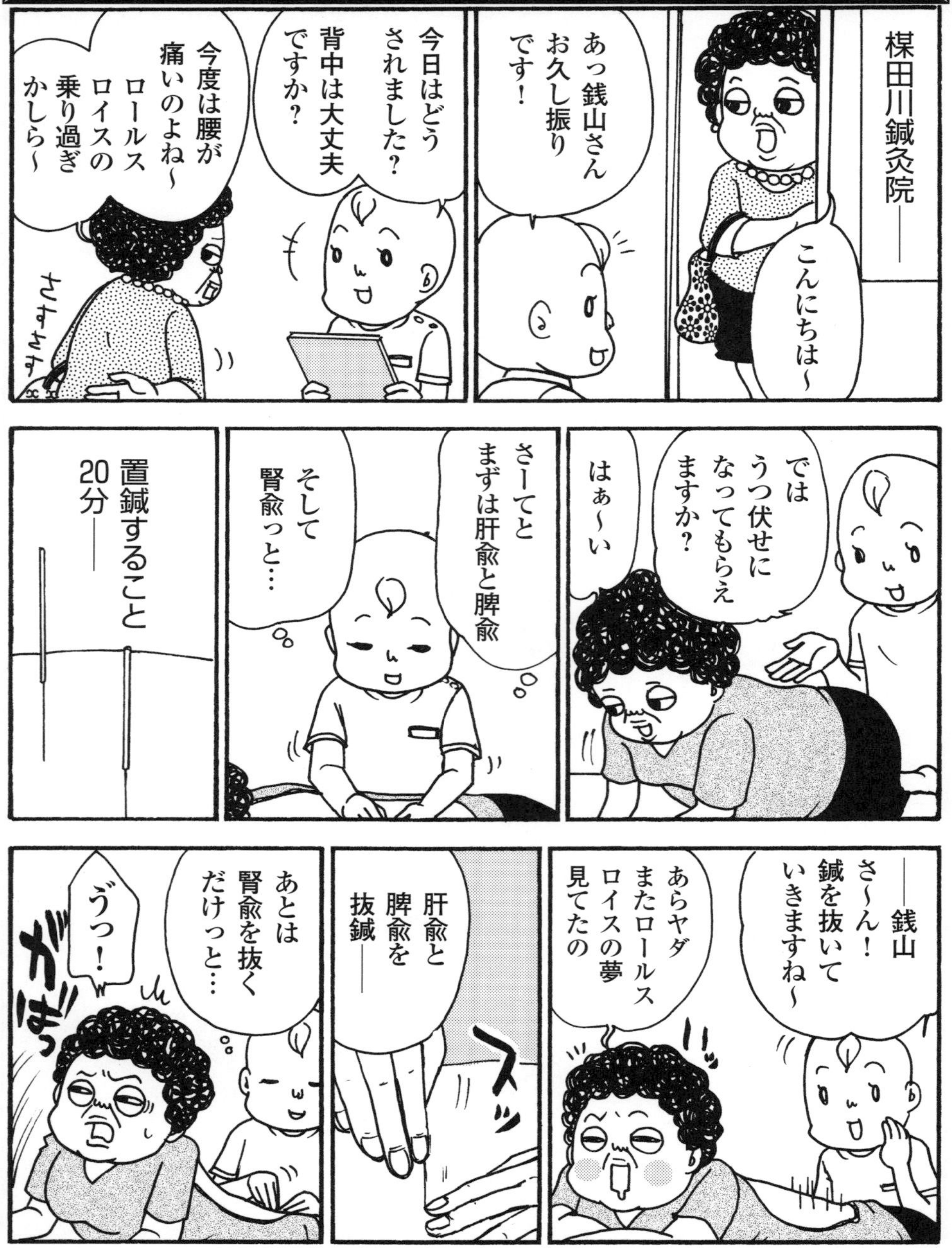

楳田川鍼灸院――
こんにちは～
あっ銭山さんお久し振りです！
今日はどうされました？背中は大丈夫ですか？
今度は腰が痛いのよね～ロールスロイスの乗り過ぎかしら～
さすさすす
ではうつ伏せになってもらえますか？
はぁ～い
さーてとまずは肝兪と脾兪
そして腎兪っと…
置鍼すること20分――
――銭山さ～ん！鍼を抜いていきますね～
あらヤダまたロールスロイスの夢見てたの
肝兪と脾兪を抜鍼――
スッ
あとは腎兪を抜くだけっと…
うっ！
がばっ

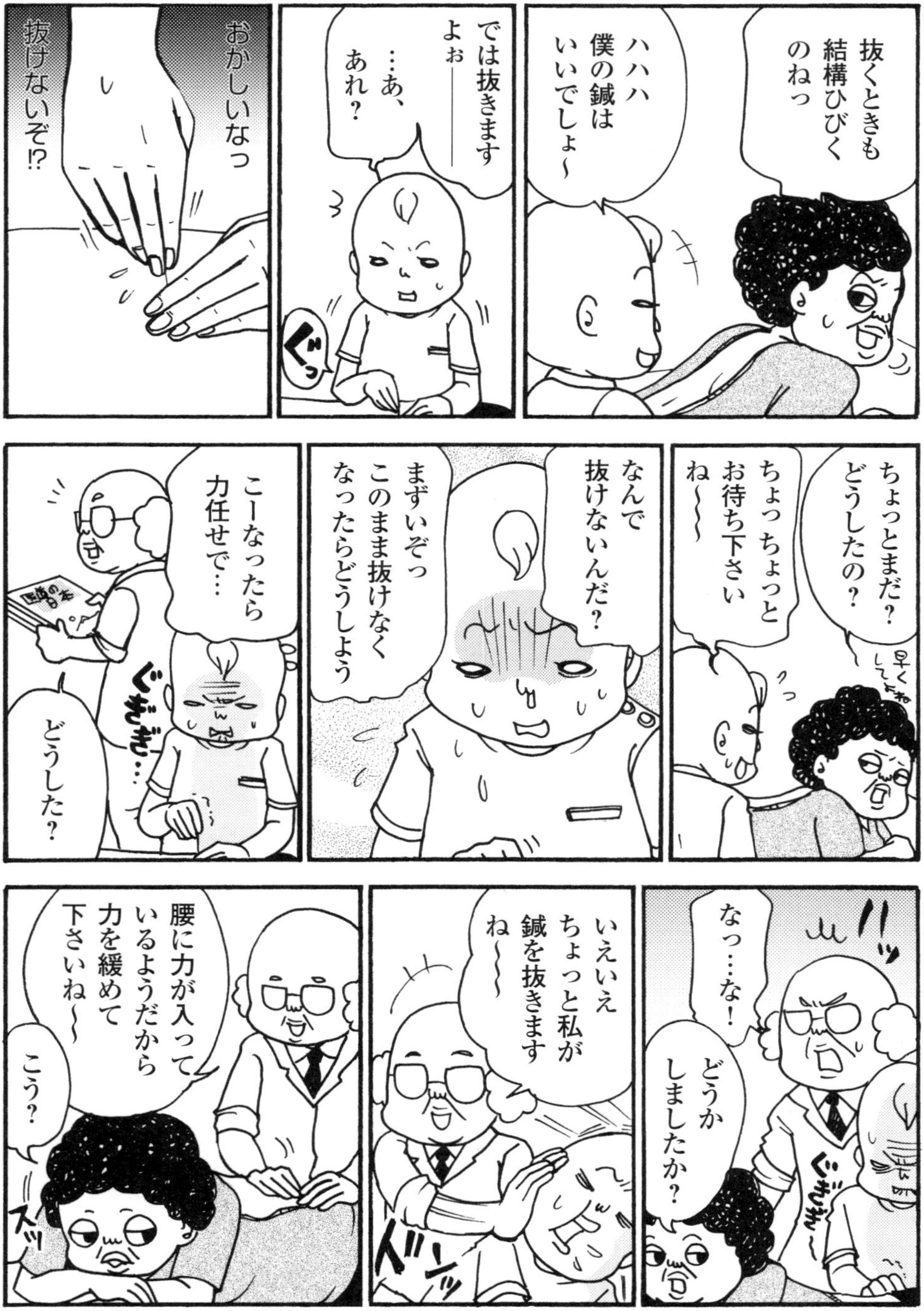
抜くときも
結構ひびく
のねっ
ハハハ
僕の鍼は
いいでしょ〜
では抜きます
よぉ―――
…あ、
あれ？
ぐっ
おかしいなっ
抜けないぞ⁉
ちょっとまだ？
どうしたの？
早くしてよね
ちょっちょっと
お待ち下さい
ね〜〜
なんで
抜けないんだ？
まずいぞっ
このまま抜けなく
なったらどうしよう
こーなったら
力任せで…
ぎぎぎ…
どうした？
ハッ
なっ…な！
どうか
しましたか？
ぎぎぎ〜
いえいえ
ちょっと私が
鍼を抜きます
ね〜〜
ドンッ
腰に力が入って
いるようだから
力を緩めて
下さいね〜
こう？
スッ

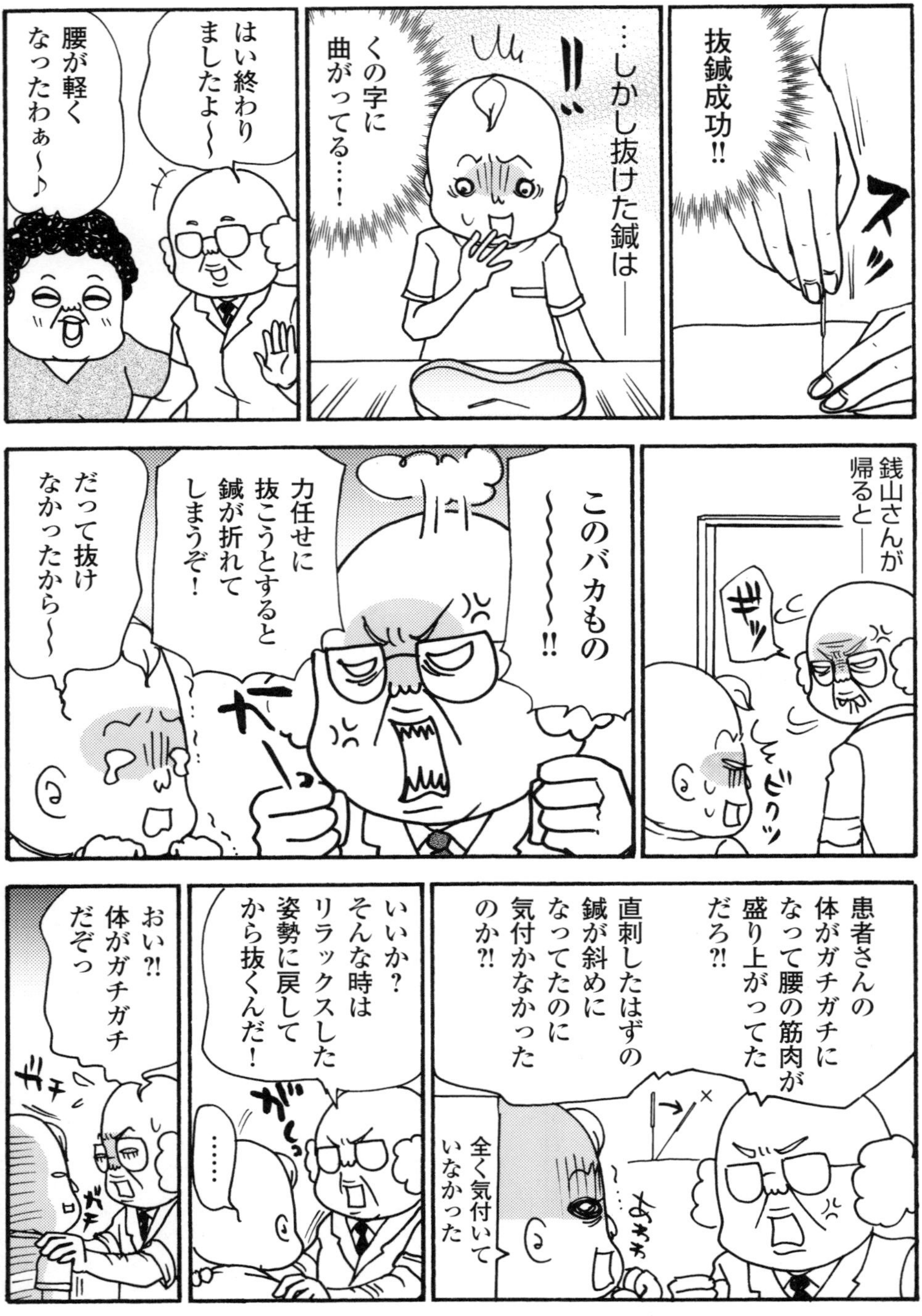

抜鍼成功!!
スッ
…しかし抜けた鍼は――
くの字に
曲がってる…!
はい終わりましたよ～
腰が軽くなったわぁ～♪
銭山さんが帰ると――
ギッ
ビクッ
このバカもの～～～～!!
力任せに抜こうとすると鍼が折れてしまうぞ!
だって抜けなかったから～
患者さんの体がガチガチになって腰の筋肉が盛り上がってただろ?!
直刺したはずの鍼が斜めになってたのに気付かなかったのか?!
全く気付いていなかった
いいか?
そんな時はリラックスした姿勢に戻してから抜くんだ!
……
がくっ
おい?!
体がガチガチだぞっ
ガチ
ガチ

解説　第10回　抜鍼困難

POINT

- 無理に引っ張ると鍼が切断されたり鍼柄から抜けたりしてしまう恐れがある。
- 患者さんに力を抜いてもらい、刺した時と同じ姿勢に戻ってもらう。
- 回旋術を行った場合は、反対方向に回してから抜鍼する。

置鍼した鍼が抜けなくなった時は本当に焦りますが、慌てないでください。江崎君のように力任せに引っ張ると、鍼が切断されたり鍼柄から抜けたりしてしまう恐れがあります。特に回転負荷をかけながら無理に引き抜く行為は危険です[1)]。まずは、なぜ抜けなくなっているのかを冷静に考えましょう。

棟田川院長が指摘したように、直刺したはずの鍼が斜めになったりしていませんか？　銭山さんの場合は、鍼のひびきに反応して急に体を反らしたため、鍼が腰部の筋の中で曲がってしまったと思われます。しかも銭山さんは上体を起こしたままです。このような状況では、強大な腰筋が曲がった鍼をしっかり締め付けているので、なかなか抜けません。上げた頭や上体をおろして、刺鍼した時と同じ姿勢に戻ってもらう必要があります。それから押し手をしっかり保ち、ゆっくりと鍼を引き上げるようにしましょう。

鍼が曲がっていなくても直刺したはずの鍼が斜めになることがあります。それは、筋の緊張状態が変化したことを示唆しています。刺す時は柔らかく平坦だった筋が、今は硬くなって盛り上がっていませんか？　刺鍼あるいは抜鍼時の痛みやひびきのために、無意識に力を入れている可能性があります。患者さんに力を抜いてリラックスするよう促してみてください。うまく力が抜けないようであれば、しばらく寝ていてもらうと硬く盛り上がった筋が緩んで、鍼が刺した時の角度に戻ってくることがあります。

他にも抜鍼困難となる原因はあります。刺鍼手技のひとつ、「回旋術」を行いませんでしたか？　回旋術は旋撚術と違って一方向のみに鍼を回すので、周辺組織が絡み付いて抜けにくくなる可能性が高い手技です。抜鍼時には反対方向に回すよう教科書に書いてあります[2)]。初心者は、抜鍼しにくくなると思われる回旋術を用いる臨床的必然性が目の前の患者にとってどれくらいあるのかを考えること、そしてまずは自分の体で何度も試してみることが必要だと思います。実は私自身も、学生時代に自分の手足に刺していろいろな刺鍼手技を練習していて鍼が抜けなくなり、大慌てした経験があります。

教科書には、抜鍼困難の際には副刺激術、示指打法、あるいは迎え鍼を行うようにという記載があります[2)]。もちろんこれらも試してみるべきでしょうが、それ以前に、まずは自分が落ち着いて患者さんに力を抜いてもらい、刺した時と同じ姿勢に戻ってもらう[3)]ことが第一ではないかと考えます。

1) 名雪貴峰, 古屋英治. 毫鍼の回転負荷に対する強度の検討. 全日本鍼灸学会雑誌. 1997; 47 (1) : 95.
2) 東洋療法学校協会編. 教科書執筆小委員会著. はりきゅう理論. 医道の日本社. 2002: 10-14, 32-36.
3) WHO. Guidelines on basic training and safety in acupuncture. 1999: 22.

第11回　温灸による熱傷

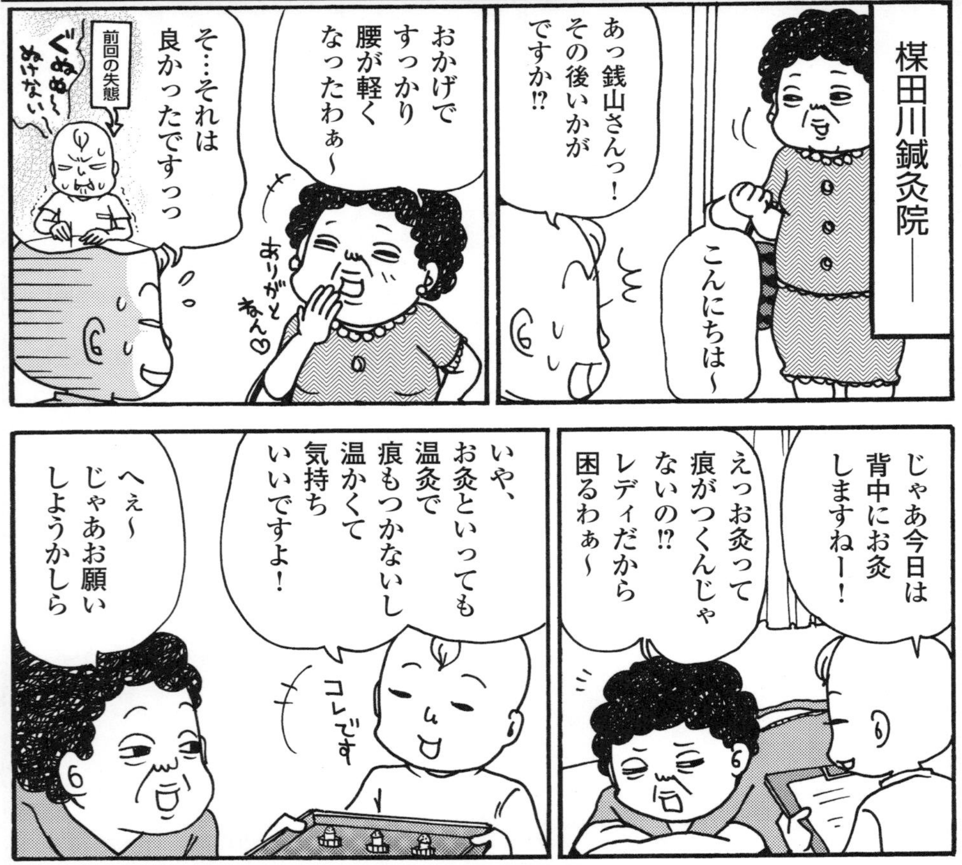
椋田川鍼灸院——
こんにちは～
あっ銭山さんっ！その後いかがですか⁉
おかげですっかり腰が軽くなったわぁ～
ありがとさん♡
そ…それは良かったですっっ
前回の失態
ぐぬぬ～ ぬけない～
じゃあ今日は背中にお灸しますねー！
えっお灸って痕がつくんじゃないの⁉ レディだから困るわぁ～
いや、お灸といっても温灸で痕もつかないし温かくて気持ちいいですよ！
コレです
へぇ～じゃあお願いしようかしら
モク
モク
ほんと気持ちいいわぁ～
ホウ～
そうでしょう？ではもう一個いきましょう！
アハハ

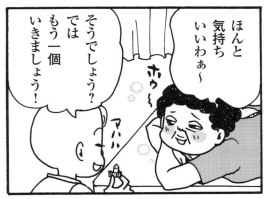

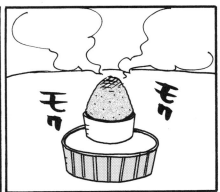

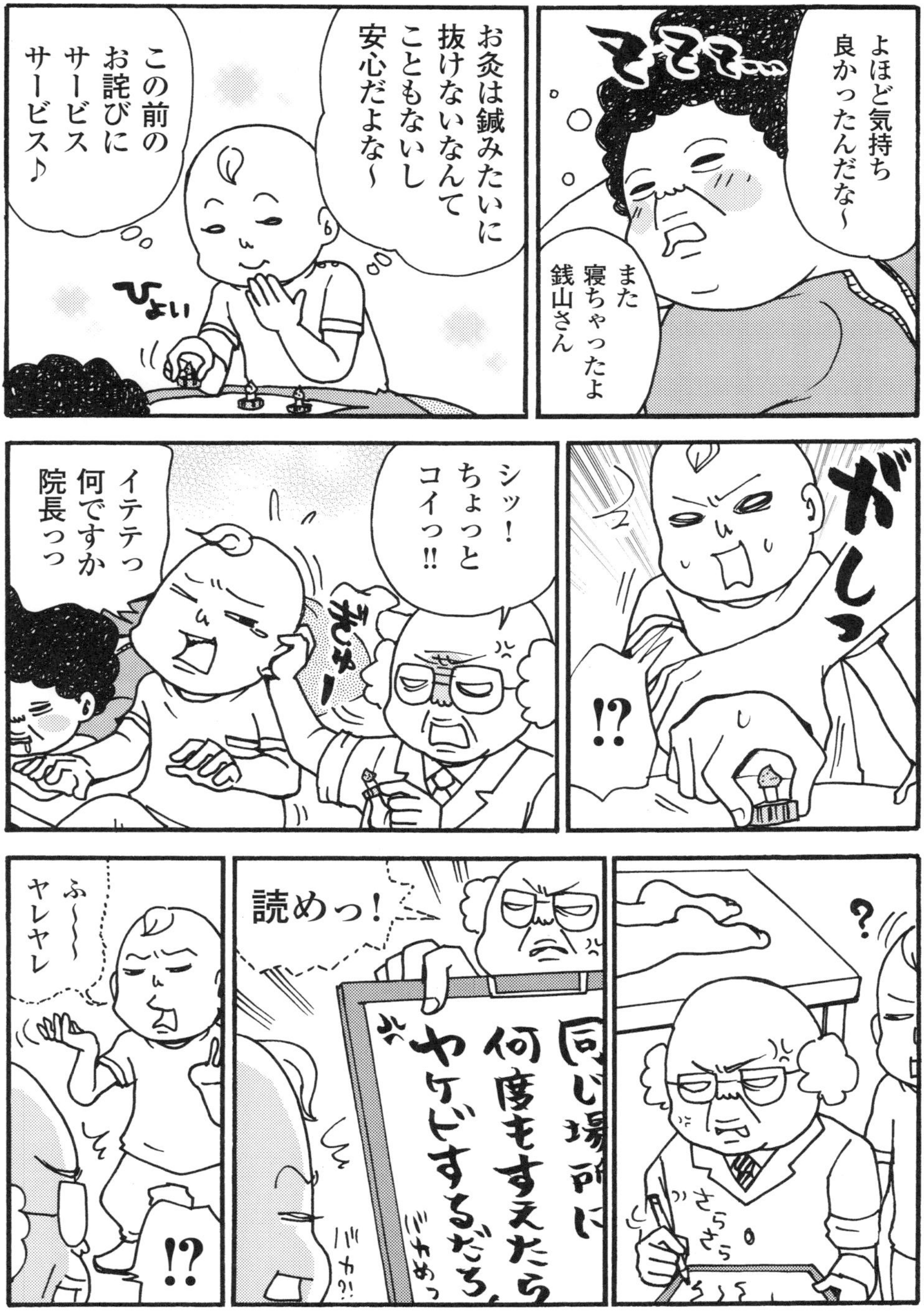
よほど気持ち良かったんだな～
また寝ちゃったよ銭山さん
お灸は鍼みたいに抜けないなんてこともないし安心だよな～
この前のお詫びにサービスサービス♪
ひょい
ガシっ
!?
シッ！ちょっとコイっ!!
ぎゅー
イテテっ何ですか院長っっ
?
さらさら
読めっ！
同じ場所に何度もすえたらヤケドするだろ、
バカめっ
バカ?!
ふ～～ヤレヤレ
!?

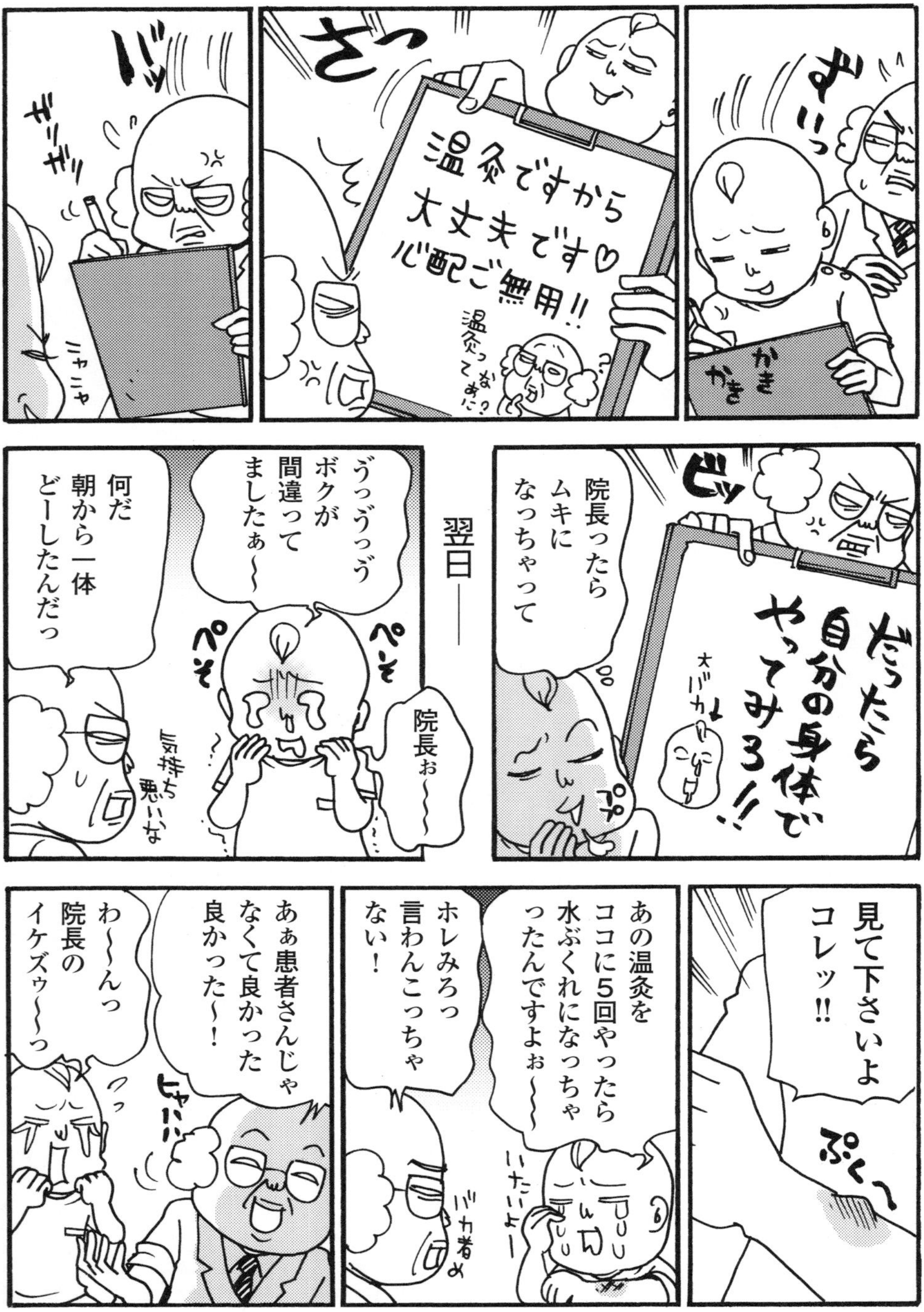
ずいっ
かき かき
さっ
温灸ですから大丈夫です♡心配ご無用!!
温灸ってなあに?
バッ
ガリガリ
ニヤニヤ
ビッ
院長ったらムキになっちゃって
だったら自分の身体でやってみろ!!
大バカ↓
ププ
翌日——
うっうっう ボクが間違ってましたぁ〜
院長ぉ〜〜〜
ぺそ ぺそ
何だ 朝から一体どーしたんだっ
気持ち悪いな
見て下さいよコレッ!!
ぷくぅ〜
あの温灸をココに5回やったら水ぶくれになっちゃったんですよぉ〜〜
いたいよー
ホレみろっ言わんこっちゃない!
バカ者め
あぁ患者さんじゃなくて良かった良かった〜!
ヒャハハ
わ〜〜んっ 院長の イケズゥ〜〜っ

解説　第11回　温灸による熱傷

POINT

- 使い慣れていない温灸製品や、温灸を受けるのが初めての患者さんに行う時は慎重に。
- 特に血糖コントロールの悪い糖尿病患者の熱傷は細菌感染となる危険性が高い。
- もし熱傷が生じたら、自己判断の軟膏塗布などをせず医療機関で処置を受けてもらう。

温灸によっては、同じ部位に2壮以上すえると熱傷となる製品があります。また、患者さんの皮膚や体質によっても差があり、たった1壮でも水疱を生じる人がいます。したがって、使い慣れていない温灸製品を用いる場合や、温灸を受けるのが初めての患者さんに行う場合には、慎重に施術する必要があります。

熱傷を起こさない温灸をするつもりで水疱や灸痕を形成してしまった場合、①医学、②外観、③法律、の3点から問題認識をしなければなりません。

医学上の問題としては、潰瘍化や細菌感染のリスクです。特に、血糖コントロールの悪い糖尿病の患者さんの末梢神経障害部位への温灸は要注意です。熱傷部位が壊疽となる危険性があります。一般に温灸で生じる熱傷は、透熱灸よりも低温で時間をかけて熱が作用するので当初の見た目よりも傷が深くなりがちです。

外観上の問題としては、特に若い女性、モデル、接客業などにおいて深刻になります。モデルで接客業と自称する女性の三陰交に温灸をして熱傷を生じさせ、休業補償等で170万円支払った例が報告されています[1)]。現代日本においてはモデルでなくとも美容の観点から患者さんが受ける精神的ダメージは昔の日本とは比べものになりません。

法律上の問題としては、債務不履行による損害賠償責任の発生です。患者さんは「ヤケドにならない」「痕が残らない」という説明を聞いて温灸を受けることを同意したのですから（すなわちインフォームド・コンセント）、熱傷や灸痕を起こしてしまったら約束違反です。医療機関で医学的処置を受けたら治療費と通院費、接客やパフォーマンスなどに支障が生じて仕事を休んだら休業補償、そして精神的苦痛に対しては慰謝料を支払うことになります。

鍼灸院では慣習的に紫雲膏、馬油、その他の軟膏を常備していて、熱傷を起こした際に塗布したり塗布するよう指導したりする場合が今もあるかもしれませんが、この行為はあん摩マッサージ指圧師、はり師、きゅう師等に関する法律第4条違反、および医師法第17条に抵触するという指摘があります[1)]。もし薬品投与やその指示をするなどの行為によって症状が悪化したら、それに対する賠償責任保険は支払われません[2)]。また、施灸直後に水疱が見られなくて何の対処もしなかったところ、次回来診した時に施灸部位が著しく爛れているのに気付くこともあります。直後は発赤とヒリヒリ感だけであったとしても、状況によってはすぐに冷却し、後で医療機関で処置を受けなければならない場合があります。

温灸を舐めてかかった江崎君は自業自得なので仕方がないですが、新しい温灸製品を手に入れたら患者さんに行う前にまず自分の身体で何度か試してみるのは当然のことです。江崎君にとっては良い勉強になったはずです。

1) 藤原義文. 鍼灸マッサージに於ける医療過誤 現場からの報告. 山王商事. 2004: 115-124.
2) 藤原義文, 小松秀人, 高田外司. 鍼灸師の保険. 尾崎・坂本・鍼灸安全性委員会編. 鍼灸医療安全対策マニュアル. 医歯薬出版. 2010: 79-86.

第12回　埋没鍼

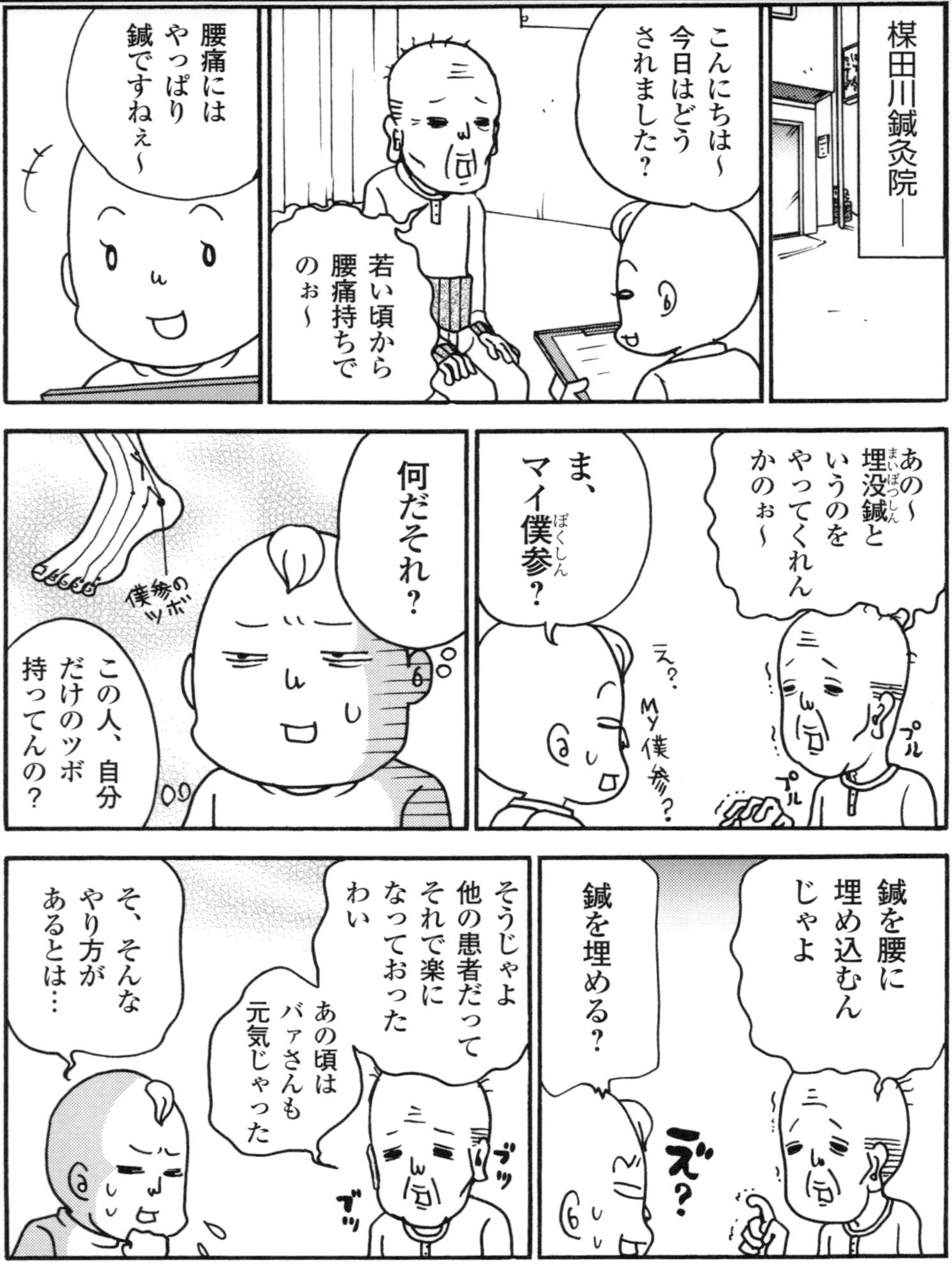

楳田川鍼灸院――
こんにちは〜今日はどうされました？
若い頃から腰痛持ちでのぉ〜
腰痛にはやっぱり鍼ですねぇ〜
あの〜埋没鍼《まいぼつしん》というのをやってくれんかのぉ〜
プル
プル
ま、マイ僕参《ぼくしん》？
え？
MY僕参？
何だそれ？
僕参のツボ
この人、自分だけのツボ持ってんの？
鍼を腰に埋め込むんじゃよ
鍼を埋める？
え？
そうじゃよ他の患者だってそれで楽になっておったわい
あの頃はバァさんも元気じゃった
ブツ
ブツ
そ、そんなやり方があるとは…

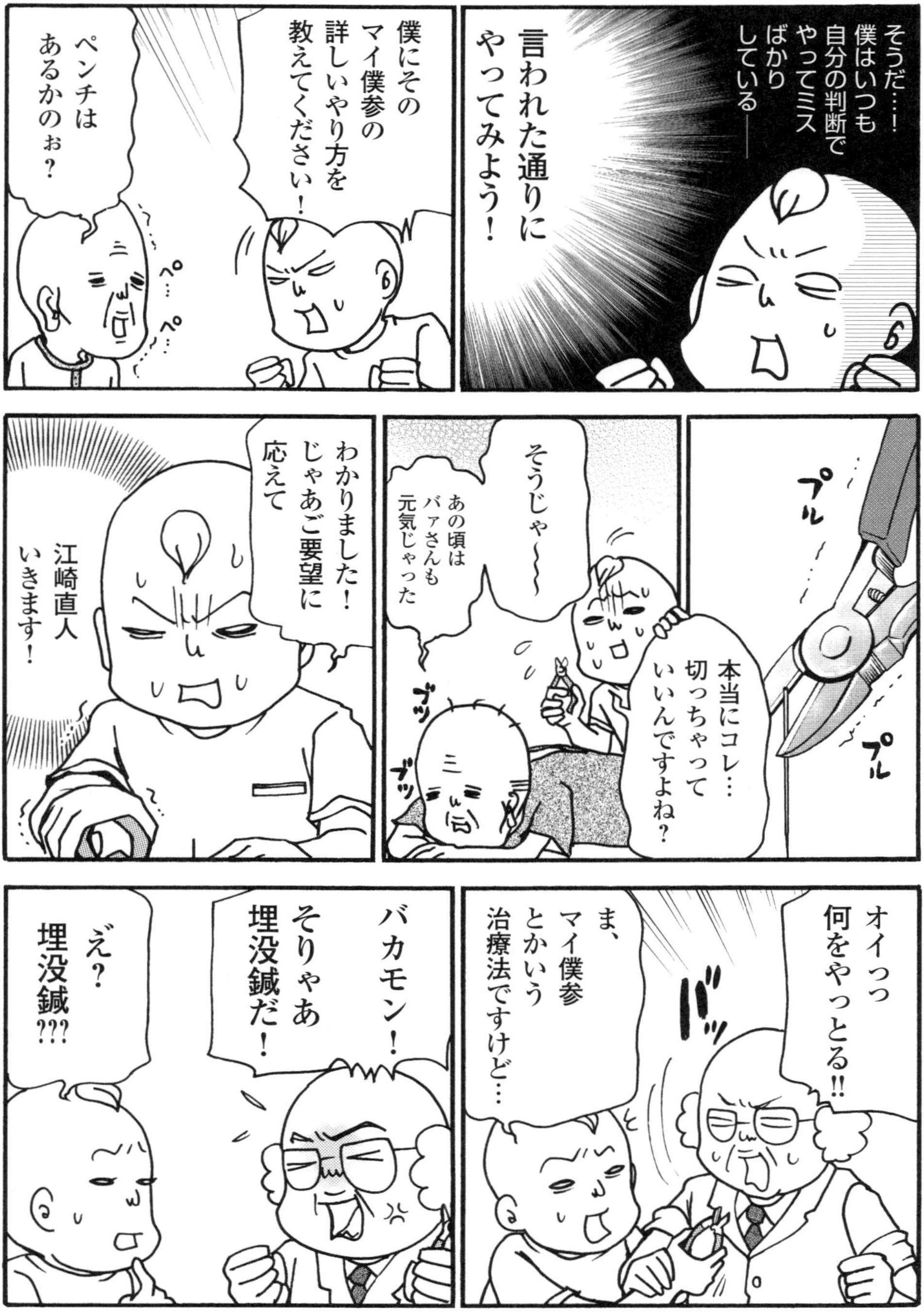
そうだ…！僕はいつも自分の判断でやってミスばかりしている――
言われた通りにやってみよう！
僕にそのマイ僕参の詳しいやり方を教えてください！
ペンチはあるかのぉ？
ぺ…
ぺ…
プル
プル
本当にコレ…切っちゃっていいんですよね？
そうじゃ～～
あの頃はバァさんも元気じゃった
ブツ
ブツ
わかりました！じゃあご要望に応えて
江崎直人いきます！
オイっっ何をやっとる!!
バッ
ま、マイ僕参とかいう治療法ですけど…
バカモン！そりゃあ埋没鍼だ！
え？埋没鍼???

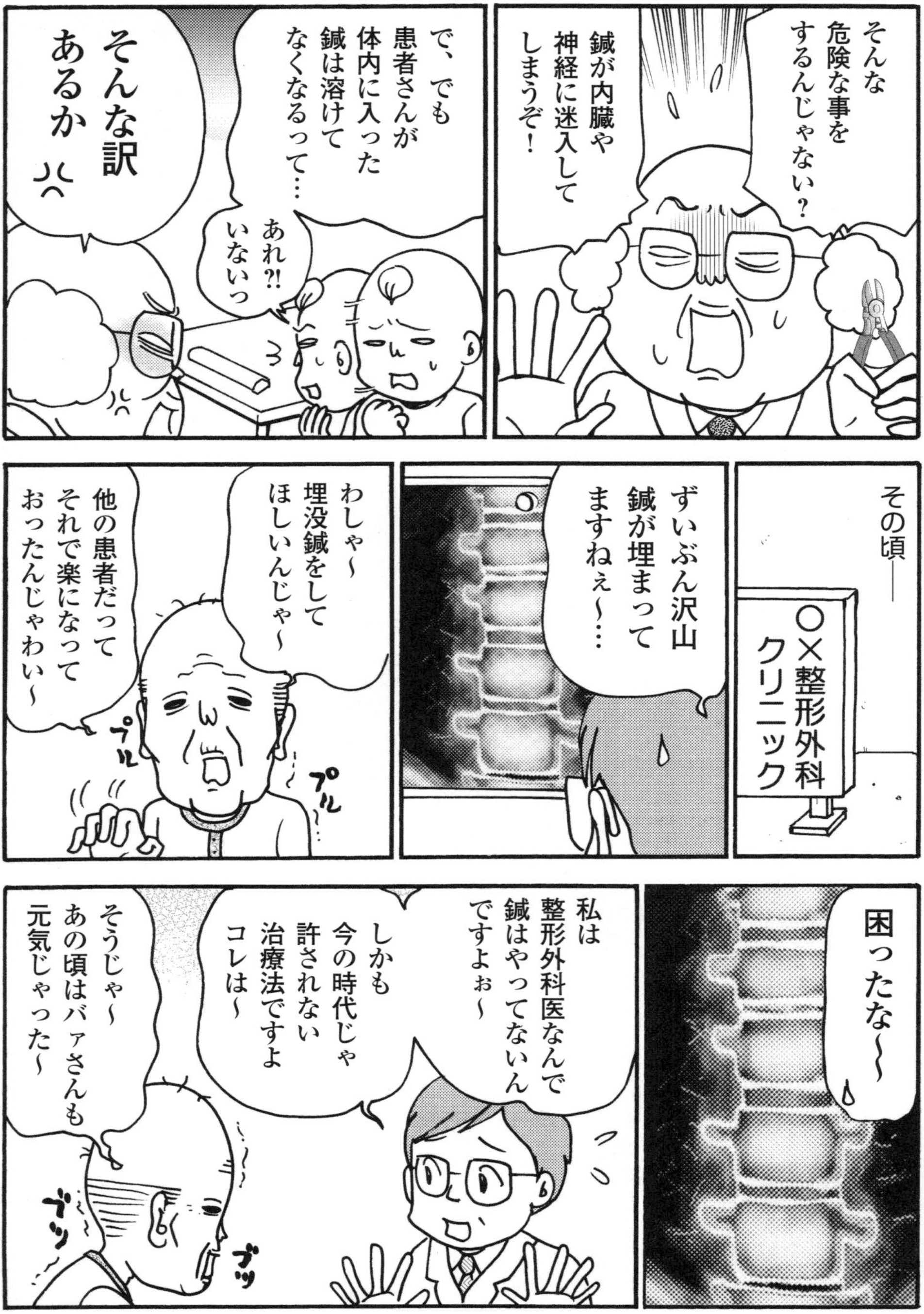
そんな危険な事をするんじゃない？
鍼が内臓や神経に迷入してしまうぞ！
で、でも患者さんが体内に入った鍼は溶けてなくなるって…
あれ?! いないっ
そんな訳あるか
その頃――
○×整形外科クリニック
ずいぶん沢山鍼が埋まってますねぇ～…
わしゃ～埋没鍼をしてほしいんじゃ～
他の患者だってそれで楽になっておったんじゃわい～
プル
プル
困ったな～
私は整形外科医なんで鍼はやってないんですよぉ～
しかも今の時代じゃ許されない治療法ですよコレは～
そうじゃ～あの頃はバァさんも元気じゃった～
ブツ
ブツ

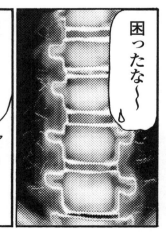

解説　第12回　埋没鍼

POINT

- 埋没鍼は今日では鍼灸業界でも行うべきでないと判断されている治療法である。
- 時間とともに移動・迷入し、深刻な臓器損傷や神経傷害を起こすことがある。
- すでに埋没鍼を受けた人にショックを与えないよう、患者説明は個別に慎重に。

　高齢者の腰部や頸部の単純X線写真で、脊柱周辺に糸くずのような陰影が多数見られることがあります。あるいは、腰背部の皮膚表面に小さな青黒い入れ墨のような点を認めることもあります。これが埋没鍼です。鍼を刺入したまま切断し、刺入されている鍼体部分を揉み込んで体内に一生留置してしまう手法が20世紀後半まで行われてきました。１９７６年、日本鍼灸師会は当時の厚生省に対して埋没鍼は危険を伴うので禁止の指導をするよう要望しましたが[1]、医学雑誌にはその後に実施したと思われる埋没鍼の症例も多数報告されています[2]。

　埋没鍼は金鍼や銀鍼を用いることが多かったようです。「金は体内で溶けてなくなるから大丈夫」と鍼灸師から説明を受けた患者さんが昔おられましたが、金だろうが銀だろうが埋没鍼が溶けてなくなることはありません。摘出しない限り一生体内に残留し、ある時は移動して様々な臓器や組織に迷入し、気胸、心タンポナーデ、脊髄損傷、末梢神経障害、動脈損傷、延髄損傷、臓器内異物、腹腔内膿瘍、局所性銀皮症など、数多くの問題を惹き起こしています[2][3]。通常の鍼灸治療では緩和されなかった頑固な腰痛や肩こりが、埋没鍼によって著しく改善したという患者さんの声を聞くことがあるのも事実です。しかし、臓器損傷や神経傷害などの深刻な症例報告の多さを考えると、通常の鍼灸治療よりも埋没鍼のリスクは著しく高いと判断せざるをえません。埋め込んでから何十年も経って問題を起こしている症例もたくさんあります。

　なお、埋没鍼によって生じたホルネル症候群と左下半身麻痺をめぐる判例では、「許容されないとすべきか否かはさて措くとしても（中略）鍼の遊走迷入を防止する確たる措置を伴うのでなければ許されない」として合計約３０８５万円の損害賠償・慰謝料等の支払いを命じています[4]。すでにいくつかの実験によって埋没鍼は移動することが確認されています。すなわち、現実には「遊走迷入を防止する確たる措置」をとることは困難なのです。

　江崎君の世代になると埋没鍼を知らない鍼灸師もいるでしょうが、高齢の患者さんの中には昔受けた埋没鍼の強力な持続効果が忘れられない人がいます。埋没鍼は専門用語なので、患者さんは「埋めバリ」とか「置きバリ」と呼んでいる場合が多いようです（置鍼も「置きバリ」と言うので注意）。すでに埋没鍼の入っている患者さんがリスクを知ってショックを受け、「時限爆弾を抱えている」ことに怯えて暮らすようなことがあってはなりません。よく話を聞いて、個別に慎重に対応すべきです。

1) 日本鍼灸師会. 瀉血・鍼灸科・折針療法についての要望書. 医道の日本. 1976; 35 (9) : 55-57.
2) Yamashita H, Tsukayama H, et al. Systematic review of adverse events following acupuncture: the Japanese literature. Complement Ther Med. 2001; 9: 98-104.
3) 全日本鍼灸学会研究部安全性委員会編. 臨床で知っておきたい鍼灸安全の知識. 医道の日本社. 2009. p.30-39.
4) 末廣敏昭. 埋没鍼法による神経損傷事件. 別冊ジュリスト. 1996; 140: 218-219.

第13回　個人情報の管理

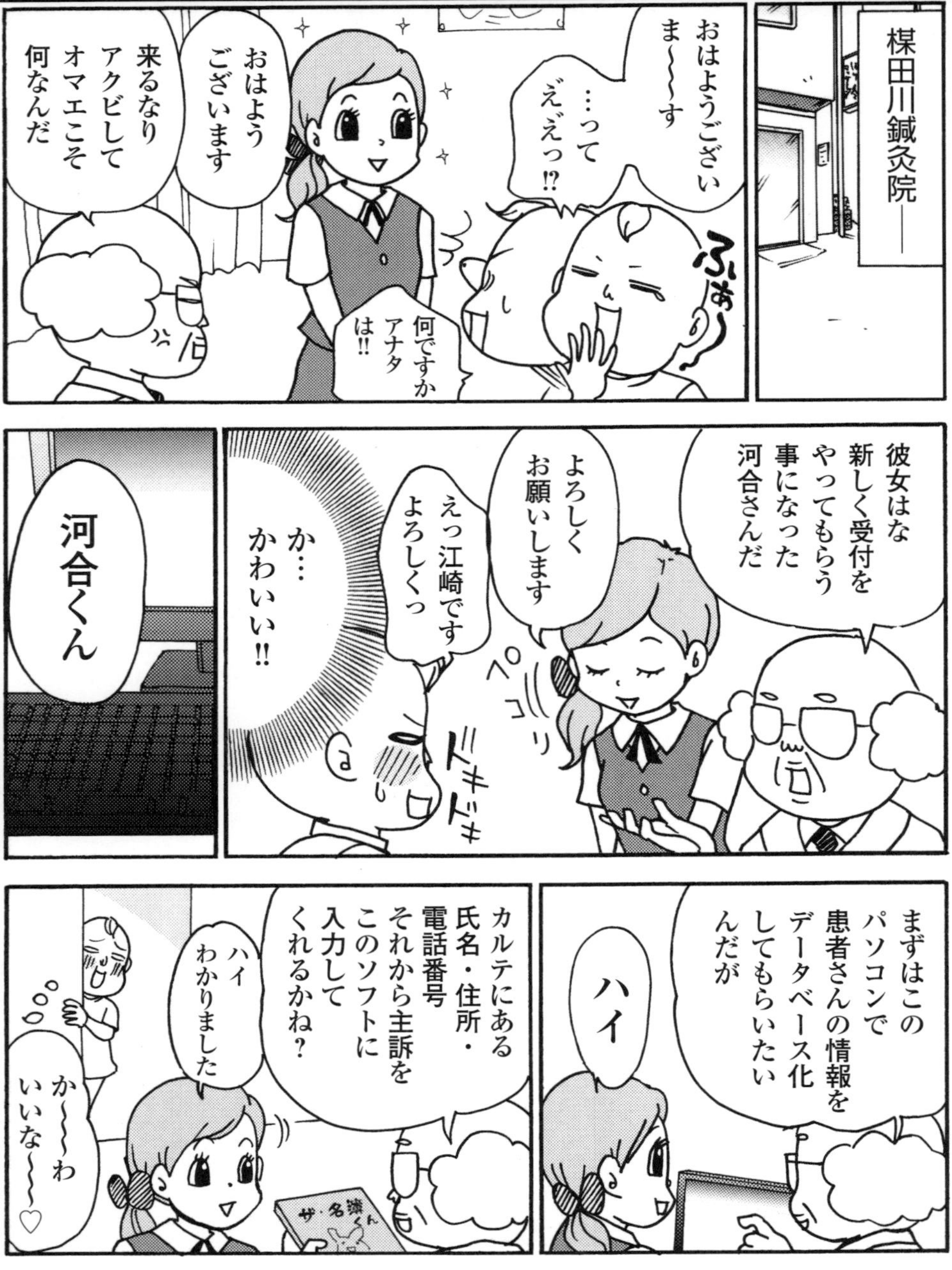

楳田川鍼灸院――
おはようございま～～す
ふぁ～
…ってええっ⁉
何ですかアナタは‼
おはようございます
来るなりアクビしてオマエこそ何なんだ
彼女はな新しく受付をやってもらう事になった河合さんだ
ペコリ
よろしくお願いします
えっ江崎ですよろしくっ
ドキドキ
か…かわいい‼
河合くん
まずはこのパソコンで患者さんの情報をデータベース化してもらいたいんだが
ハイ
カルテにある氏名・住所・電話番号それから主訴をこのソフトに入力してくれるかね？
ハイわかりました
ザ・名簿くん
か～～～わいいな～～～♡

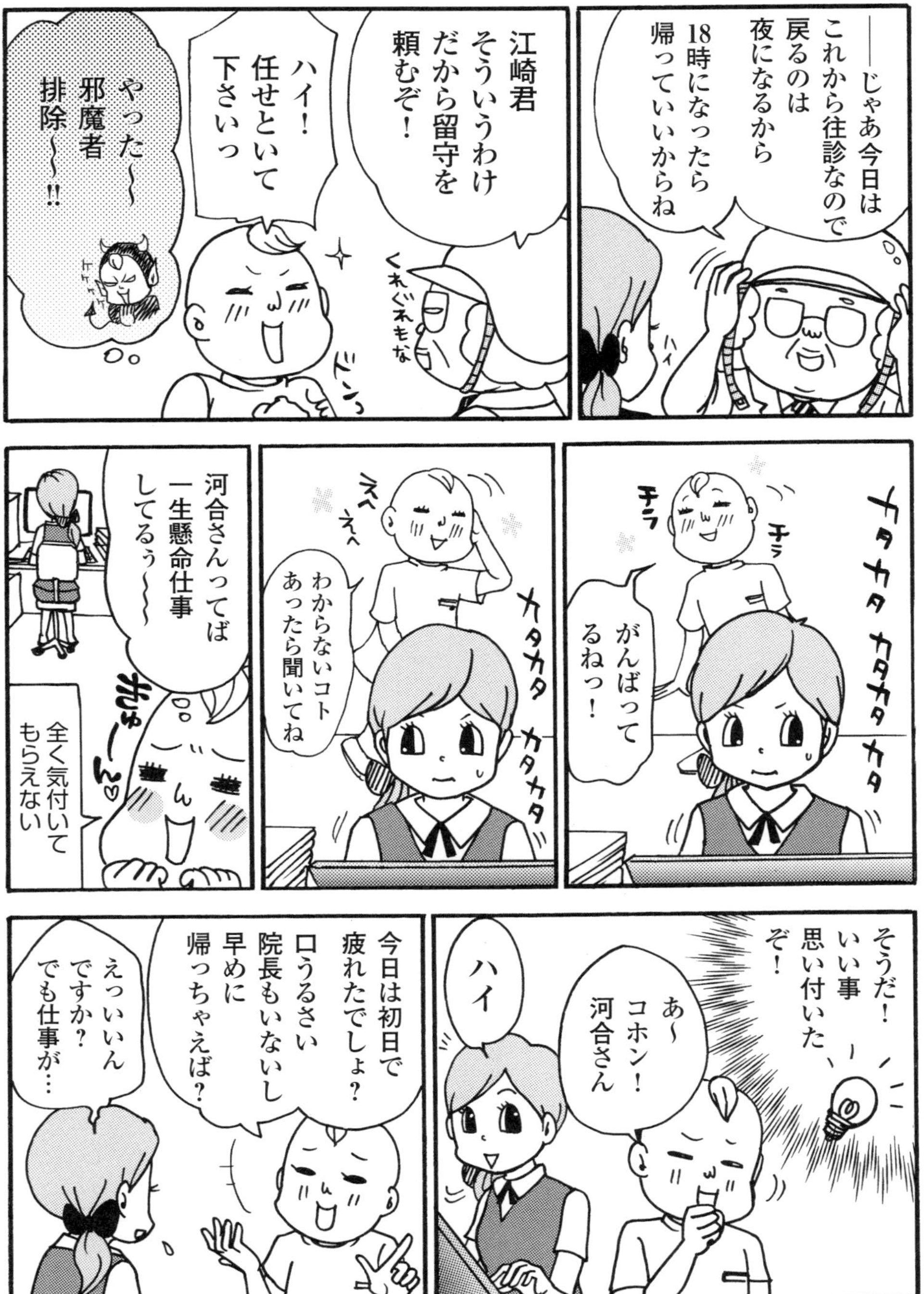
――じゃあ今日は
これから往診なので
戻るのは
夜になるから
18時になったら
帰っていいからね
ハイ
江崎君
そういうわけ
だから留守を
頼むぞ！
くれぐれもな
ハイ！
任せといて
下さいっ
ドンッ
やった～
邪魔者
排除～～!!
ケケケケ
カタカタ　カタカタ　カタ
チラ
チラ
がんばって
るねっ！
えへ
えへ
わからないコト
あったら聞いてね
カタカタ　カタカタ
河合さんってば
一生懸命仕事
してるぅ～～
きゅーん♡
全く気付いて
もらえない
そうだ！
いい事
思い付いた
ぞ！
あ～
コホン！
河合さん
ハイ
今日は初日で
疲れたでしょ？
口うるさい
院長もいないし
早めに
帰っちゃえば？
えっいいん
ですか？
でも仕事が…

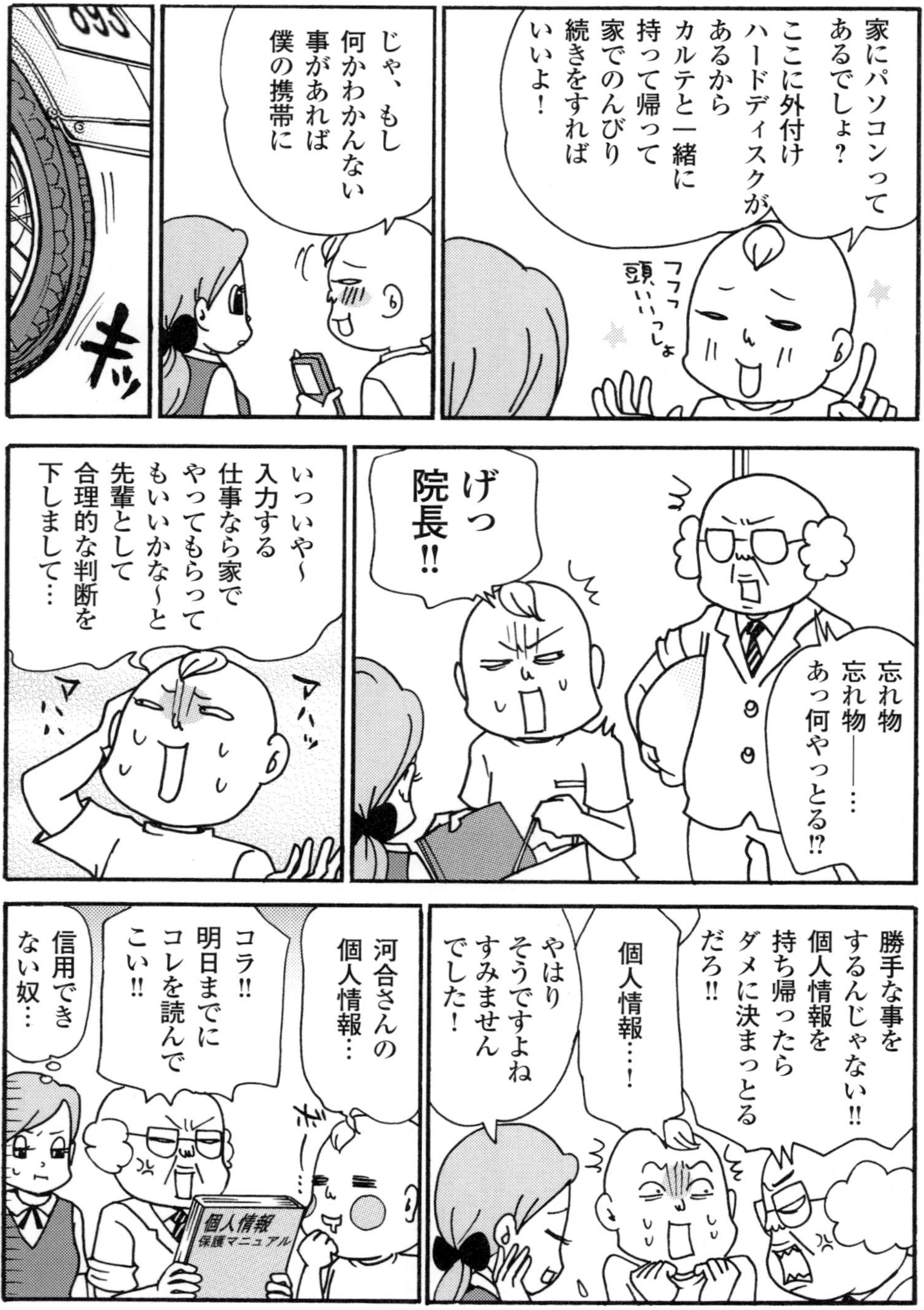
家にパソコンってあるでしょ？ここに外付けハードディスクがあるからカルテと一緒に持って帰って家でのんびり続きをすればいいよ！
フフフ頭いいっしょ
じゃ、もし何かわかんない事があれば僕の携帯に
キッ
忘れ物忘れ物――…あっ何やっとる!?
げっ院長!!
いっいや～入力する仕事なら家でやってもらってもいいかな～と先輩として合理的な判断を下しまして…
アハハッ
勝手な事をするんじゃない!!個人情報を持ち帰ったらダメに決まっとるだろ!!
個人情報…！
やはりそうですよねすみませんでした！
河合さんの個人情報…
コラ!!明日までにコレを読んでこい!!
信用できない奴…
個人情報保護マニュアル

解説　第13回　個人情報の管理

POINT

- 個人情報の保護方針と利用目的について明確にし、院内に掲示しておく。
- カルテや患者データベースの院外持ち出しやネットを介した情報交換・移動は厳禁。
- 施設の長には、患者および職員の個人情報を適正に管理・保護する責任がある。

　かわいい河合さんの登場で気持ちが舞い上がってしまった江崎君は、個人情報保護のことが頭からすっかり抜け落ちていますね。個人情報とは「特定の個人を識別できる情報」[1)]ですから、カルテに書かれている患者氏名、連絡先、疾患名、その他プライベートなことなど、いずれも個人情報です。個人情報保護法が2005年に施行されてから、カルテの考え方は大きく変わりました。それまではカルテは医療機関の所有物という意識が強かったのですが、個人情報が満載であることを考えると、カルテは患者さんのものであり、それを医療機関が承諾された範囲で使用しているという解釈になります。したがって、患者さんの持ち物である個人情報をしっかり守るのは当然のことですし、患者さんから自分のカルテを見たいと言われれば、例外はあるものの原則として開示義務があります。また、個人情報の保護方針と利用目的について、院内に掲示して患者さんが目を通せるようにしておく必要があります[2)3)]。

　こういった観点からカルテ情報の扱いを考えると、患者さんにダイレクトメールを送る場合などは、初診の際にそうしてよいかどうか予診票などにチェック項目を設けて承諾を得る必要があります。インターネットでショッピングをする時には、個人情報を入力するとプライバシーポリシーあるいは個人情報の利用目的といった長い文章やリンクが示されたりして、「同意する」をクリックしないと次に進めません。医療機関も基本的にはこれと同じです。まして江崎君が河合さんに勧めていたような、カルテや外付けハードディスクを施設外に持ち出すという行為にどれほど大きな社会的責任を問われるのかは、日々マスメディアで報道されている個人情報の紛失あるいは漏えい事件などで理解できることと思います。

　その他にも、電子メールでの患者情報の交換、カルテのコピー、見学者による患者氏名と病歴のメモ（氏名はなくてもカルテ番号だけで足りるはず）、ネットにつながったパソコンでの患者データベース管理などは、いずれも個人情報の漏えいにつながる行為ですから行うべきではありません。一方で、待合室で患者さんの名前を呼ばないなど極端な行為が患者取り違え事件を招くという問題も指摘されています。個人情報の徹底と医療過誤のリスク増大は時に表裏一体なので臨機応変な判断も必要です[2)]。

　ところで個人情報の管理は、患者さんだけでなく働いている職員についても厳格に行う必要があります。河合さんの個人情報も、本人の承諾なしに文書や会話から患者さんや江崎君に漏れることがあってはなりません。ここでは楳田川院長の管理責任が問われるのです。

1) 個人情報の保護に関する法律. http://law.e-gov.go.jp/htmldata/H15/H15HO057.html
2) 山下仁. 個人情報の保護. 尾崎・坂本・鍼灸安全性委員会編. 鍼灸医療安全ガイドライン. 医歯薬出版. 2007: 85-87
3) 厚生労働省. 医療・介護関係事業者における個人情報の適切な取扱いのためのガイドライン. 平成28年12月1日改正. http://www.mhlw.go.jp/file/06-Seisakujouhou-12600000-Seisakutoukatsukan/0000144825.pdf

第14回　皮下出血

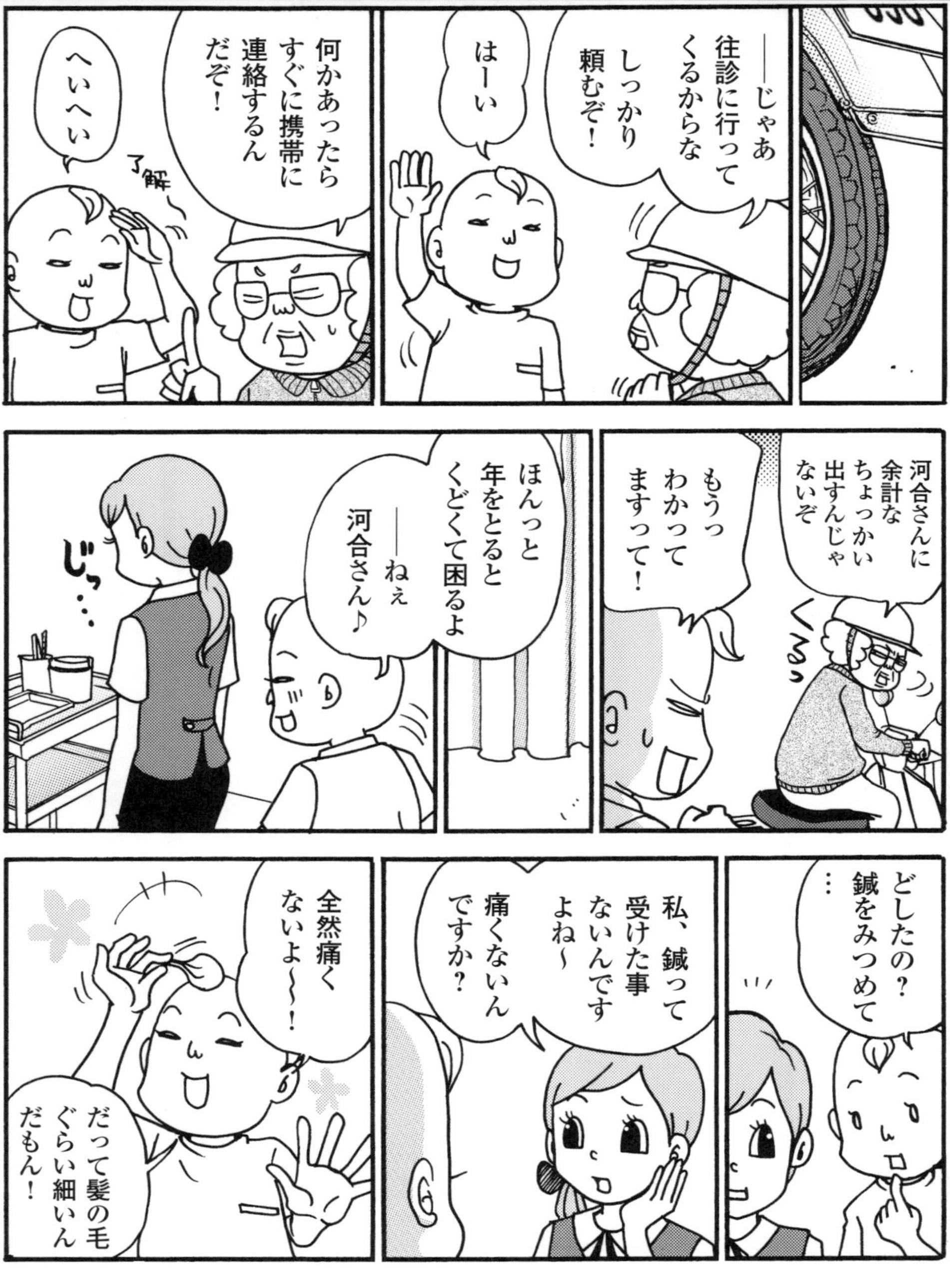
——じゃあ往診に行ってくるからな
しっかり頼むぞ！
はーい
何かあったらすぐに携帯に連絡するんだぞ！
へいへい
了解
河合さんに余計なちょっかい出すんじゃないぞ
もうっわかってますって！
くるっ
ほんっと年をとるとくどくて困るよ
——ねぇ河合さん♪
じっ…
どしたの？鍼をみつめて…
私、鍼って受けた事ないんですよね～
痛くないんですか？
全然痛くないよ～～！
だって髪の毛ぐらい細いんだもん！

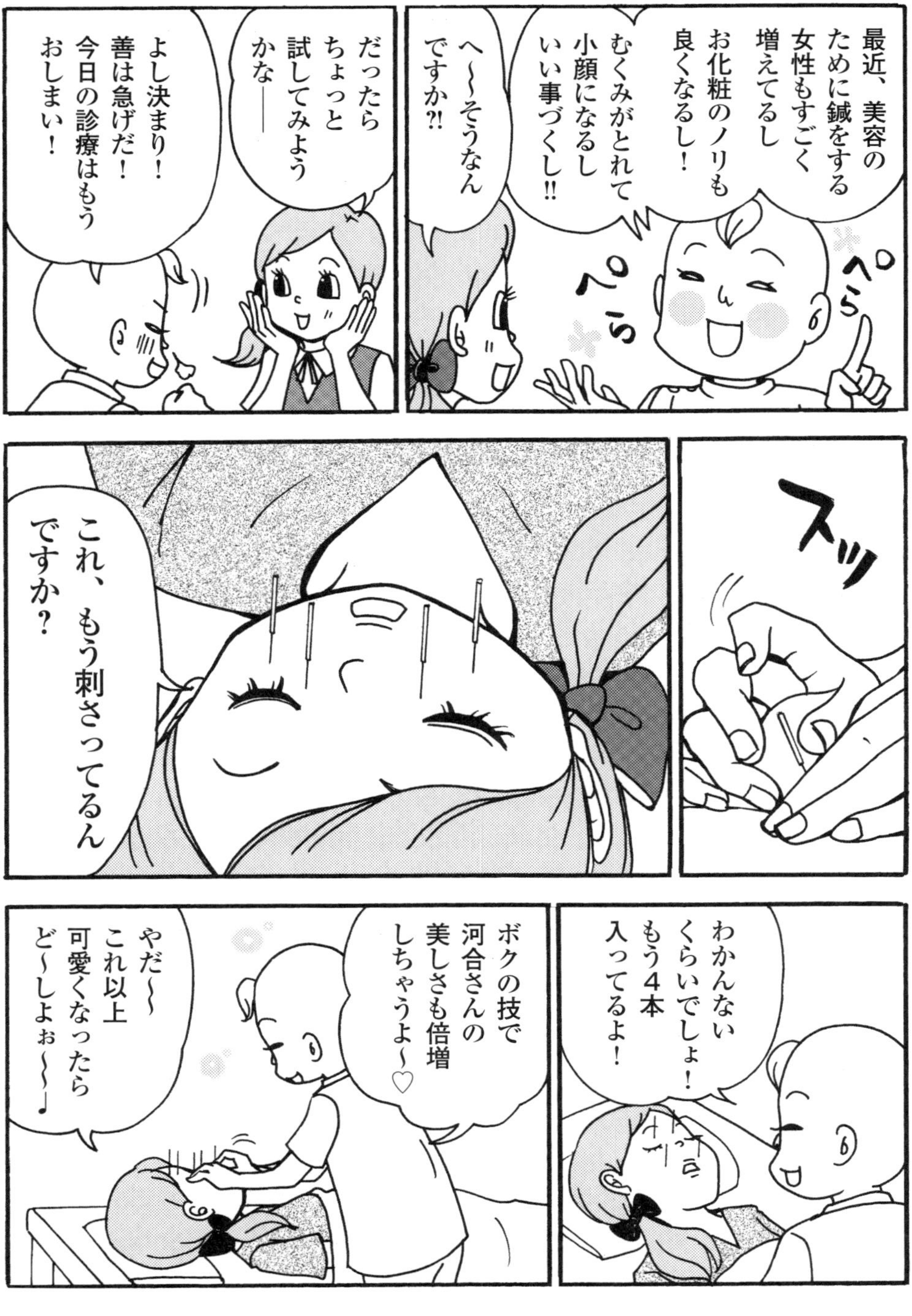
最近、美容のために鍼をする女性もすごく増えてるしお化粧のノリも良くなるし！
むくみがとれて小顔になるしいい事づくし!!
ぺらぺら
へ～そうなんですか?!
だったらちょっと試してみようかな――
よし決まり！善は急げだ！今日の診療はもうおしまい！
スッ
これ、もう刺さってるんですか？
わかんないくらいでしょ！もう４本入ってるよ！
ボクの技で河合さんの美しさも倍増しちゃうよ～♡
やだ～これ以上可愛くなったらど～しよぉ～～♪

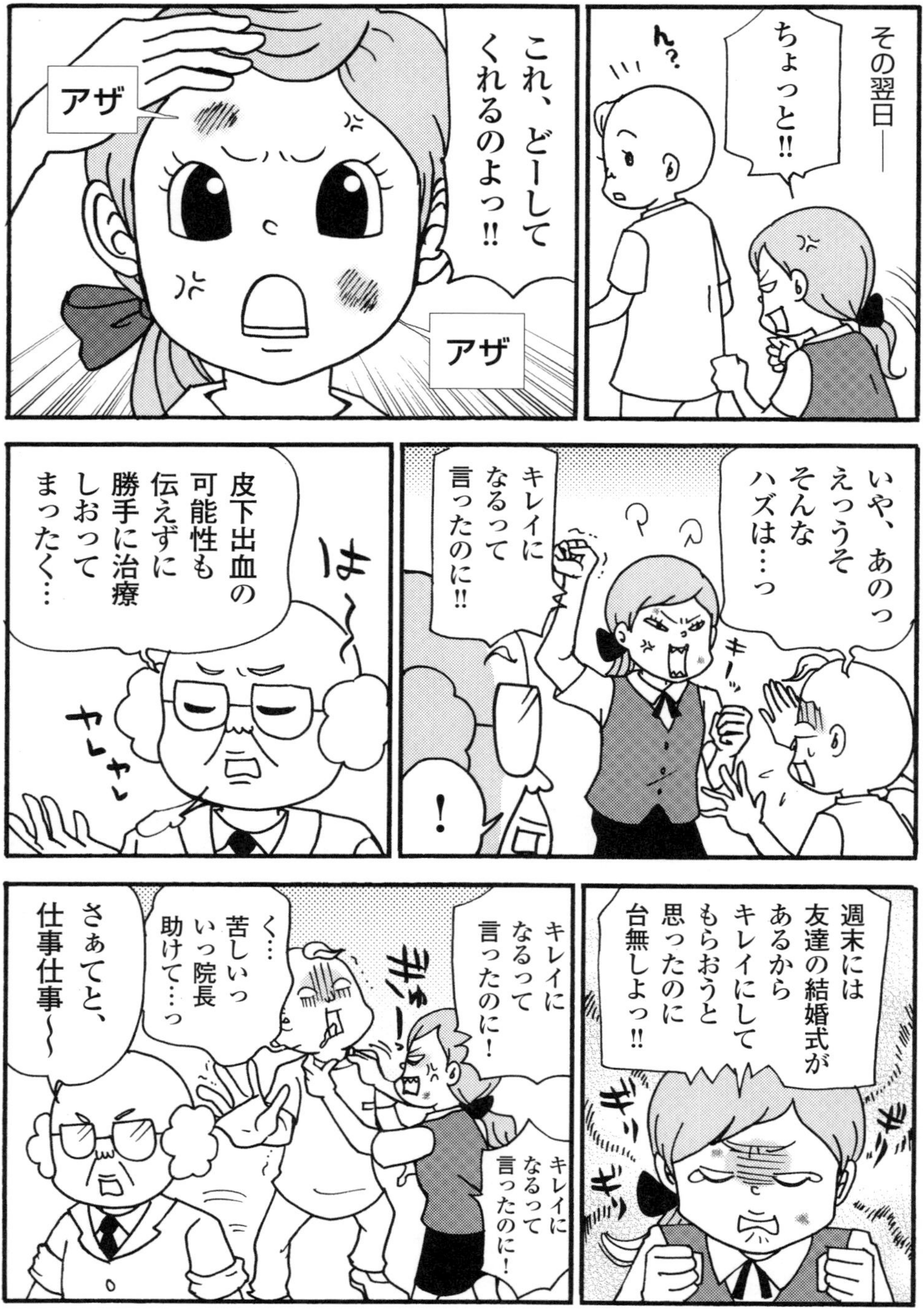

その翌日——
ちょっと!!
ん?
これ、どーしてくれるのよっ!!
アザ
アザ
いや、あのっ
えっうそ
そんなハズは…っ
キレイになるって言ったのに!!
キーッ
!
皮下出血の可能性も伝えずに勝手に治療しおってまったく…
は〜
ヤレヤレ
週末には友達の結婚式があるからキレイにしてもらおうと思ったのに台無しよっ!!
ギリ
ギリ
キレイになるって言ったのに!
ギュー
く…苦しいっ
いっ院長
助けて…っ
さぁてと、仕事仕事〜〜
キレイになるって言ったのに!

解説　第14回　皮下出血

POINT

- 適切な施術でも1,000回刺鍼すれば約3回は肉眼で見える皮下出血斑ができる。
- 事前に出血傾向や抗凝固剤服用の有無について質問する。
- 出血斑の可能性と平均消失日数について伝え、文書で同意を得てから施術する。

鍼灸臨床において発生する「期待しなかった好ましくない事象」を大別すると「過誤」と「副作用」があります。過誤は鍼灸師の無知、認識不足、うっかりミスなどで発生しますが、副作用はそのような落ち度がなくても発生する事象です。皮下出血は刺鍼局所に見られる代表的な鍼灸の副作用のひとつです。私たちの調査では、日常鍼灸臨床において抜鍼時の微量出血は刺鍼回数の2・6％、皮下出血は刺鍼回数の0・3％の頻度で発生していました[1]。つまり、施術者に落ち度がなくても千回刺鍼すると、そのうち3回くらいは肉眼で見える内出血が起こるのです。

近年、美容鍼灸として女性の顔面に細い鍼を刺す機会が増えました。このことによって、皮下出血の可能性を事前に伝えて患者さんの承諾を得てから刺鍼するという手順を踏むことが必須になりました。河合さんのように、数日後に出席するパーティーでキレイに見せたいことを目的として美容鍼灸を受ける患者さんは多いはずです。したがって、皮下出血ができると都合が悪いような状況が近い将来にあるのかどうかを尋ねて、それに該当する場合は、顔面、首すじ、肩、上肢、下腿など肌が露出する部位への刺鍼は避けなければなりません。

微量出血や皮下出血の発生頻度は、部位や個人による差が大きく[2]、また電気鍼のように鍼先が動く刺激法を用いると発生頻度はさらに高くなります[1]。したがって「内出血のアザがよくできますか？」とか、「血液を固まりにくくする薬を飲んでいませんか？」などと質問し、その返答によっては刺激量の調節あるいは刺鍼しないという選択肢もあり得ます。出血斑が消えるまでの日数にも規模や個人によって差があり、鈴木らの調査[3]によると平均約9日（2・5～15・7日）で消失します。

江崎君は美容鍼灸の施術前に「化粧のノリが良くなる」とか「小顔になる」といった良い情報しか河合さんに与えませんでしたが、インフォームド・コンセントという観点からは、少なくとも「平均すると刺鍼数の0・3％くらいで内出血のアザができる」という好ましくない事象が発生する可能性や、「アザができた場合、約1週間は残る」といった情報についても伝えた上で、施術を受けるという同意を得なければならなかったのです。実際の患者さんに対応する場合は、やはり文書で署名による同意を得るべきでしょう。

昔の日本だったら透熱灸による水疱や刺鍼による皮下出血斑は当たり前という認識が患者さんにもありましたが、現代の先進国ではそうはいかないのです。

1) Yamashita H, et al. Incident of Adverse Reactions Associated with Acupuncture. J Altern Complement Med. 2000; 6: 345-350.
2) Yamashita H, et al. Local adverse reactions commonly seen in Japanese-style medical acupuncture practice. Clin Acupunct Orient Med. 2001; 2: 132-137.
3) 鈴木信, 他. 鍼治療の安全性に関する研究 第6報－刺鍼による出血の経過について－. 全日本鍼灸学会雑誌. 2004; 54(3): 461.

第15回　子供の監視

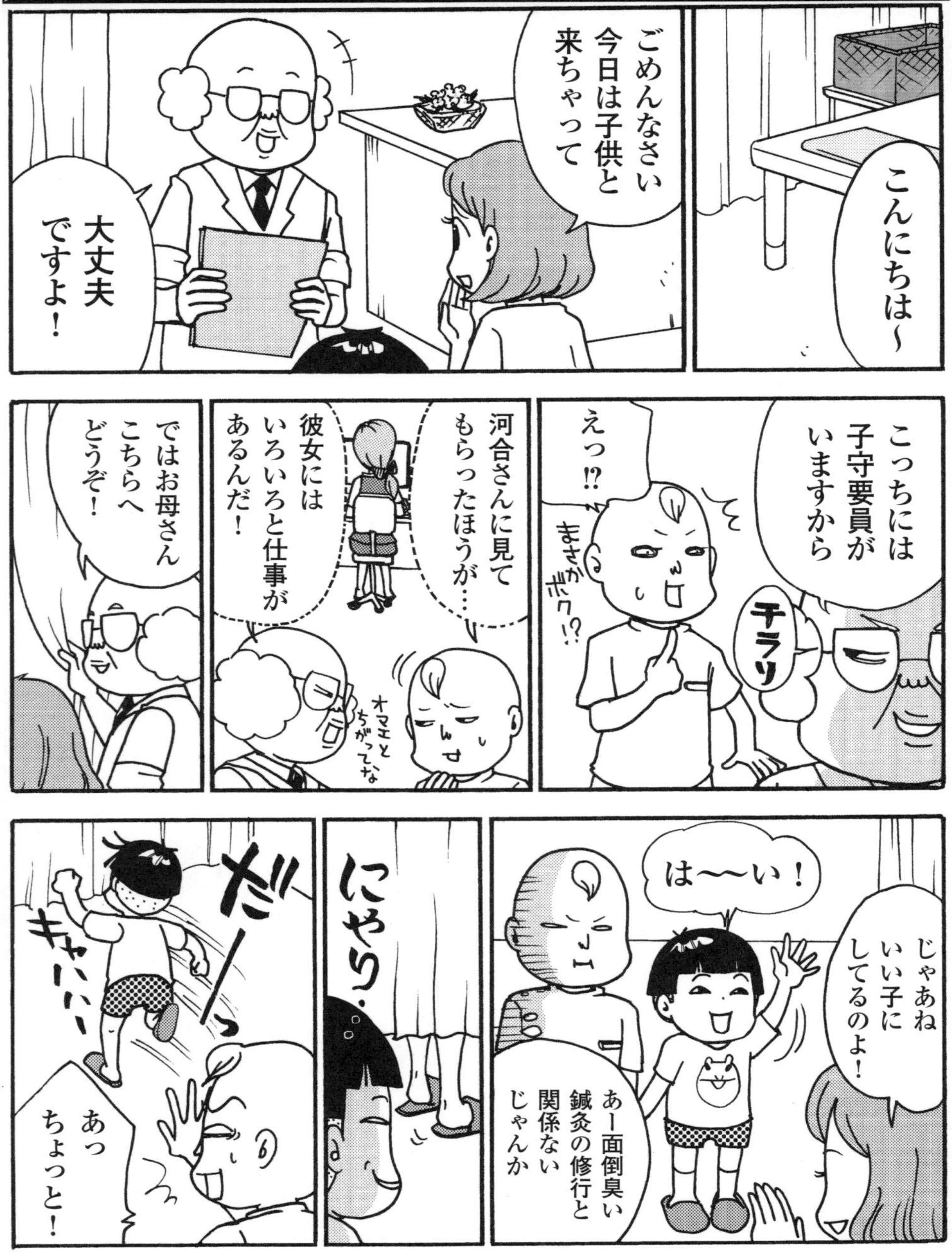

こんにちは～
ごめんなさい今日は子供と来ちゃって
大丈夫ですよ！
こっちには子守要員がいますから
チラリ
えっ⁉
まさかボク⁉
河合さんに見てもらったほうが…
彼女にはいろいろと仕事があるんだ！
オマエとちがってな
ではお母さんこちらへどうぞ！
じゃあねいい子にしてるのよ！
は～～い！
あー面倒臭い鍼灸の修行と関係ないじゃんか
にやり
だーっ
あっちょっと！

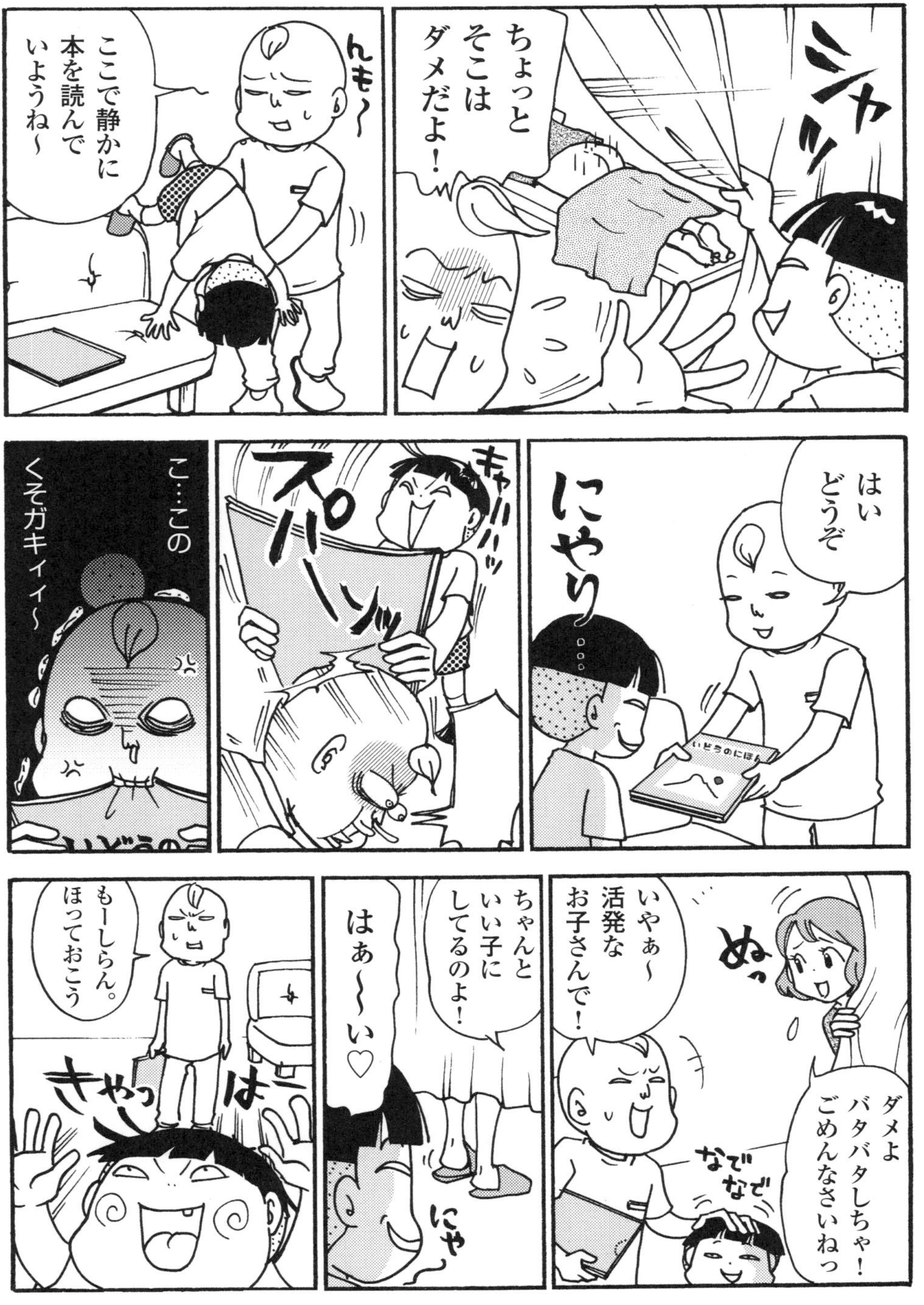
シャッ
ちょっと そこは ダメだよ!
んも〜
ここで静かに 本を読んで いようね〜
はい どうぞ
にやり…
スパーン
キャハハハッ
こ…この くそガキィィ〜
ぬっ
いやぁ〜 活発な お子さんで!
ダメよ バタバタしちゃ! ごめんなさいねっ
なでなで
ちゃんと いい子に してるのよ!
はぁ〜〜い♡
にや
もーしらん。 ほっておこう
きゃっ は〜

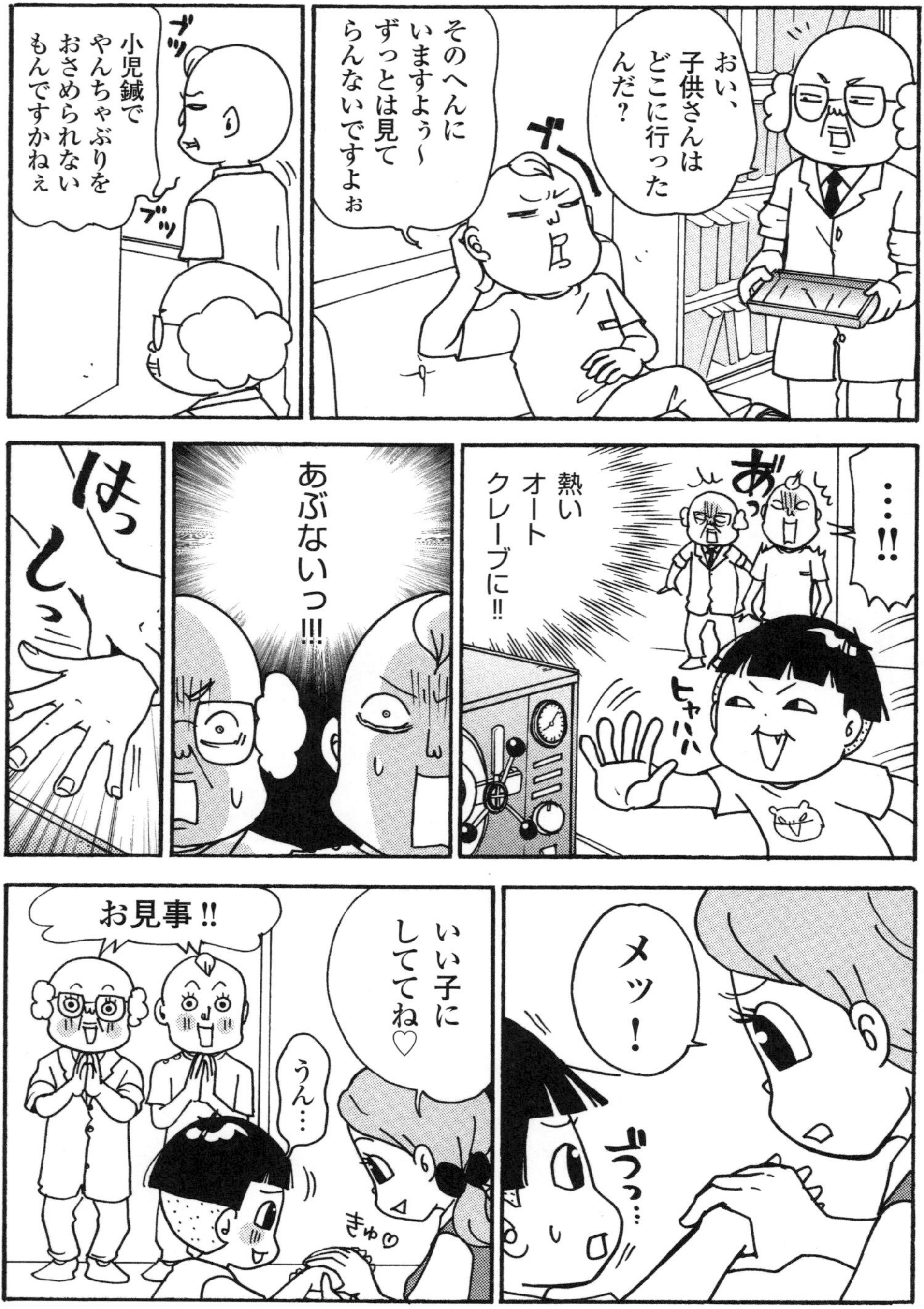
おい、子供さんはどこに行ったんだ？
ゴ～
そのへんにいますよぅ～ずっとは見てらんないですよぉ
ブツ
ブツ
小児鍼でやんちゃぶりをおさめられないもんですかねぇ
…!!
あっ
熱いオートクレーブに!!
ヒャハハ
あぶないいっ!!!
はっしっ
メッ！
ごつっ…
いい子にしててね♡
うん…
きゅ♡
お見事!!

解説　第15回　子供の監視

POINT
- 患者への危害や迷惑、子供自身の傷害、および施設所有物の破損などが起こり得る。
- 帰るまで監視を続けるか、子供を飽きさせない絵本やアニメDVDなどを備えておく。
- はしゃぐ場所ではないということを態度に表わし、子供を牽制する表情を見せる。

鍼灸治療施設に子供が訪れるのは、小児患者として受診する場合と母親など家族の受診に伴って来る場合があります。小児患者として受診するだけならば家族がずっと監視するのであまり問題にはならないのですが、気を付けなければならないのは同伴家族が施術を受ける場合です。子供を待合室に待たせていようが施術ベッドのそばに居させようが、家族の目が届かなくなります。子供にとって一人でおとなしく待たされることほど退屈なものはありません。まずは様子うかがいで行動範囲を少し広げてみて、それが許される雰囲気だと察知した途端、触れる物や行く場所に遠慮がなくなってしまいます。

子供がいるために発生する可能性の高いリスクは3つに大別できます。ひとつは、患者さん（子供の家族を含む）に対する危害や迷惑です。子供が他の治療ブースに入って鍼通電コードに引っかかって鍼が抜けたり、赤外線照射器を倒してしまったりすることがあります。あるいはマンガのように、他のブースのカーテンを勝手に開けて患者さんに恥ずかしい思いをさせてしまうこともあります。自分の家族のそばにいたとしても、鍼灸師の真似をして母親の身体に刺さっている鍼を押し込もうとする子供がいます（実話です！）。

もうひとつは、子供自身が受ける傷害です。鍼灸治療施設には危険なものがたくさんあります。たとえば熱いオートクレーブ（熱傷）、ライター（熱傷）、電動ベッド（挟まれる）、ワゴン（転倒）、背の高いラック（転倒または登って転落）、キャスター付き椅子（転落）、そして使用後の鍼などの医療廃棄物（受傷や感染）、等々です。抜いた鍼がたくさん入った器や膿盆は子供の目には新鮮に映るので、つい触れてしまいます（これも実話です！）。

そしてもうひとつは、治療施設の所有物の破損です。待合室には院長自慢の置物や額縁や書物が飾ってありませんか。子供にとっては何としても触ってみたい代物になるはずです。知らないうちに高価な壺の取っ手を外してしゃぶっているかもしれませんよ！

子供が帰るまでずっと家族または職員が監視していることが理想ですが、それが難しいなら、子供を飽きさせない絵本、ぬいぐるみ、アニメＤＶＤなどを備えておくべきでしょう。子供の扱いに慣れていない江崎君は最初に少し寛容すぎたようです。子供は大人の表情を鋭く見ていて、「叱られない」と思ったらどんどん怪獣化してきます。患者さんの子供だからとチヤホヤしすぎて治療施設を「こども怪獣ランド」にしてしまうと、結果的には患者さんや子供にとって不幸な結果を招くことになります。施術者や受付スタッフは、鍼灸治療施設がはしゃぐ場所ではないという雰囲気をそれとなく醸し出し、子供を牽制する表情を見せるべきです。

どうしてもコントロールできないような子供の場合には、連れてきた家族に対してリスク発生の可能性があることを丁寧に説明し、今後は家族自身で責任を持って監視してもらうか、連れて来ないようにお願いするといった毅然とした態度を取ることも必要です。

第16回　施術後の疲労感と眠気

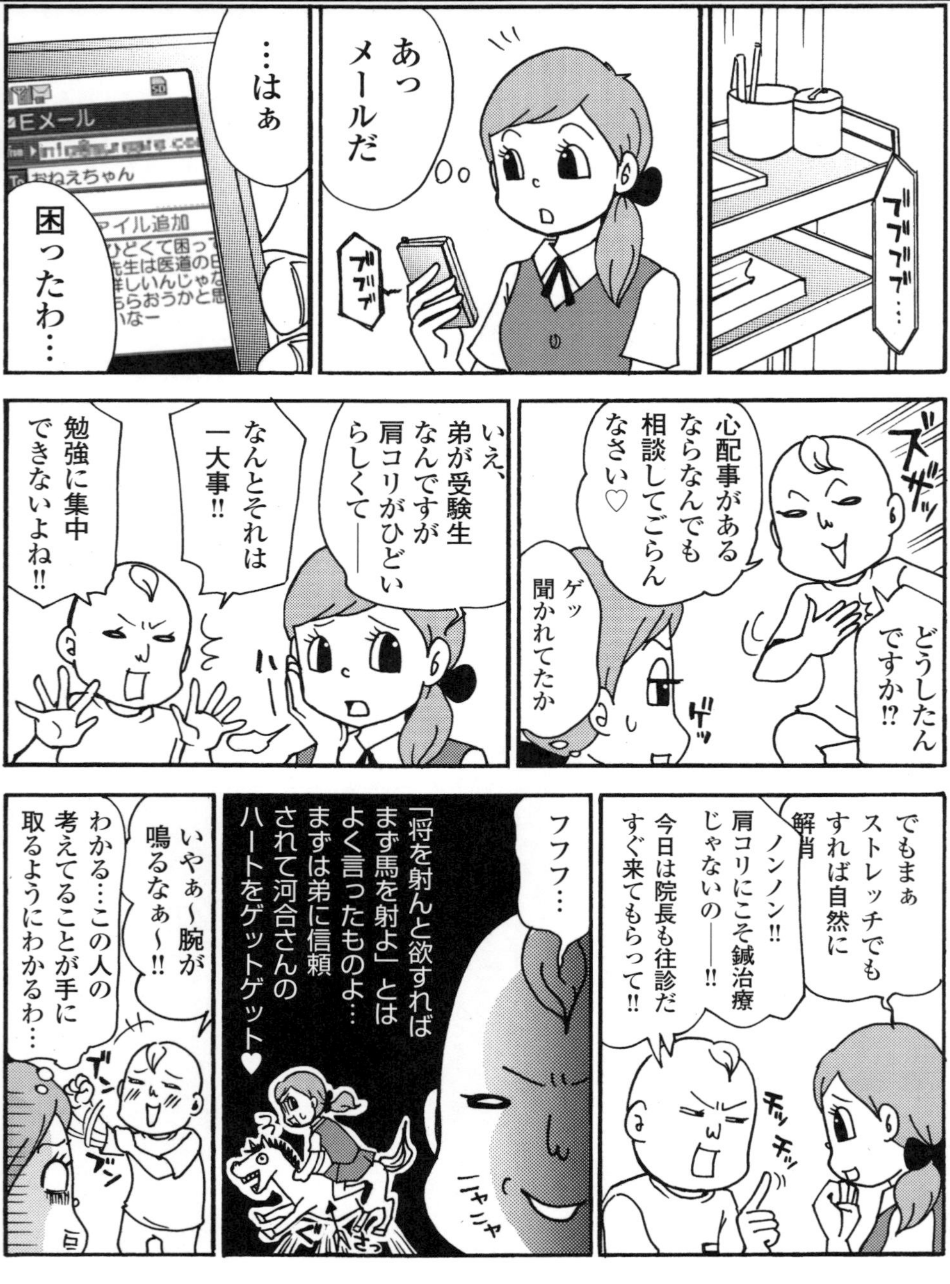
ブブブブ…
あっ
メールだ
ブブブ
…はぁ
Eメール
おねえちゃん
困ったわ…
ズザッ
どうしたんですか⁉
心配事があるならなんでも相談してごらんなさい♡
ゲッ
聞かれてたか
ゲッ
いえ、弟が受験生なんですが肩コリがひどいらしくて――
ハー
なんとそれは一大事‼
勉強に集中できないよね‼
でもまぁストレッチでもすれば自然に解消
ノンノン‼ 肩コリにこそ鍼治療じゃないの――‼
今日は院長も往診だすぐ来てもらって‼
チッ チッ
フフフ…
「将を射んと欲すればまず馬を射よ」とはよく言ったものよ…まずは弟に信頼されて河合さんのハートをゲットゲット♥
ニャニャ
いやぁ～腕が鳴るなぁ～‼
ブン
ブン
わかる…この人の考えてることが手に取るようにわかるわ…

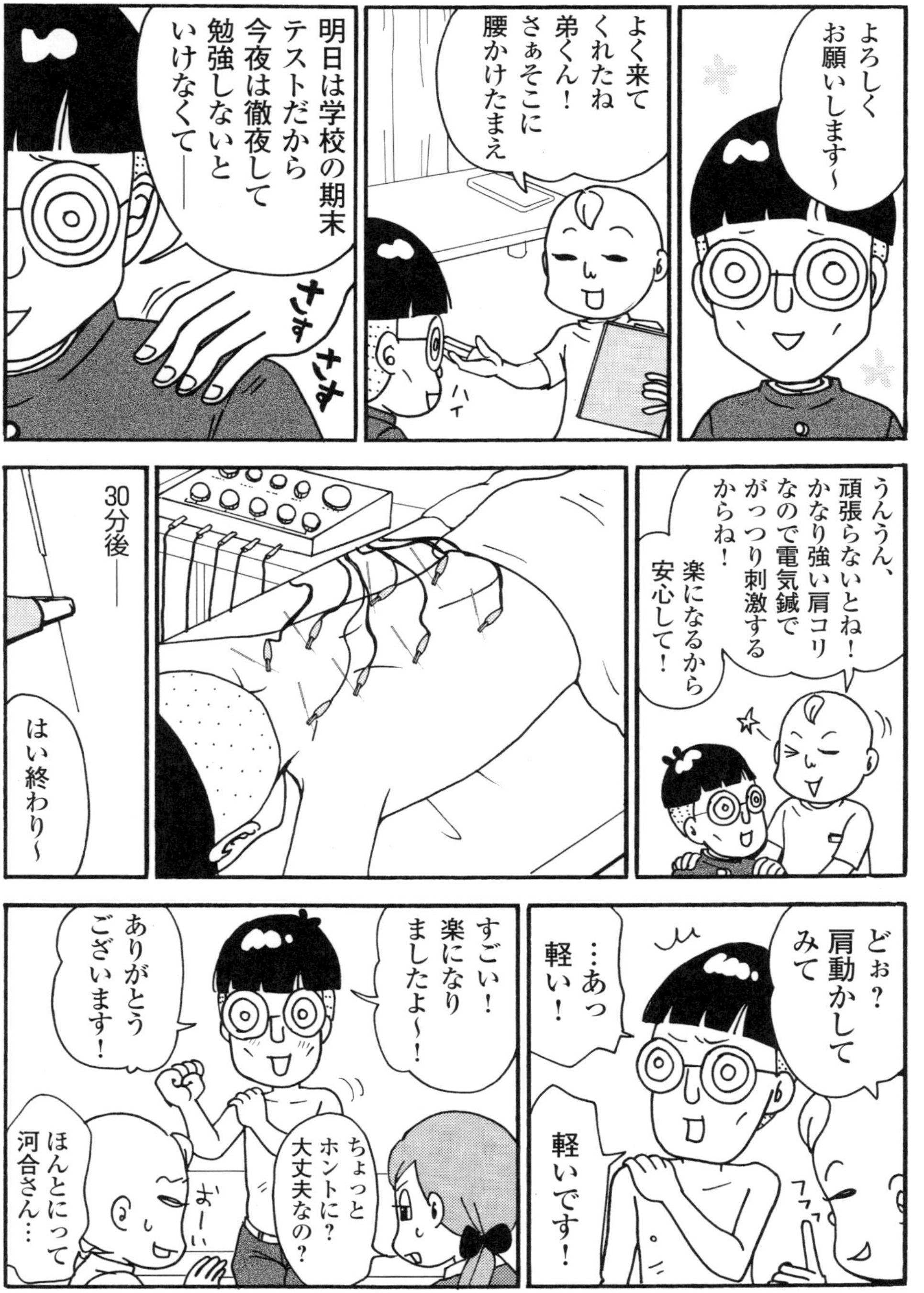
よろしく
お願いします～
よく来て
くれたね
弟くん！
さぁそこに
腰かけたまえ
ハイ
明日は学校の期末
テストだから
今夜は徹夜して
勉強しないと
いけなくて——
さす
さす
うんうん、
頑張らないとね！
かなり強い肩コリ
なので電気鍼で
がっつり刺激する
からね！
楽になるから
安心して！
30分後——
はい終わり～
どぉ？
肩動かして
みて
…あっ
軽い！
軽いです！
すごい！
楽になり
ましたよ～！
ありがとう
ございます！
ちょっと
ホントに？
大丈夫なの？
ほんとにって
河合さん…
おーい

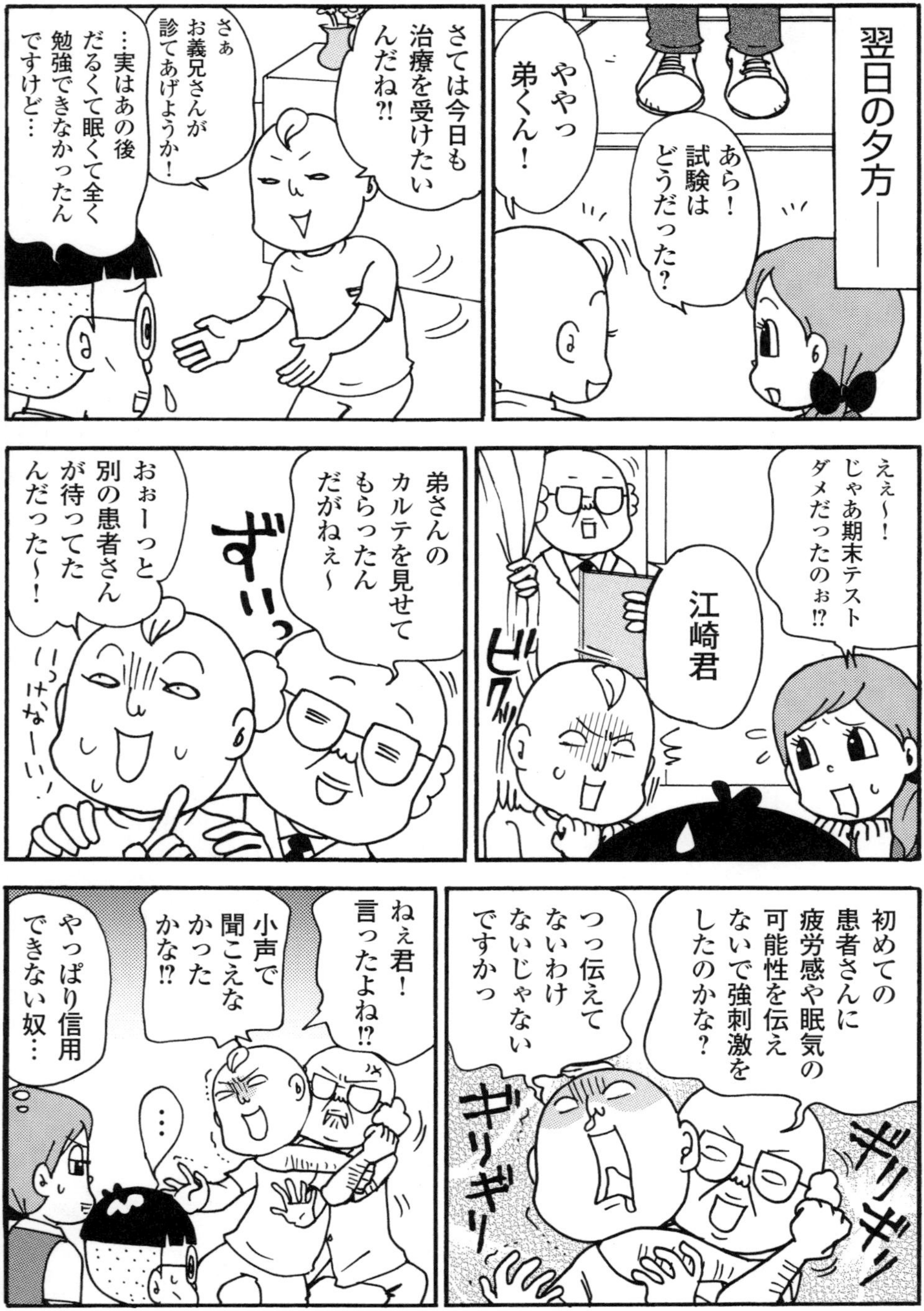

翌日の夕方――
あら！試験はどうだった？
ややっ弟くん！
さては今日も治療を受けたいんだね?!
さぁお義兄さんが診てあげようか！
…実はあの後だるくて眠くて全く勉強できなかったんですけど…
ええ～！じゃあ期末テストダメだったのぉ!?
江崎君
ビクッ
弟さんのカルテを見せてもらったんだがねぇ～
ずいっ
おぉーっと別の患者さんが待ってたんだった～！
いっけなーい
初めての患者さんに疲労感や眠気の可能性を伝えないで強刺激をしたのかな？
つっ伝えてないわけないじゃないですかっ
ギリギリ
ギリギリ
ねぇ君！言ったよね!?
小声で聞こえなかったかな!?
…
やっぱり信用できない奴…

解説　第16回　施術後の疲労感と眠気

POINT

- 鍼灸施術後に患者の約8%が疲労感または倦怠感、約3%が眠気を自覚する。
- 当日あるいは翌日まで疲労や眠気を感じる場合があることを伝えてから施術する。
- 特に虚証の患者に対しては、初診からいきなり強刺激の施術を行わない。

河合さんの弟は勉強ばかりしているせいか、華奢で体力もなさそうなので、いわゆる虚証ですね。このような患者さんにいきなり強刺激を与えると、施術後に強い眠気やだるさを訴えることがあります。私たちが収集したデータによれば、施術後の疲労感または倦怠感は軽いものも含めれば患者さんの約8％、眠気は約3％が自覚しています[1]。海外の論文[2]でも私たちの見聞でも、車を運転して帰る途中にどうしようもなく眠くなって、極端な例では交通事故を起こしそうなくらいだったという患者さんがいます。

これらの全身性の反応は、特に初診時に多いことがわかっています[1,2]。その理由は、鍼灸施術を初めて受けるという緊張感の後の極度のリラックス感だったり、患者さん個別の適切な刺激量が不明なため強刺激になってしまったり、長く持続していたコリや痛みから暫時解放されたためだったり、様々な事情があると思われます。参議院議員の有田芳生氏は、鍼灸治療の直後に選挙演説でマイクを持ったら力が入らなかったと述べています[3]。心身が弛むのは良いことですから施術後はゆっくり休むのが理想ですが、現代社会ではそれが許されないことも多いのです。施術直後に精神を集中するような業務を行う場合、人によっては支障が生じることに配慮しなければなりません。

まず、当日あるいは翌日まで疲労や眠気を感じる場合があることを事前に伝えて承諾を得てから施術すべきです。また、初診の患者にいきなり強い刺激量で施術しないことも重要です。特に最近ずっと力仕事をしたことがないような虚証の患者さんは要注意です。

鍼灸や漢方で治療した後に一時的に症状が悪化したように見える現象を瞑眩《めんけん》と呼び、昔は瞑眩のない治療は効かないと言う漢方医もいました。治療後の疲労や眠気は一種の瞑眩であると捉えることもできます。しかし瞑眩であろうがなかろうが、施術後に極度の眠気に襲われたら車の運転や危険な機械操作を行う人にとってはリスク増大なのです。市販の風邪薬の添付資料には、「眠気が出る場合があるので、服用後に乗り物や機械類の運転操作をしないでください」と書いてあります。これは薬の使用者への配慮とともに、薬を提供する側が「聞いてなかった」と非難されることを避ける方策であるとも解釈できます。鍼灸施術後に一定の割合の患者さんが疲労や眠気を感じるというエビデンスが存在する今、鍼灸師がその可能性を患者さんに事前に伝えて運転操作に注意を促すことは自己防衛にもつながるのですが、はたして現在どれくらい徹底されているでしょうか。

1) Yamashita H, et al. Incident of adverse reactions associated with acupuncture. J Altern Complement Med. 2000; 6: 345-350.
2) Brattberg G. Acupuncture treatment: a traffic hazard? Am J Acupunct. 1986; 14: 265-267.
3) 有田芳生. 私と鍼灸. 医道の日本 2010; 69（5）: 10.

第17回 認知障害・失見当識の患者

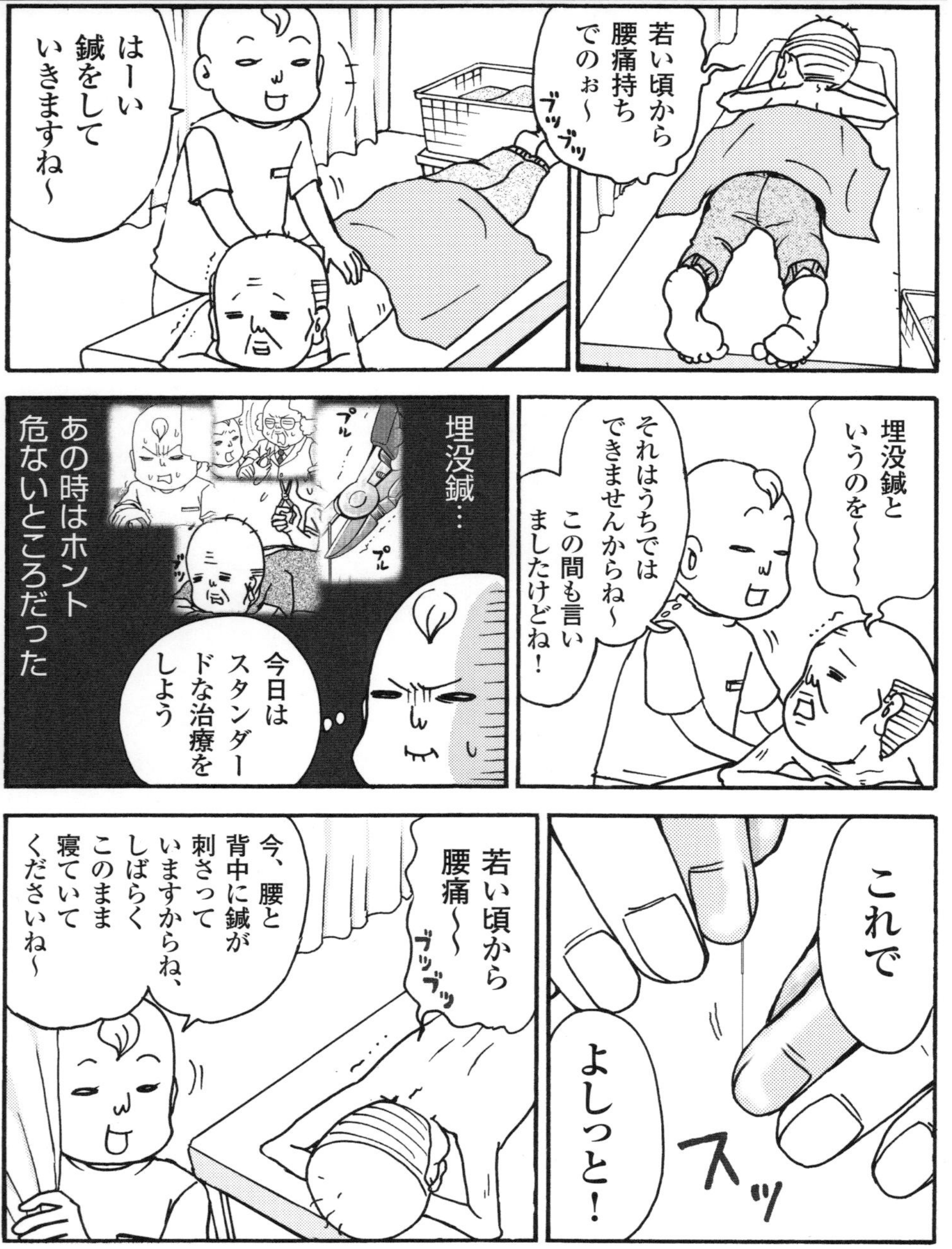

※第12回参照

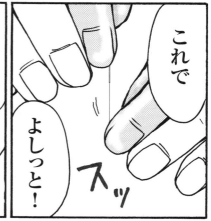

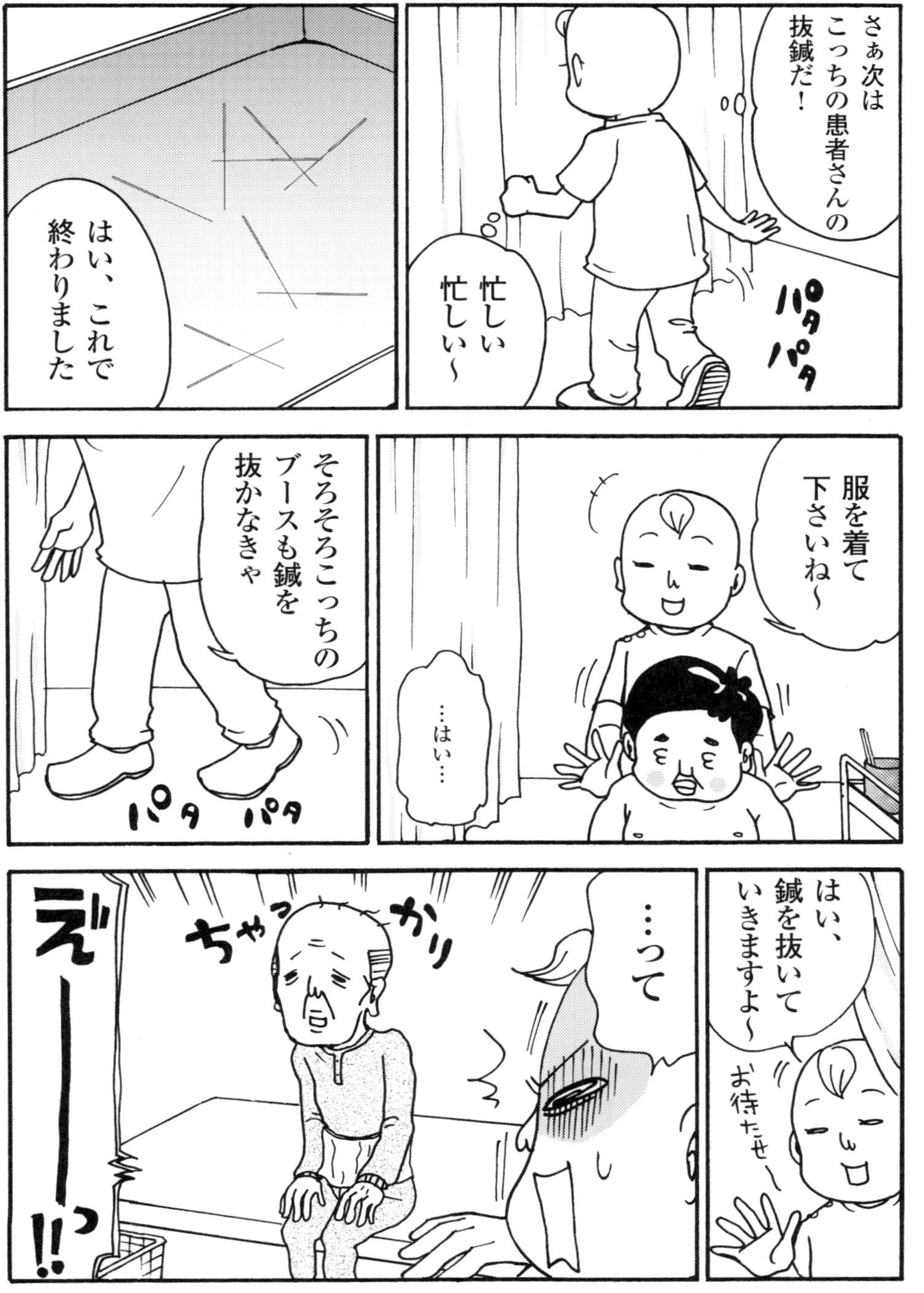
さぁ次は
こっちの患者さんの
抜鍼だ！
忙しい
忙しい〜
パタ
パタ
はい、これで
終わりました
服を着て
下さいね〜
…はい…
そろそろこっちの
ブースも鍼を
抜かなきゃ
パタ
パタ
はい、
鍼を抜いて
いきますよ〜
お待たせ〜
…って
ちゃっかり
えーーーっ!!

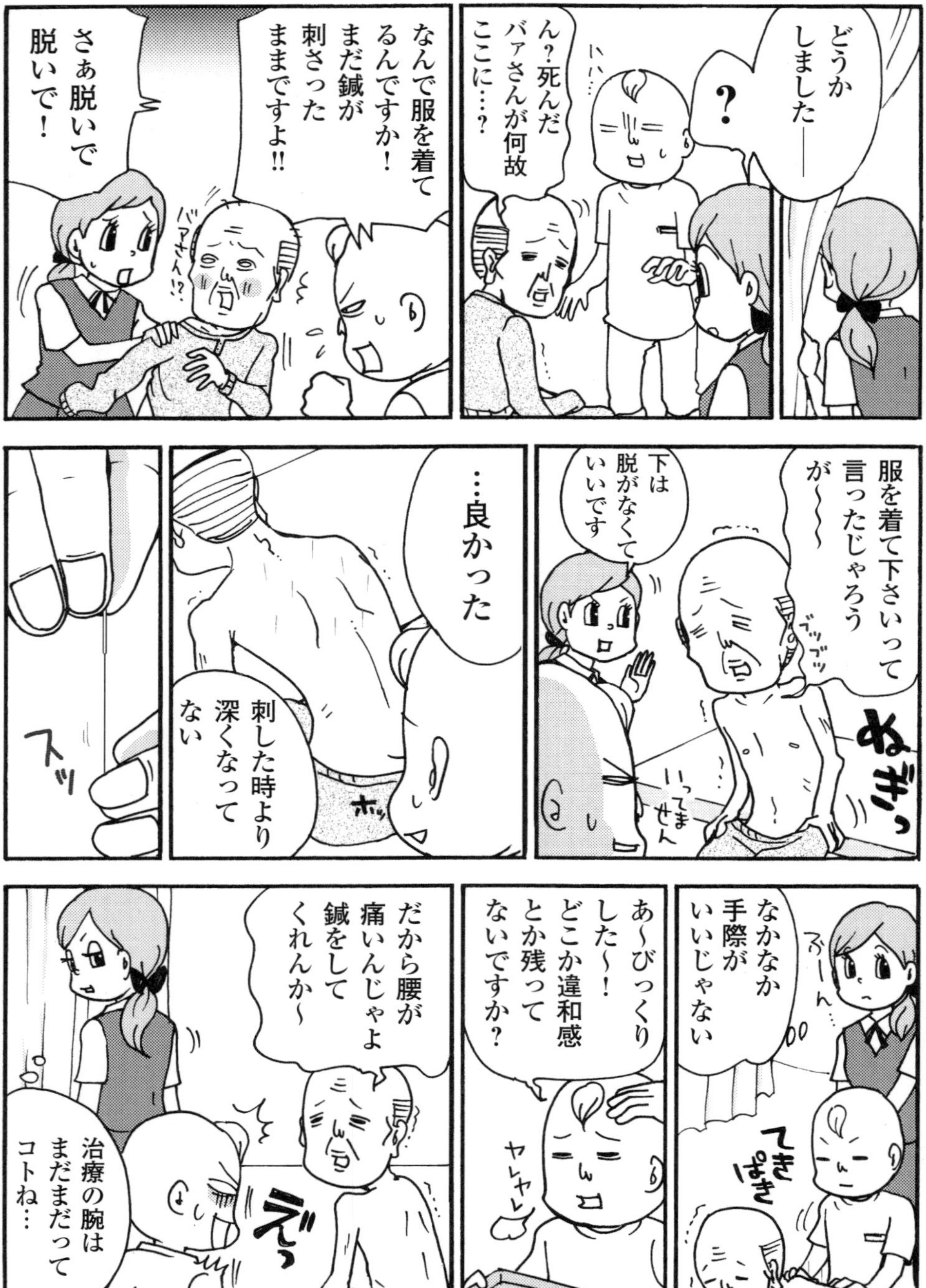
どうかしました――
？
ハハ…
ん？死んだバァさんが何故ここに…？
なんで服を着てるんですか！まだ鍼が刺さったままですよ!!
バアさん!?
さぁ脱いで脱いで！
服を着て下さいって言ったじゃろうが〜〜
下は脱がなくていいです
ブツブツ
ぬぎっ
いってません
…良かった
刺した時より深くなってない
ホッ
スッ
なかなか手際がいいじゃない
ふ〜ん…
てきぱき
あ〜びっくりした〜！どこか違和感とか残ってないですか？
ヤレヤレ
だから腰が痛いんじゃよ鍼をしてくれんか〜
えっ
治療の腕はまだまだだってコトね…

解説　第17回　認知障害・失見当識の患者

POINT
- 認知障害、失見当識、難聴、睡眠中の患者さんは予想外の行動をする。
- 「施術中の患者さんから離れない」が原則。
- より多くの治療ブースを掛け持ちすればするほどリスクは増大する。

認知障害、失見当識《しっけんとうしき》、あるいは難聴などがある高齢の患者さんは、こちらの意図が伝わらなかったり誤解したりして思いがけない行動を起こすことがあります。江崎君を驚かせたこの患者さんの行動は、少しばかり脚色はあるものの実際に発生したインシデントにもとづいています。

鍼灸治療施設において複数の治療ブースを仕切っているのはカーテンか簡易なパーテーションが多いので、隣のブースの会話が聞こえます。二つ以上の治療ブースを掛け持ちして鍼灸施術を行う場合、個人情報やプライバシーの漏洩に配慮すべきなのは当然です。しかしそれだけでなく、目の前の患者さんに声をかけたつもりなのに、隣のブースの患者さんが勘違いして自分に話しかけられたのだと思い込んでしまう危険性もあるのです。このようなケースは特に聴覚、認知あるいは見当識などに問題がある高齢者に多いのですが、これらの障害がない若い患者さんでも腹臥位で置鍼されてぐっすり眠っているときには同様の勘違いを起こすことがあります。幸い江崎君の場合は刺鍼した時よりも鍼が深くなっていなかったようですが、置鍼したまま服を着た場合、鍼が深く進入して臓器損傷、折鍼、抜鍼困難、疼痛残存などが発生する可能性があります。

高齢の患者さんの鍼灸治療の際に驚かされたインシデントは他にも、灸頭鍼を受けている途中にトイレが我慢できなくなって急に起き上がってしまった、服を着ようとしてキャスター付きの椅子に腰かけた途端に椅子が動いて転倒してしまった、施術が終わって治療ブースを一度出てから忘れものに気付いて別の患者さんのブースに入ってしまった、など様々です。これらのインシデントの中には施術者の予想の範囲を超えた行動も多く、どうやって予防してよいのかわからない場合もありますが、原則は「施術中の患者さんから離れないこと」です。より多くの治療ブースを掛け持ちすればするほど、施術中の患者さんから離れる頻度が高くなりリスクが増大すると考えてください。

患者さんが脱衣・着衣を行う際には、施術者が配慮してカーテンを閉めて治療ブースから出ていくのが一般的ですが、認知や見当識に問題があったり片足立ちができないような高齢者の場合は転倒が心配です。できれば同性の補助者が付き添うべきですが、それができないならばカーテン越しに耳を澄まして異常を即座に察知できるよう、細心の注意を払う必要があります。

江崎君は「服を着てくださいね」と言った後で仕切りの向こう側から小さく発せられた「はい」という声に気付きませんでしたが、何も言わずに起き上がって着替えてしまうこともあります。治療室にBGMを流すと、隣の治療ブースでの会話が聞き取りにくくなってプライバシーの保護にもなるし、今回の「服を着てくださいね」という声も仕切りを隔ててまでは聞こえなかったかもしれません。しかし逆に隣の状況を察知できる小さな物音や声も聞こえにくくなるので一長一短です。やはりもっと頻回に隣のブースを覗くか、河合さんに「見張り番」を頼むべきでしたね。

第18回　カルテの記載と開示請求

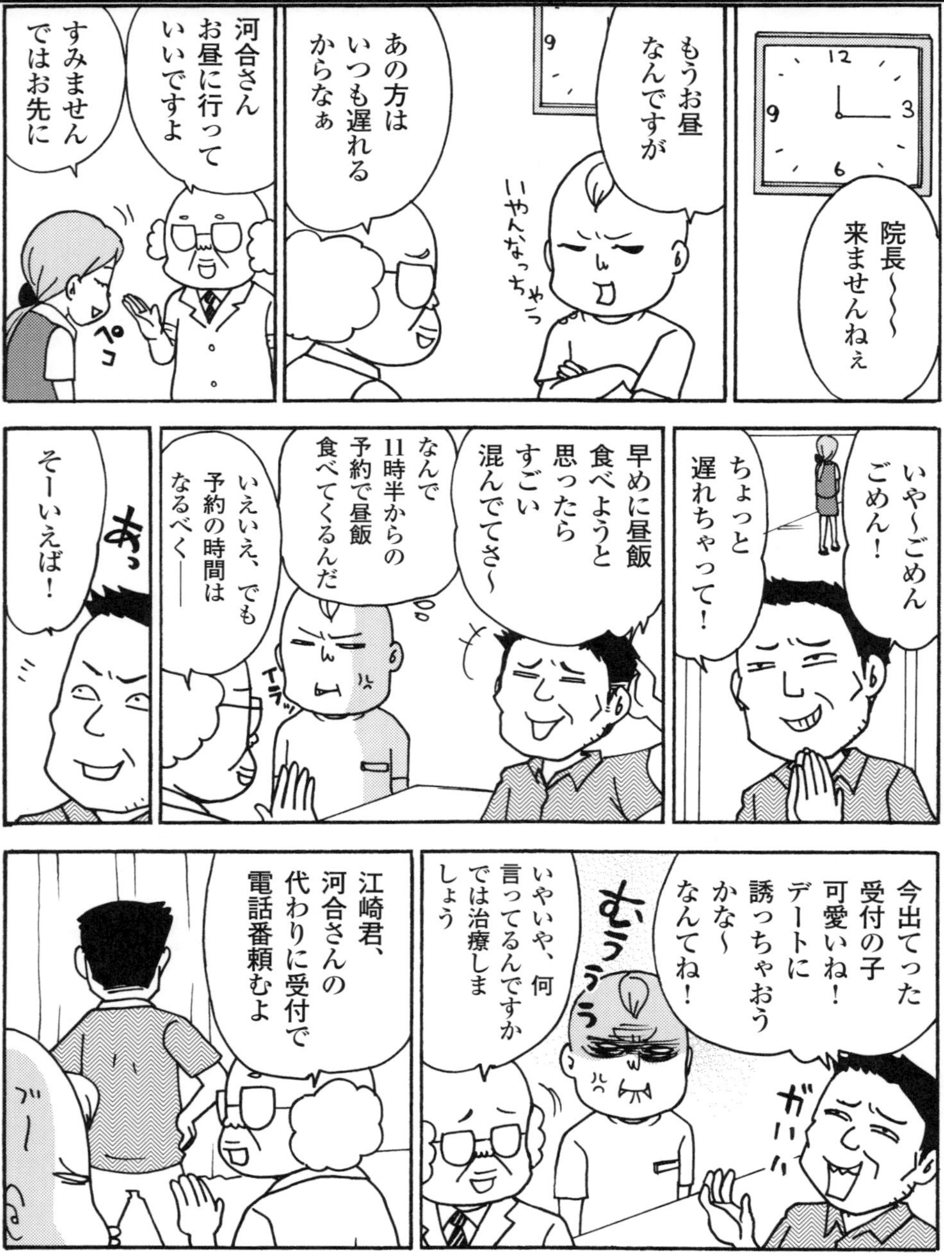
院長〜〜〜来ませんねぇ
もうお昼なんですが
いやんなっちゃう
あの方はいつも遅れるからなぁ
河合さんお昼に行っていいですよ
すみませんではお先に
ペコ
いや〜ごめんごめん！
ちょっと遅れちゃって！
早めに昼飯食べようと思ったらすごい混んでてさ〜
なんで11時半からの予約で昼飯食べてくるんだ
イラッ
いえいえ、でも予約の時間はなるべく——
あっ
そーいえば！
今出てった受付の子可愛いね！デートに誘っちゃおうかな〜なんてね！
ガハハ
むうぅう
いやいや、何言ってるんですかでは治療しましょう
江崎君、河合さんの代わりに受付で電話番頼むよ
ブー

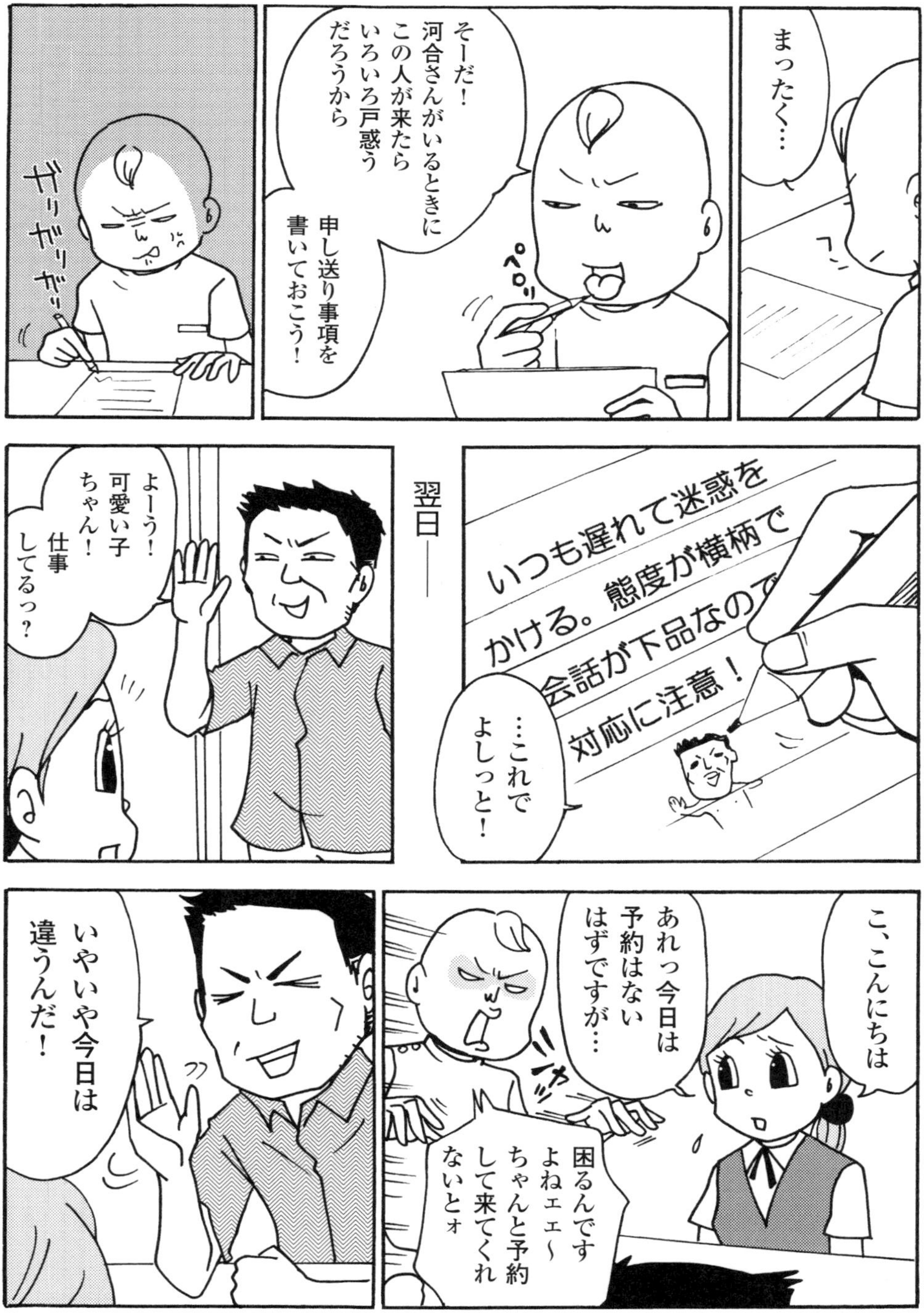
まったく…
そーだ！河合さんがいるときにこの人が来たらいろいろ戸惑うだろうから
申し送り事項を書いておこう！
ペロッ
ガリガリガリ
いつも遅れて迷惑をかける。態度が横柄で会話が下品なので対応に注意！
…これでよしっと！
翌日――
よーう！可愛い子ちゃん！仕事してるっ？
こ、こんにちは
あれっ今日は予約はないはずですが…
困るんですよねェェ〜ちゃんと予約して来てくれないとォ
いやいや今日は違うんだ！

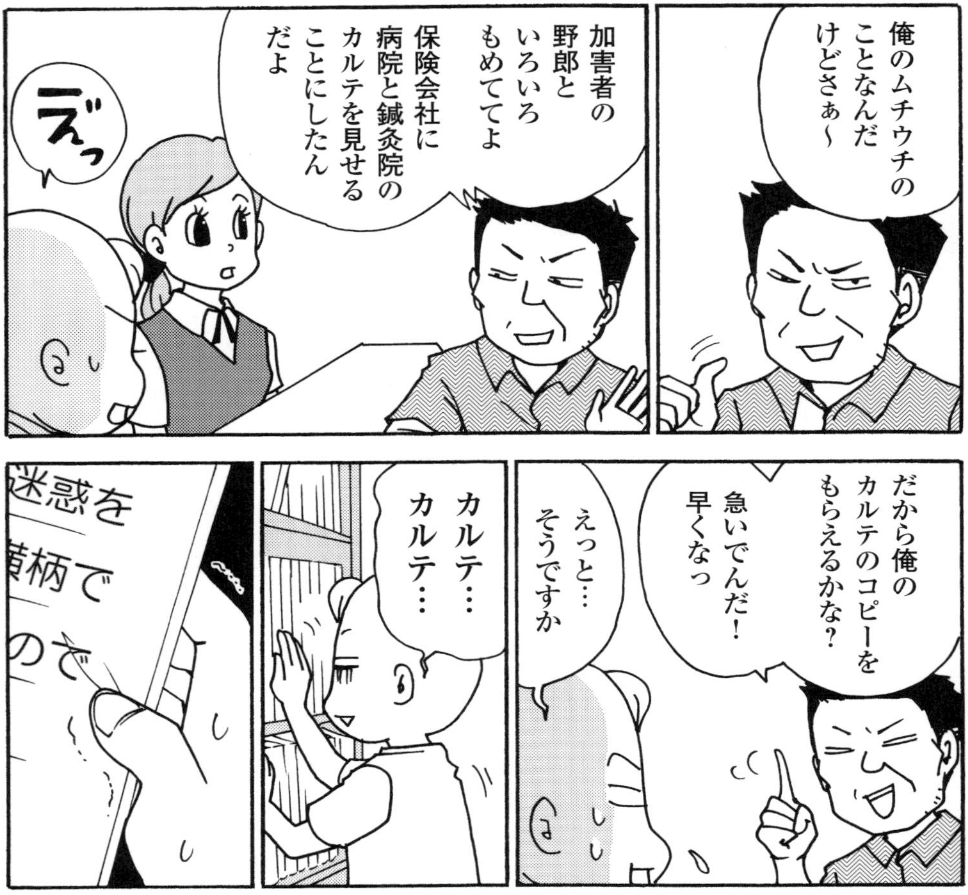
俺のムチウチのことなんだけどさぁ〜
加害者の野郎といろいろもめててよ保険会社に病院と鍼灸院のカルテを見せることにしたんだよ
ズっ
だから俺のカルテのコピーをもらえるかな？
急いでんだ！早くなっ
えっと…そうですか
カルテ…カルテ…
迷惑を
柄で
ので
ちょっちょっちょっ…っと待ってて下さいねっっ
ドッ
院長オオオオオ
ギョッ
？？？
だあぁぁぁ
？

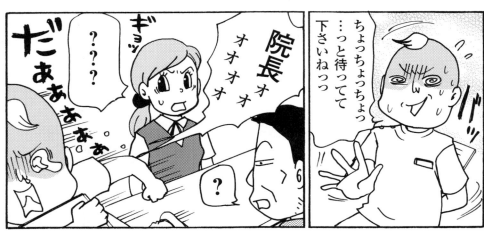

解説　第18回　カルテの記載と開示請求

POINT

- 患者さん本人がカルテの開示を求めれば、治療施設はそれに応じる義務がある。
- 書式や手数料など、開示の手続きをあらかじめ施設内で定めておく。
- 患者さんの性格や短所を批判するなど治療に直接関連のない記載はしない。

すでに「第13回 個人情報の管理」でも述べた通り、カルテは患者さんのものであり施設がそれを預かっていると解釈すべきです。個人情報保護法上、患者さん本人がカルテの開示を求めれば、個人情報取扱事業者は（一部の例外のケースを除き）求めに応じる義務があります。ただしその手続については、各事業者において定めることができるとされていますので、楪田川鍼灸院で開示の手続きを決めていればそれにしたがって開示を行うことになります。具体的にはおそらく患者さんから書面（鍼灸院が定めた書式）による開示請求がなされ、院長の判断・指示により河合さんがデータをコピーするなどして患者さんに手渡すことになるでしょう。この際、合理的と認められる範囲内であれば手数料を徴収してもよいとされています[1)]。

カルテは、いつか患者さんから開示請求があると想定して記載や取扱いをすべきです。実際に聴取したこと、観察したこと、発生したこと、臨床的に判断したこと、施術者が行ったことなどを冷静に書くように心がけましょう。英語やドイツ語で誰にも読めないようなカルテを書く医師がカッコいいと思われた時代もありましたが、今日では誰でも読めるカルテ、むやみに略語を用いないカルテを記載するのが基本です。またカルテは証拠書類でもありますから、鉛筆など消しゴムで消せるような筆記具は用いず、訂正も修正液ではなく二重線で消すなどの配慮が必要です[2)3)]。

複数の職員が患者さんに接するような鍼灸院では、カルテに申し送り事項を書くことは重要です。たとえばエタノール過敏、金属アレルギー、透熱灸の拒否などです。一人職場でも、施術者自身が忘れることもありますから、自分への申し送りだと思えばこのような情報はやはり書くべきでしょう。しかし、患者さんの性格や短所を批判するような申し送り事項の記載は問題です。しばしば遅れて来院したり言動が粗暴だったりして他の患者さんに迷惑をかける患者さんは確かに存在します。では江崎君がカルテの中にそのような記載をしたからといって、河合さんは事前に目を通すでしょうか。現実的な方策としては、河合さんに情報を口頭で伝えるとか、河合さんが不在ならばカルテに付箋を貼っておいて、あとで直接聞きに来るように指示するなどがよいかと思われます。

江崎君は怒りにまかせて、カルテに鍼灸治療と直接関係のない余計なことを書き過ぎましたね。この後の展開は読者の想像にまかせることにいたしましょう。

1) 厚生労働省.「医療・介護関係事業者における個人情報の適切な取扱いのためのガイドライン」に関するQ&A（事例集）. 平成25年4月1日改訂版. http://www.mhlw.go.jp/topics/bukyoku/seisaku/kojin/dl/170805iryou-kaigoqa.pdf
2) 山下仁. 鍼灸カルテの記載. 坂本歩監修: ポケット鍼灸臨床ガイド. アルテミシア. 2009. p.14-19.
3) 山下仁. カルテの役割. 現代鍼灸臨床試論. 桜雲会出版部. 2005. p.9-16.

第19回 東洋医学用語の誤解

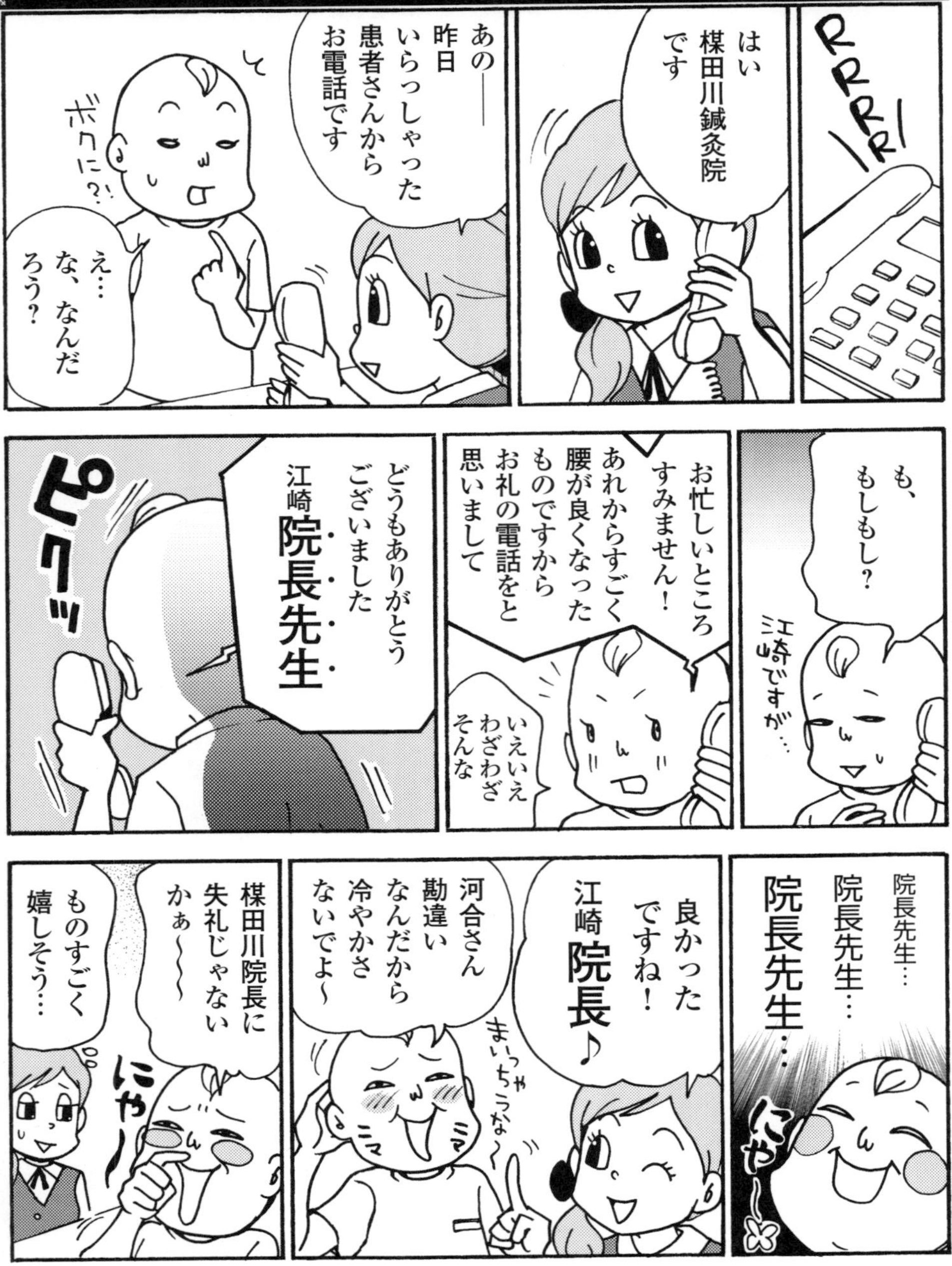
RRRIRI
はい 楳田川鍼灸院です
あの―― 昨日いらっしゃった患者さんからお電話です
して
ボクに?!
え… な、なんだろう?
も、もしもし?
江崎ですが…
お忙しいところすみません! あれからすごく腰が良くなったものですからお礼の電話をと思いまして
いえいえ わざわざ そんな
どうもありがとうございました 江崎院長先生
ピクッ
院長先生…
院長先生…
院長先生…
にや～
良かったですね! 江崎院長♪
河合さん 勘違いなんだから冷やかさないでよ～
まいっちゃうな～
ニマ
ニマ
楳田川院長に失礼じゃないかぁ～～～
ものすごく嬉しそう…
にや～

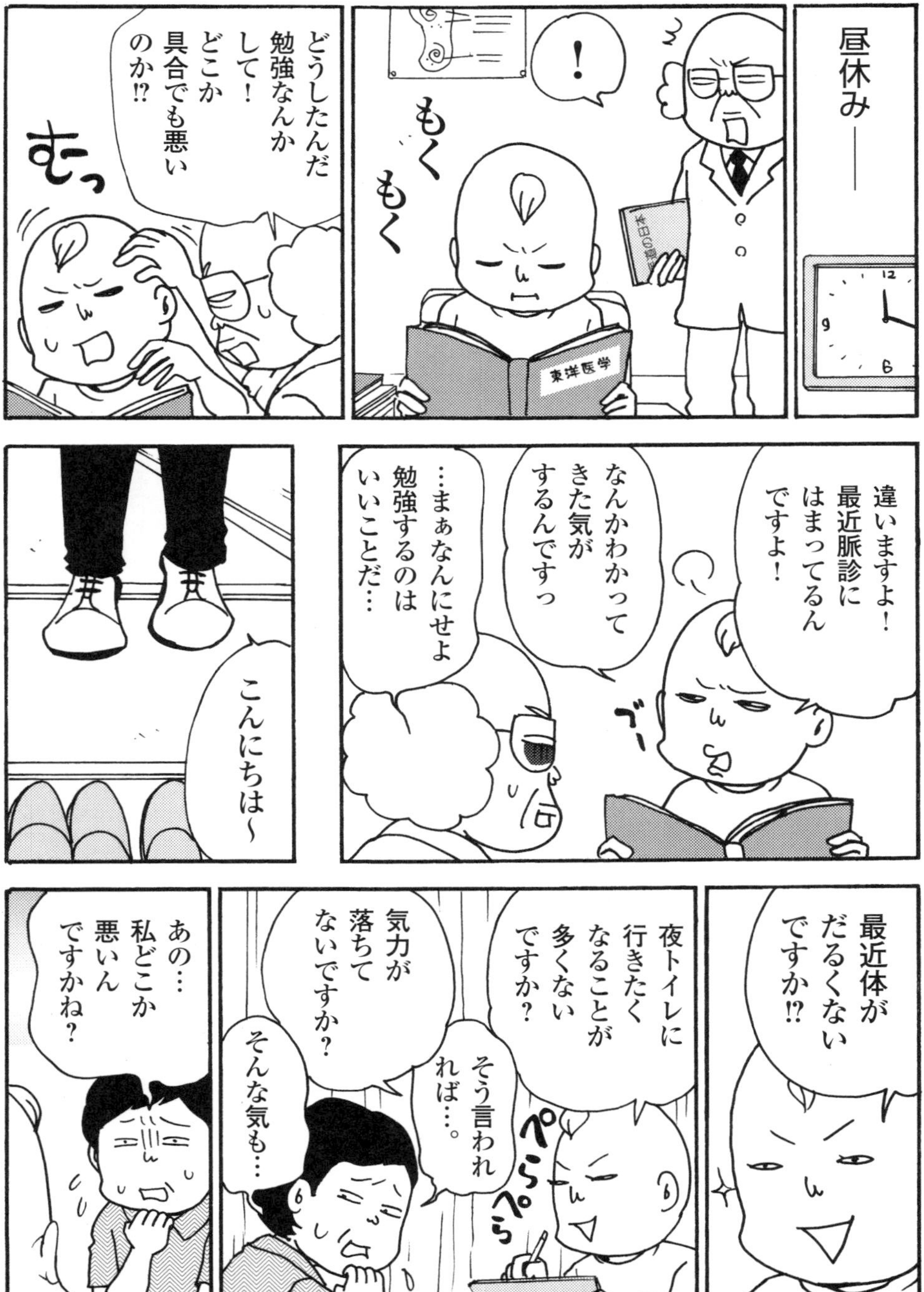
昼休み――
もくもく
！
どうしたんだ勉強なんかして！どこか具合でも悪いのか!?
むっ
違いますよ！最近脈診にはまってるんですよ！
なんかわかってきた気がするんですっ
…まぁなんにせよ勉強するのはいいことだ…
こんにちは～
最近体がだるくないですか!?
夜トイレに行きたくなることが多くないですか？
そう言われれば…。
気力が落ちてないですか？
そんな気も…
ぺらぺら
あの…私どこか悪いんですかね？

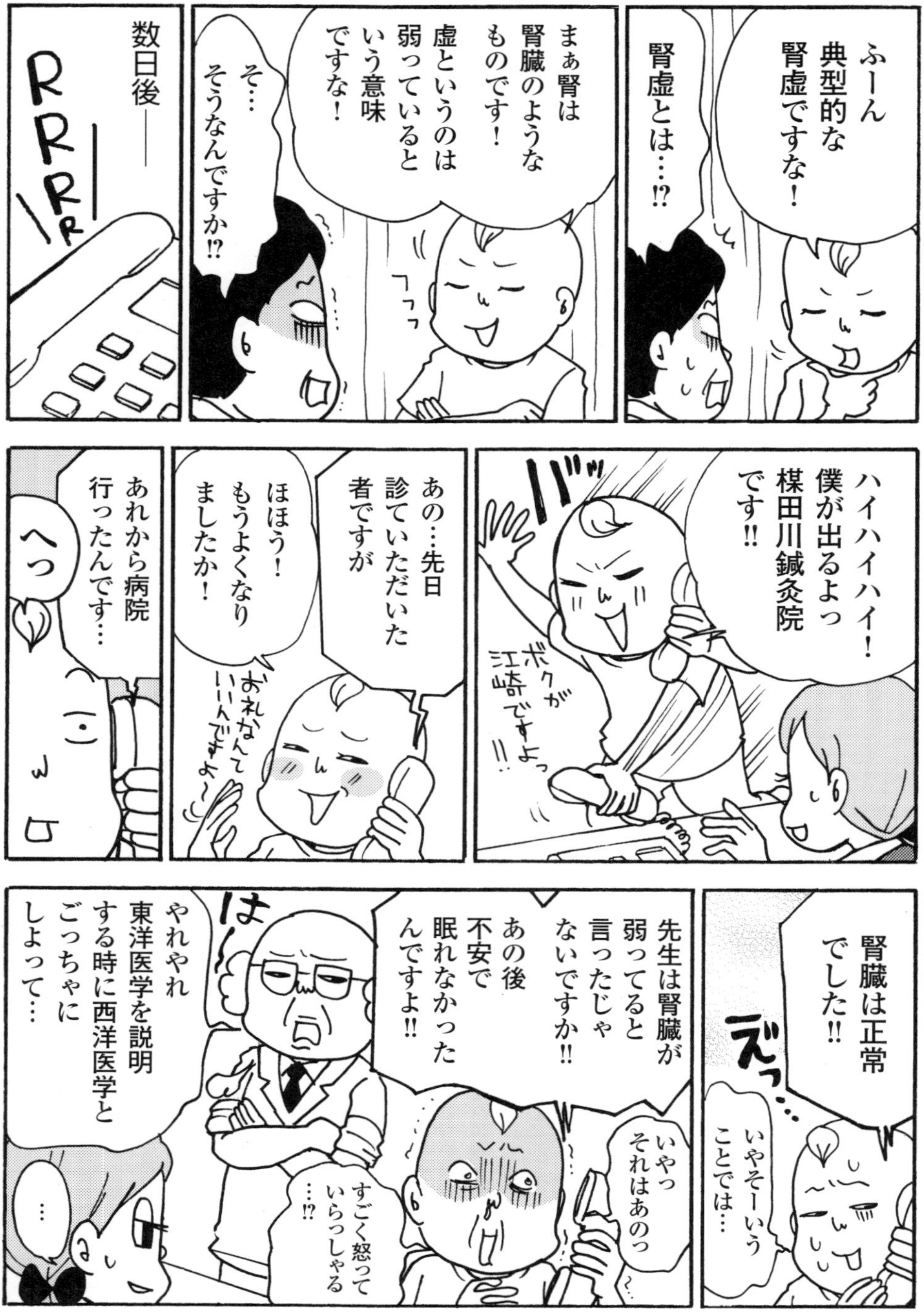
ふーん
典型的な
腎虚ですな！
腎虚とは…⁉
まぁ腎は
腎臓のような
ものです！
虚というのは
弱っているという意味
ですな！
そ…
そうなんですか⁉
数日後――
RRRR
ハイハイハイ！
僕が出るよっ
楪田川鍼灸院
です‼
バッ
ボクが
江崎ですよっ‼
あの…先日
診ていただいた
者ですが
ほほう！
もうよくなり
ましたか！
おれなんて
いいんですよ～
あれから病院
行ったんです…
へっ
腎臓は正常
でした‼
えっ…
いやそーいう
ことでは…
先生は腎臓が
弱ってると
言ったじゃ
ないですか‼
あの後
不安で
眠れなかった
んですよ‼
いやっ
それはあのっ
すごく怒って
いらっしゃる
…⁉
は～
やれやれ
東洋医学を説明
する時に西洋医学と
ごっちゃに
しよって…
…

解説　第19回　東洋医学用語の誤解

POINT

- 東洋医学と現代医学で違う意味がある用語を説明する時は慎重に。
- 説明によってはノセボ効果が働いて病状を悪化させることがある。
- 患者さんに失望や不安しか残らないような説明を行うことは慎むべき。

すぐ有頂天になってしまう江崎「院長」、今回は患者さんに大きなショックと怒りをもたらしてしまいました。東洋医学用語の多くが西洋医学用語の翻訳に使われたため、同じ漢字や単語が東西の両医学で別の事物を示していることがあります。鍼灸師や漢方医はそんなこと常識だと思っているし、専門家同士で話す場合は東西どちらの医学の「腎」なのか「脾」なのかを文脈から区別できます。しかし、患者さんの前でもついそのような言葉を口にしがちです。師匠が弟子に「腎虚だから補わなければ」とか「瘀血がすごいな」などと話しているのを、患者さんは興味津々で聞いています。もしかしたら患者さんは、どこかの病院で「○○鍼灸院で腎不全と診断された」とか「濁ったドロドロの血が原因だと言われた」などと訴えているかもしれませんよ！

スタッフに指示を出したり見学者に教えたりする日常鍼灸臨床において、誤解されやすい言葉を使っている場面は結構あるはずです。もし患者さんに聞こえるところで誤解しそうな用語や概念について話すならば、患者さんの知識や理解度、あるいは表情によっては、西洋医学で用いる意味とは少し違うということを丁寧に説明すべきです。江崎君のように「腎」イコール「腎臓」といった安易な翻訳をすることだけは避けてほしいものです[1]。

江崎君の行為は用語の説明の仕方がマズかっただけではありません。期待を持たせるだけで症状が良くなる作用をプラセボ効果（placebo effect）と言いますが、逆に失望や不安によって症状が悪くなるような作用をノセボ効果（nocebo effect）と呼びます。「このような副作用が起こり得ます」と説明すると本当にそのような副作用がより頻繁に訴えられることがわかっています[2]。ですから「あなたは腎虚だ」と自信満々に告げてその典型的な症状を詳しく説明したら、本当にそのような症状が強くなる可能性があるのです。東洋医学的病態の説明に限らず、「冷え」や「背骨の歪み」や、あるいは現代医学の病名などについて（たとえその診断が正しくても）、ことさら強調してそれがその患者さんのすべての健康問題の原因だと説くような行為は問題です。江崎君の場合は患者さんが病院に行って腎臓が正常だったというオチで済みましたが、患者さんの性格や病態によってはノセボ効果が病状を悪化させるのです。

東洋医学用語の説明だけでなく、すべての場面において失望や不安しか残らないような説明を行うことは慎むべきだと思います。

1) 山下仁. 望聞問切と個別治療. 現代鍼灸臨床試論. 桜雲会 2005: 187-195.
2) Kaptchuk TJ, et al. Sham device v inert pill: randomised controlled trial of two placebo treatments. BMJ 2006; 332 (7538) : 391-397.

第20回　膻中の刺鍼

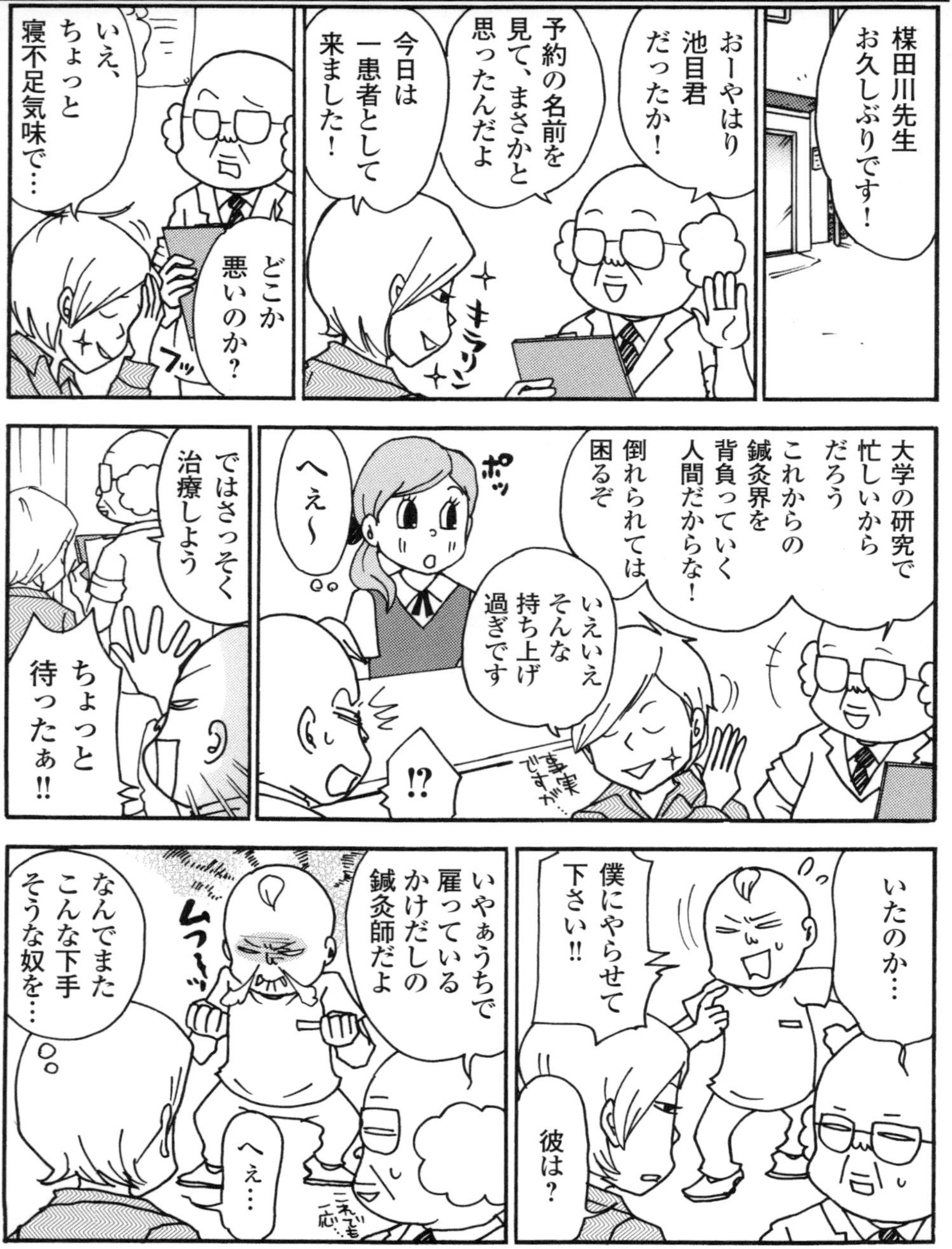
楳田川先生
お久しぶりです！
おーやはり
池目君
だったか！
予約の名前を
見て、まさかと
思ったんだよ
今日は
一患者として
来ました！
キラリン
いえ、
ちょっと
寝不足気味で…
どこか
悪いのか？
フッ
大学の研究で
忙しいから
だろう
これからの
鍼灸界を
背負っていく
人間だからな！
倒れられては
困るぞ
いえいえ
そんな
持ち上げ
過ぎです
事実ですが…
ポッ
へえ〜
!?
ではさっそく
治療しよう
ちょっと
待ったぁ!!
いたのか…
僕にやらせて
下さい!!
彼は？
いやぁうちで
雇っている
かけだしの
鍼灸師だよ
ムッ〜ッ
なんでまた
こんな下手
そうな奴を…
へえ…
これでも一応…

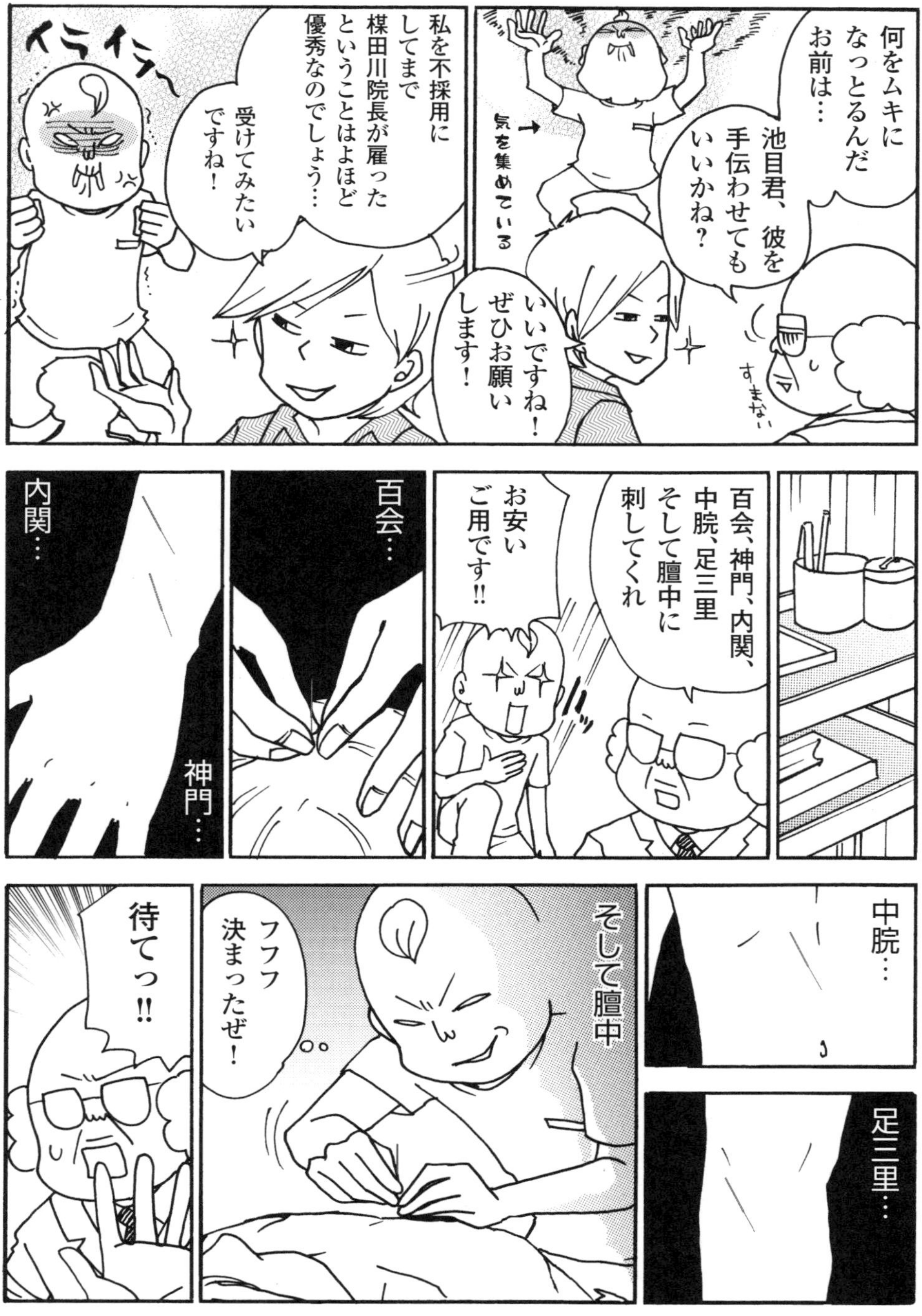
何をムキになっとるんだお前は…
池目君、彼を手伝わせてもいいかね？
気を集めている
すまない
いいですね！ぜひお願いします！
イライラ～
私を不採用にしてまで椥田川院長が雇ったということはよほど優秀なのでしょう…
受けてみたいですね！
百会、神門、内関、中脘、足三里そして膻中に刺してくれ
お安いご用です!!
百会…
内関…
神門…
中脘…
足三里…
そして膻中
フフフ決まったぜ！
待てっ!!

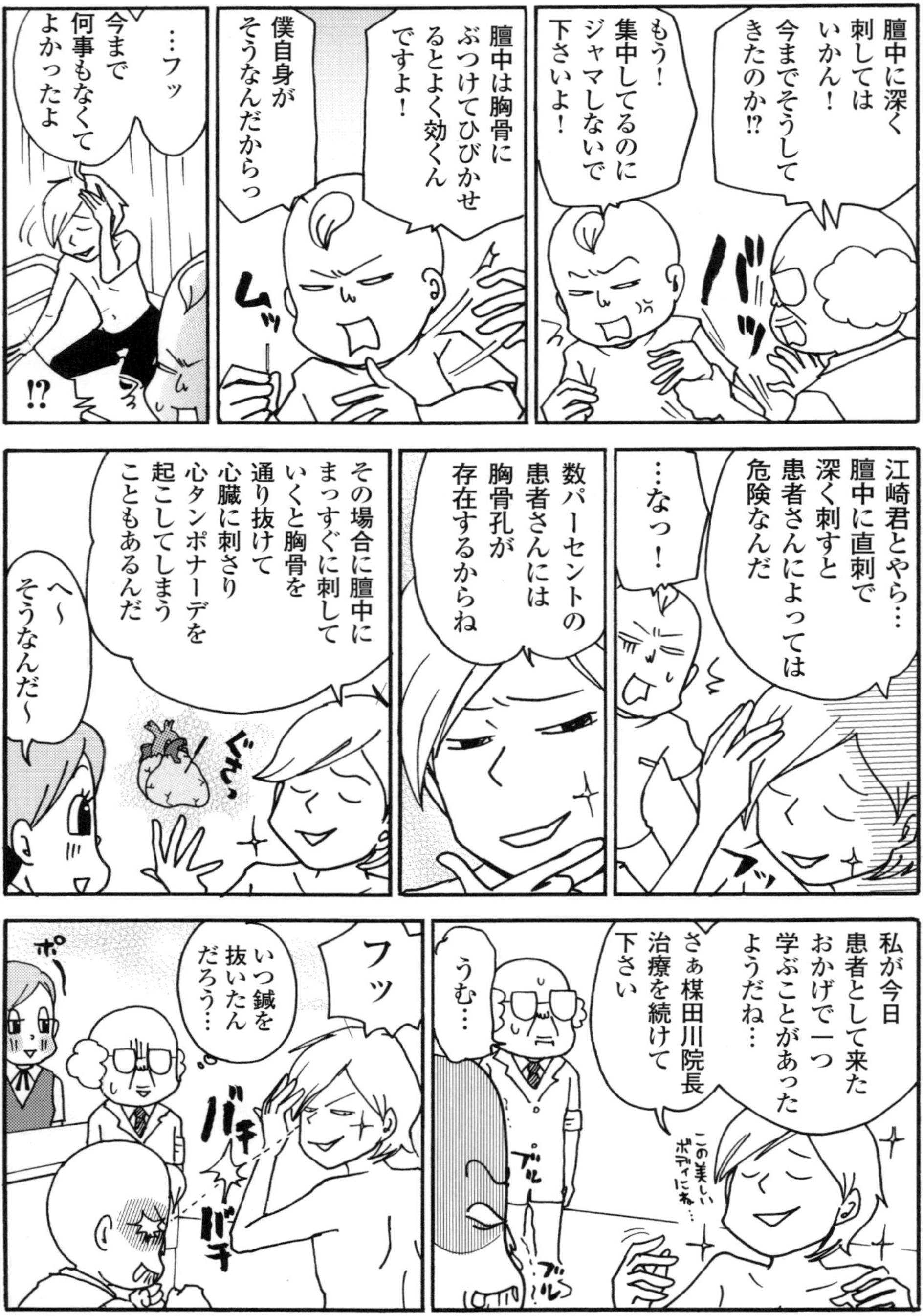
膻中に深く刺してはいかん！今までそうしてきたのか⁉
もう！集中してるのにジャマしないで下さいよ！
バッ
膻中は胸骨にぶつけてひびかせるとよく効くんですよ！
僕自身がそうなんだからっ
ムッ
…フッ
今まで何事もなくてよかったよ
⁉
江崎君とやら…膻中に直刺で深く刺すと患者さんによっては危険なんだ
…なっ！
バッ
数パーセントの患者さんには胸骨孔が存在するからね
その場合に膻中にまっすぐに刺していくと胸骨を通り抜けて心臓に刺さり心タンポナーデを起こしてしまうこともあるんだ
ぐさ
へ〜そうなんだ〜
⁉
私が今日患者として来たおかげで一つ学ぶことがあったようだね…
さぁ栂田川院長治療を続けて下さい
うむ…
この美しいボディにね…
ブル
ブル
フッ
いつ鍼を抜いたんだろう…
ポ〜
バチ
バチ

解説　第20回　膻中の刺鍼

POINT

- 患者の胸骨には数％の割合で胸骨孔が存在する。
- 膻中に直刺で深刺すると胸骨孔を通り抜けて心臓に刺さる恐れがある。
- 本来あるべき構造物がない例があるので「ぶつかるまで刺す」という考えは危険。

物知りでイケメンの池目君、颯爽と登場ですが何か鼻に付きますね。しかし彼の言っていることは本当です。膻中に相当する胸骨体部には胸骨孔という穴が開いている場合があり、その出現頻度は研究報告によって様々ですがだいたい3〜6％です[1)2)]。膻中その他のいくつかの経穴の刺鍼法で「刺していくと骨にぶつかるから大丈夫」と教わることがあります。しかし孔が存在する胸骨の場合は、骨にぶつかるまでと思って鍼を進めると胸骨を通り抜けてついには心臓に突き刺さってしまいます。これによって心タンポナーデを起こして死亡した症例が報告されています[3)]。

心タンポナーデは心膜腔に血液などが貯留することによって心臓が圧迫され拡張できなくなった状態ですから[4)]、気胸の心臓バージョンのようなものです。このノルウェーで起こった事例は、線維筋痛症の治療で膻中に刺鍼を受けた40歳の女性が刺鍼後まもなく胸痛を訴えて叫びだし、2時間後に救急車で病院に運ばれたときはすでに死亡していました。検死解剖の結果、心膜腔が３２０mℓの血液貯留によって膨張しており右心室前壁に小さな機械的貫通損傷が認められたため、鍼による心タンポナーデと結論されました[3)]。もう一つ、オーストリアでほとんど同じような状況で発生した心タンポナーデの症例がありますが、この症例は救急処置（開胸術）によって救命されています[5)]。

これらの症例は胸骨孔を鍼が通り抜けて心臓を刺してしまったものと思われますが、胸骨孔だけでなく、まれな例では胸骨披裂といって胸骨が左右に裂けている先天的な奇形もあります[6)]。したがって、膻中への刺鍼を直刺で深く刺す行為は避け、浅めの斜刺か横刺にすべきです。

膻中に限らず、本来そこにあるべき構造物がないという例は他にもあります。たとえば新生児の大泉門・小泉門、椎弓切除術や骨開窓術を受けた脊椎部、人工関節置換術を受けた部位、などです。ですから「ぶつかるから大丈夫」といった固定観念で刺鍼をしていて骨格破格や手術によって構造物が存在しない場合、臓器や中枢神経を傷害しかねないのです。やはり正しい解剖学の知識で安全な刺鍼深度を把握し、正確な刺鍼技術で思った深さに刺鍼するというトレーニングが重要なのです。

1) 尾崎朋文ほか. 膻中穴刺鍼の安全深度の検討（1）. 全日本鍼灸学会雑誌 2000; 50（1）: 103-110.
2) Schratter M, et al. Foramen sternale: minor anomaly - great significance Fortschr Röntgenstr 1997; 166（1）: 69-71.
3) Halvorsen TB, et al. Fatal cardiac tamponade after acupuncture through congenital sterna foramen. Lancet 1995; 345 (8958) : 1175.
4) 医学大辞典 第2版. 医学書院. 2009.
5) Kirchgatterer A, et al. Cardiac tamponade following acupuncture. Chest 2000; 117: 1510-1511.
6) Fokin AA. Thoracic defects: Cleft sternum and Poland Syndrome. Thorac Surg Clin 2010; 20: 575-582.

第21回 患肢の取り違え

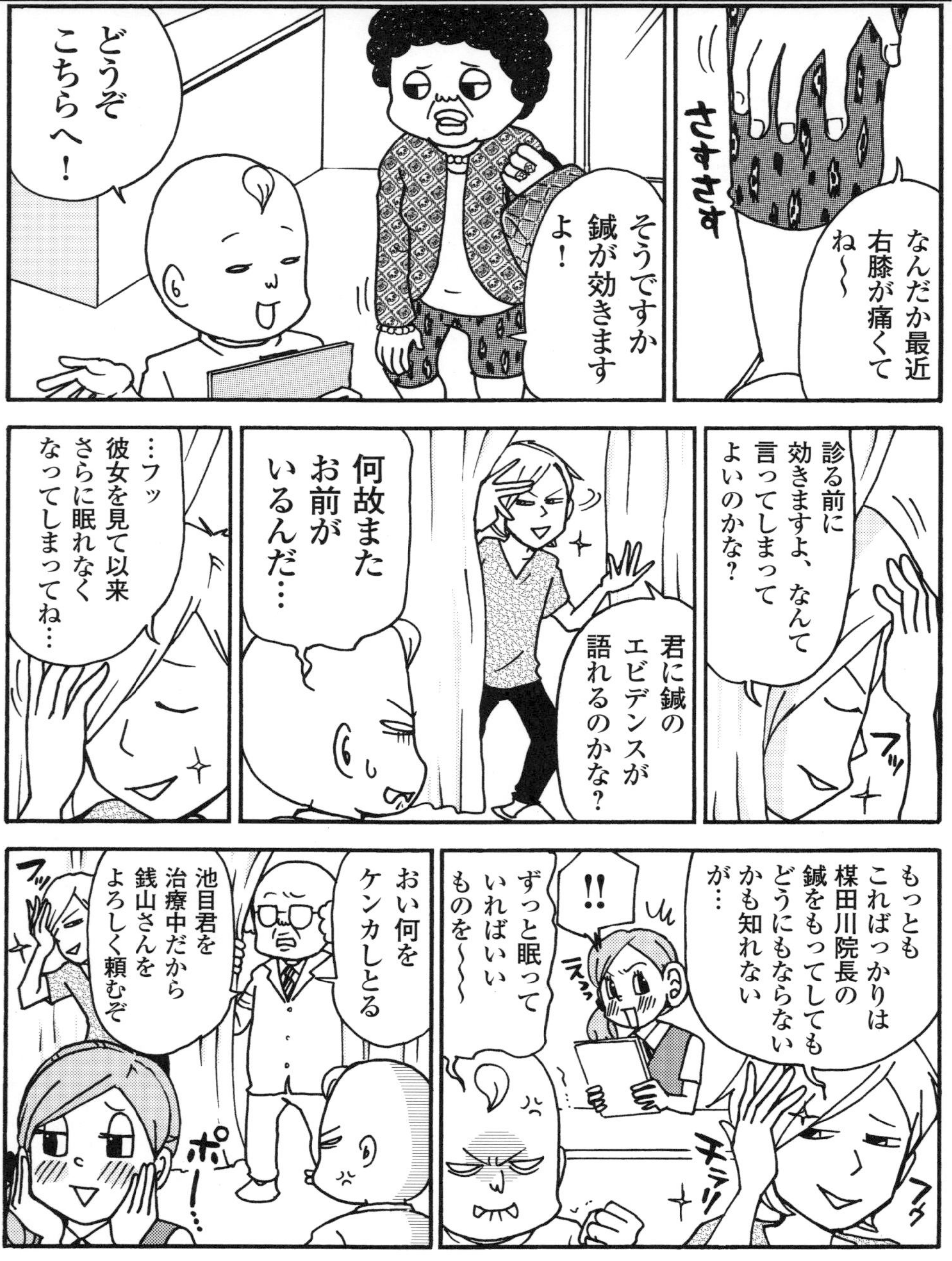

なんだか最近右膝が痛くてね～
さすさす
そうですか鍼が効きますよ！
どうぞこちらへ！
診る前に効きますよ、なんて言ってしまってよいのかな？
君に鍼のエビデンスが語れるのかな？
フッ
何故またお前がいるんだ…
…フッ彼女を見て以来さらに眠れなくなってしまってね…
もっともこればっかりは楳田川院長の鍼をもってしてもどうにもならないかも知れないが…
!!
ずっと眠っていればいいものを～～
キラリ
フッ
おい何をケンカしとる
池目君を治療中だから銭山さんをよろしく頼むぞ
フッ
ポー…

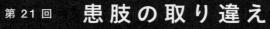

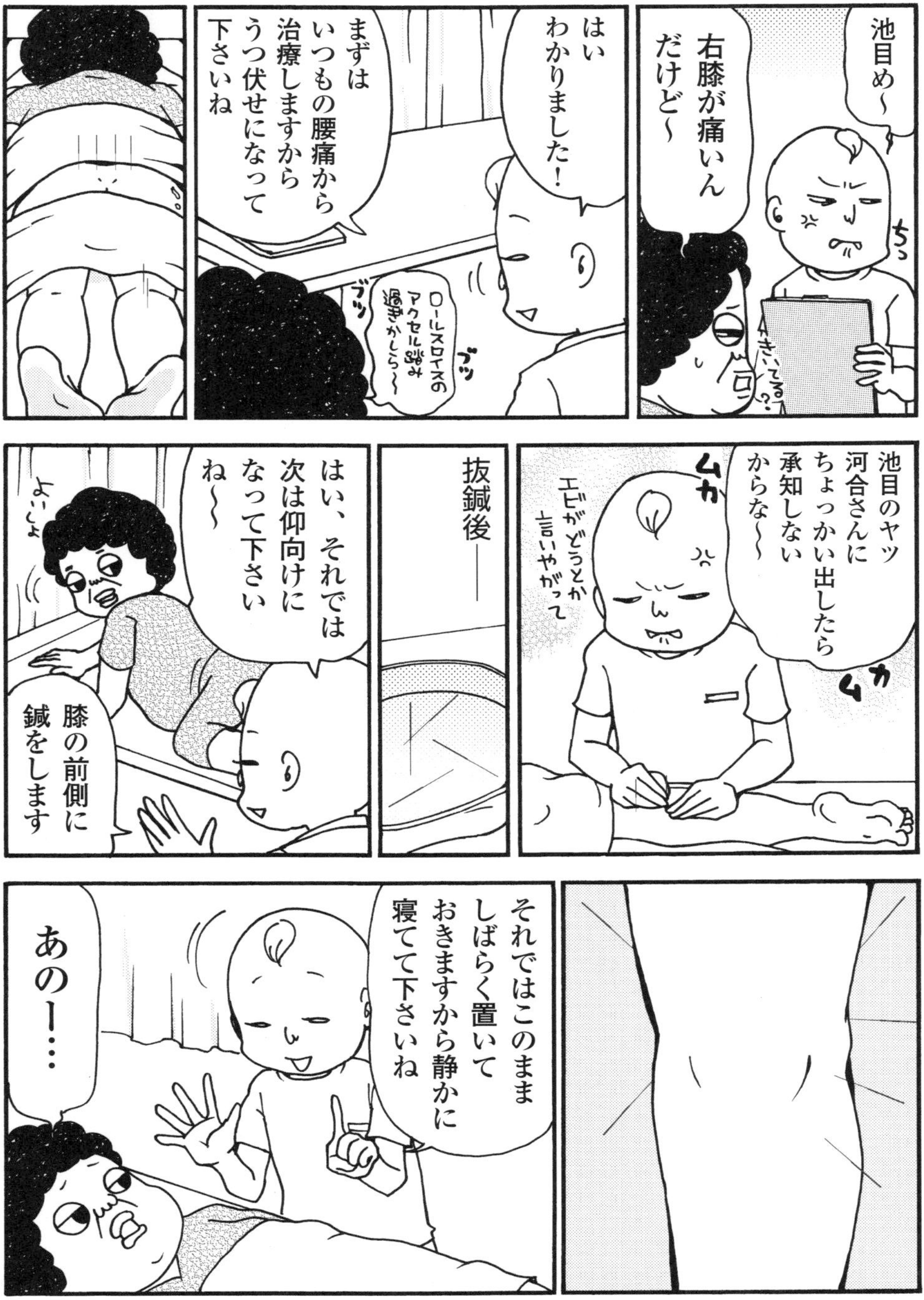
池目め～
右膝が痛いんだけど～
ちっ
きいてる？
はい わかりました！
まずは いつもの腰痛から治療しますから うつ伏せになって下さいね
ブツ ブツ
ロールスロイスのアクセル踏み過ぎかしら～
池目のヤツ 河合さんにちょっかい出したら承知しないからな～
ムカ ムカ
エビがどうとか言いやがって
抜鍼後――
はい、それでは次は仰向けになって下さいね～
よいしょ
膝の前側に鍼をします
それではこのまましばらく置いておきますから静かに寝てて下さいね
あのー…

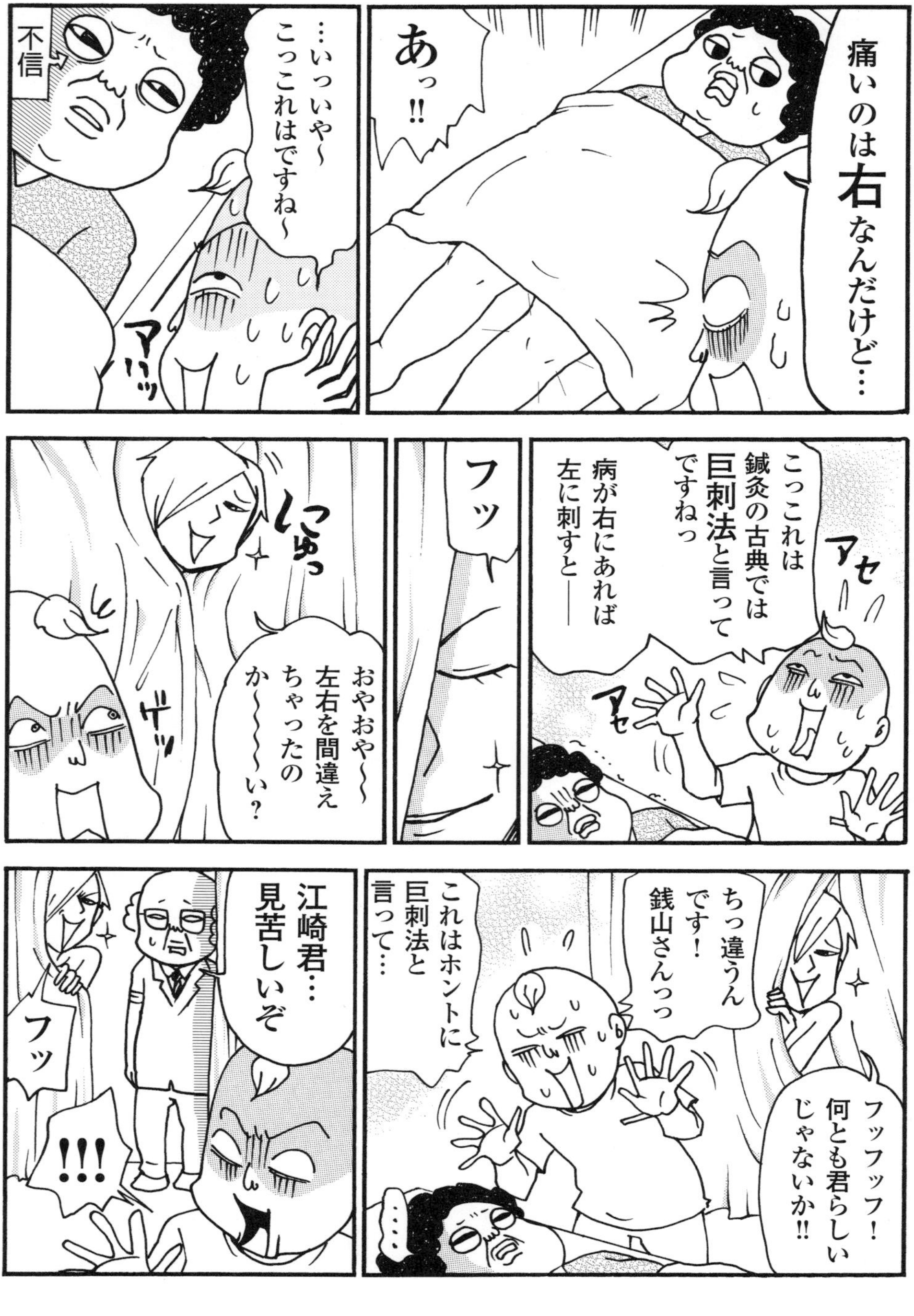
痛いのは右なんだけど…
あっ!!
…いっいや〜
こっこれはですね〜
不信
こっこれは鍼灸の古典では巨刺法と言ってですねっ
病が右にあれば左に刺すと――
アセ
アセ
フッ
にゅっ
おやおや〜〜左右を間違えちゃったのか〜〜〜〜い？
ザッ
ちっ違うんです！銭山さんっっ
これはホントに巨刺法と言って…
フッフッフ！何とも君らしいじゃないか!!
…
江崎君…見苦しいぞ
フッ
!!!

解説　第21回　患肢の取り違え

POINT

- 不信感を抱かせるだけでなく無駄な侵害刺激を与えたり灸痕を残す。
- 腹臥位から背臥位、あるいは背臥位から腹臥位に変換したあとは要注意。
- 触診しながら「こっちでしたよね」と確認する習慣をつける。

手術部位の誤認により、正常な臓器や四肢が切開あるいは切断されてしまう医療事故が起こっています。病院におけるこのような重大な事態とは少し違いますが、鍼灸の場合にも患肢の取り違えは発生します。このような過誤は患者さんに不信感を抱かせるだけでなく、無駄な侵害刺激を与えたり痕を残したりしてしまいます。

たとえば健側に透熱灸を行った場合などは、不必要に熱い思いをさせ、さらに灸痕をつけることになります。鍼通電後に一時的に握力が低下することがありますので[1)2)]、もしスポーツ選手の競技前の施術で本人が治療してほしい側とは反対側の上肢または下肢に刺激をしてしまったら、一過性の握力低下や脱力感、あるいは感覚閾値や平衡感覚の微妙な変化をもたらして競技成績に悪影響を与えてしまうかもしれません。このような好ましくない結果が出たとき「患肢を取り違えて反対側に刺鍼されたせいで……」と責められたら、実際には因果関係がない場合でもそれを否定できる証拠を提示するのは難しいと思われます。

そのような深刻な結果や実害に及ばない場合でも、鍼灸臨床において患肢の取り違えをして施術してしまって患者さんに指摘された際は、非常に気まずい雰囲気になります。施術者の信用は大きく損なわれることでしょう。

患肢の取り違えを起こす主な原因の一つは、腹臥位から背臥位、あるいは背臥位から腹臥位に変換したあとの施術者の認識の混乱です。たとえば右膝の前面と後面に刺鍼する必要がある患者さんに、まず腹臥位で右膝窩部と右腓腹部に刺鍼したとします。そしてその時、施術者からすると右膝はベッドの手前側にあったとします（つまり頭が施術者の右側）。その後、患者さんに背臥位になってもらうと、右膝はベッドの向こう側になるわけですが、施術者がうっかりして手前側つまり左膝に刺鍼しようとしてしまうことがあるのです。施術者が多忙だったり、疲れていたり、あるいは会話に夢中になっていると、時にこのような錯覚を起こしてしまうのです。取り違えミスを起こさないためには、触診しながら「こっちでしたよね」と確認する習慣をつけることです。

鍼灸ではたしかに巨刺法《こしほう》を行うこともありますが、事前に「反対側に刺しますよ」と説明していなければ、江崎君の事後説明は往生際の悪い言い訳にしか聞こえませんね。

1）原田ひとみ ほか．鍼灸臨床におけるテニス肘の客観的指標の検討．全日本鍼灸学会雑誌 1995; 45（1）：110.
2）西村彰代 ほか．鍼通電後の筋力低下について～握力の経時変化～．リハビリテーション医学 2001; 38（suppl）：S341.

第22回　電動ベッドの事故

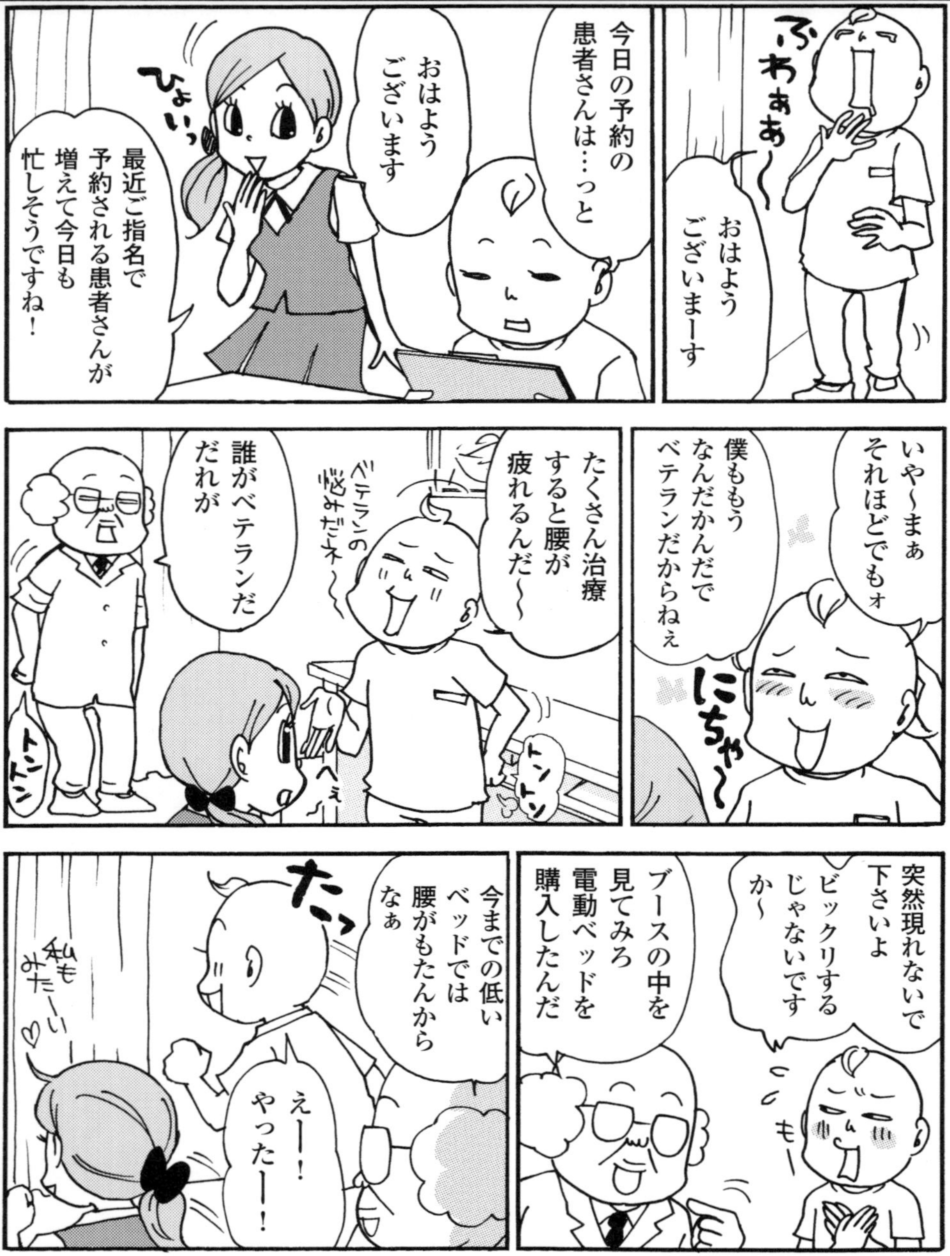
ふわぁぁぁ〜
おはようございまーす
今日の予約の患者さんは…っと
おはようございます
ひょいっ
最近ご指名で予約される患者さんが増えて今日も忙しそうですね!
いや〜まぁそれほどでもォ
僕ももうなんだかんだでベテランだからねぇ
にちゃ〜
たくさん治療すると腰が疲れるんだ〜
ベテランの悩みだネ〜
へぇ
トントン
誰がベテランだだれが
トントン
突然現れないで下さいよビックリするじゃないですか〜
もー
ブースの中を見てみろ電動ベッドを購入したんだ
たっ
今までの低いベッドでは腰がもたんからなぁ
えー!やったー!
私もみた〜い♡

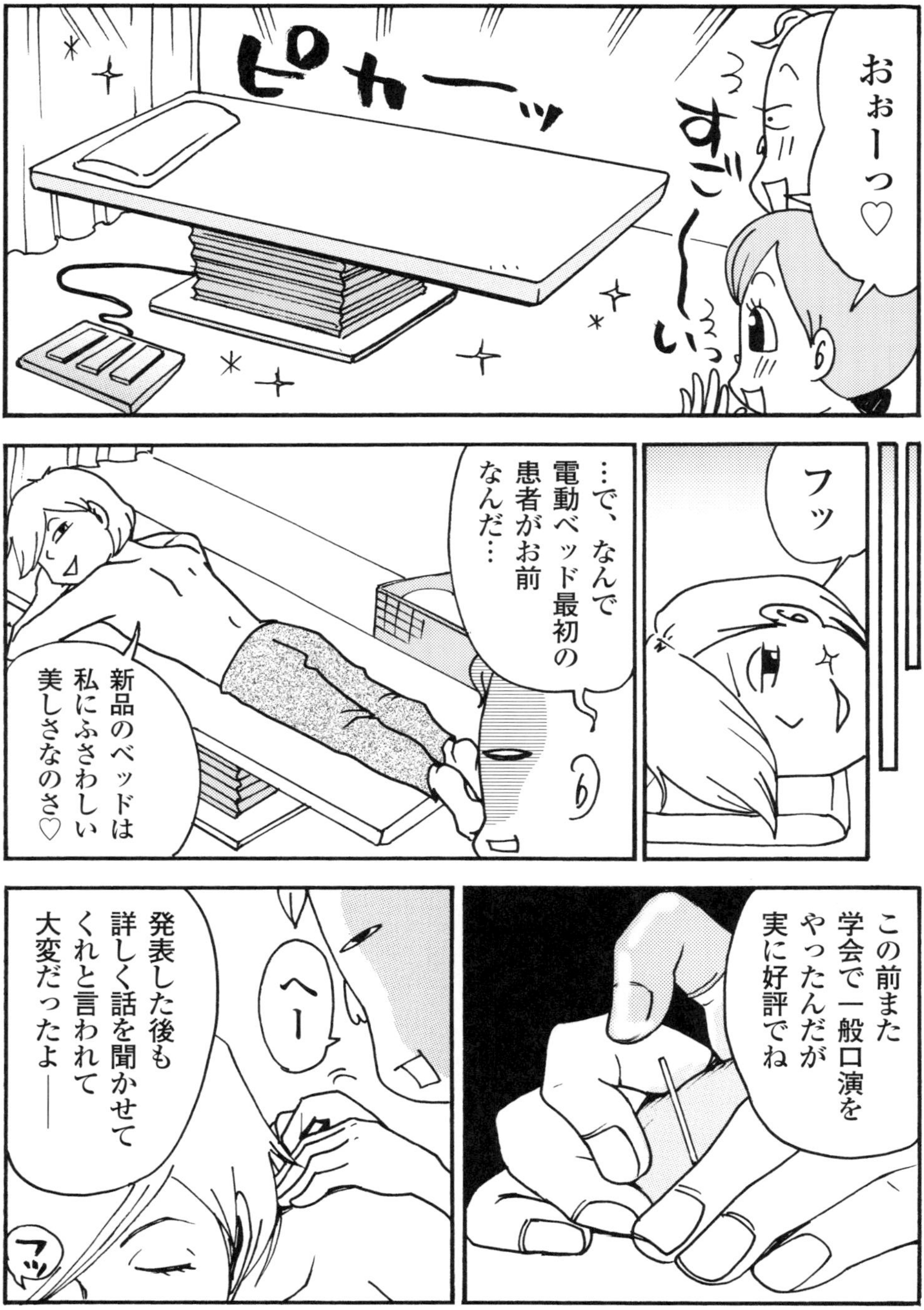
ピカーッ
おおーっ♡
すごーーいっ
フッ
…で、なんで電動ベッド最初の患者がお前なんだ…
新品のベッドは私にふさわしい美しさなのさ♡
この前また学会で一般口演をやったんだが実に好評でね
へー
発表した後も詳しく話を聞かせてくれと言われて大変だったよ——
フッ

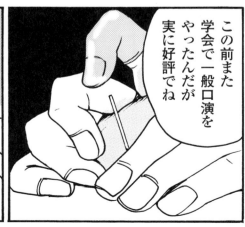

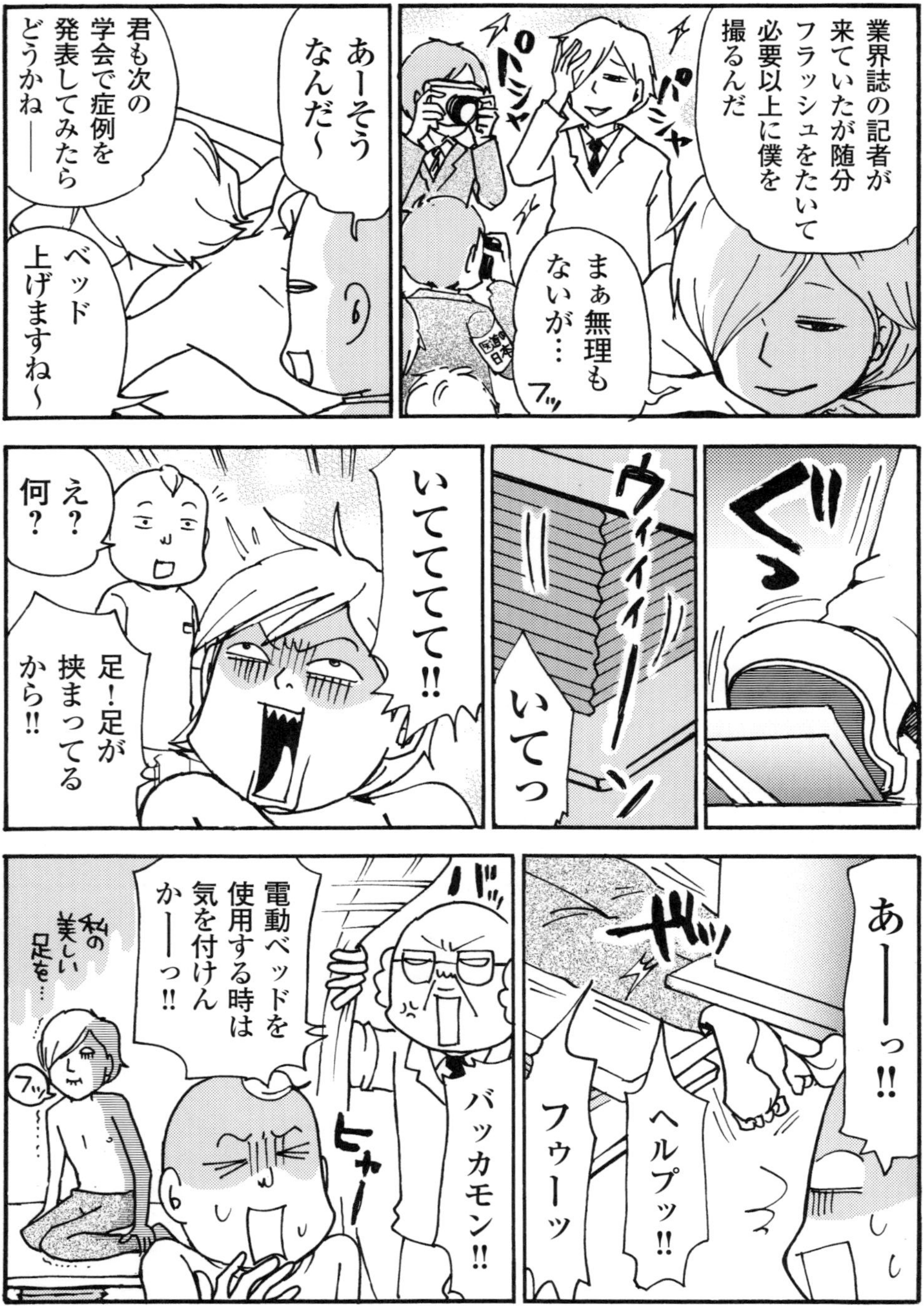

業界誌の記者が来ていたが随分フラッシュをたいて必要以上に僕を撮るんだ
パシャ
パシャ
まぁ無理もないが…
フッ
あーそうなんだ～
君も次の学会で症例を発表してみたらどうかね――
ベッド上げますすね～
ぐぐ
ウィィィーン
いてっ
いててて!!
え？何？
足！足が挟まってるから!!
あーーっ!!
ザッ
ヘルプッ!!
フウーッ
バッ
電動ベッドを使用する時は気を付けんかーーっ!!
バッカモン!!
ヒャー
私の美しい足を…
フッ

解説　第22回　電動ベッドの事故

POINT

- 頭や手足を挟む恐れのあるワゴンや脱衣カゴは電動ベッドに近接させない。
- 施術後必ずベッドを元の高さに戻し、足元に気を付けて降りるよう伝える。
- 電動ベッドを操作する時は必ず声をかけ、作動中は患者さんから目を離さない。

ベッドに関連する事故としては、転落・転倒が最も多いと思われます。賠償責任保険やインシデント報告の事例にはベッドからの転落・転倒がしばしば含まれています[1)-4)]。その原因としては、高齢者が施術後に降りる際にふらついたり、足または殿部が床やベッドで滑ったり、体位変換時にベッドの幅を超えて寝返りをうったり等々、状況は様々です。未然に防ぐことが難しかった場合も少なくないようです。このようなインシデントの中でも、特に大きな事故につながりやすいのは電動ベッドです。

電動ベッドの下げ忘れという施術者の過失によって転落事故が起こっています[1)]。患者さんがベッドに載った時と違う高さにしたまま施術を終了すると、患者さんは載った時の感覚で足を下ろすのですが、その足が床に届かないのでひっくり返ってしまうのです。施術終了時には電動ベッドを必ず元の高さに戻さなければなりません。

ところで最近の電動ベッドの昇降動作はとても静かです。「ベッドを高くします」とか「ベッドを下げます」とか言わなければ患者さんは気付かないことも多いようです。ですから電動ベッドを操作する時は必ず声をかけるべきですし、作動中は患者さんから目を離してはいけません。そして安全な高さに戻ったことを確認してから「それでは足元に気を付けてゆっくりベッドから降りてください」と丁寧に説明すべきでしょう。

さて、電動ベッドで恐ろしいもうひとつの事故が、池目君が被害に遭ったケースです。長身の患者さんは足や頭がベッドの枠からはみ出しています。長身でなくても手を上に伸ばしてベッドの頭側の縁をつかんでいる患者さんもいます。治療器具を載せたワゴンや脱衣カゴをベッドに近接させておくと、不注意にベッドを上げたり下げたりした時に、ワゴンやカゴとベッドの間で頭や手足を挟んでしまいます。このような事故を防ぐには、まずは治療用ワゴンや脱衣カゴを電動ベッドに近接させないことが重要です。また、ペダルスイッチの置き場所にも気を付けましょう。慣れないうちは施術者の足が偶然触れて意図しないタイミングでベッドを昇降させてしまうことがあります。もうひとつ、腹臥時に両手でベッドを抱きかかえるようにして寝る患者さんの場合も要注意です。そのまま低くした時に手を挟むような状況にならないか、ベッドの下をよく確認してください。

1) 藤原義文. 鍼灸マッサージに於ける医療過誤 現場からの報告. 山王商事. 2004: 128-141.
2) Yamashita H, et al. Adverse events related to acupuncture. JAMA 1998; 280: 1563-1564.
3) (社) 日本鍼灸師会学術局リスクマネジメント委員会. ヒヤリ・ハット・インシデントレポート③④. 医道の日本 2003; 716: 145-149/719: 128-131.
4) 鶴浩幸ほか. 明治国際医療大学附属鍼灸センターにおけるインシデントレポートシステムの構築. 全日本鍼灸学会雑誌 2010; 60 (1) ; 64-73.

第23回　エタノールによる皮膚刺激

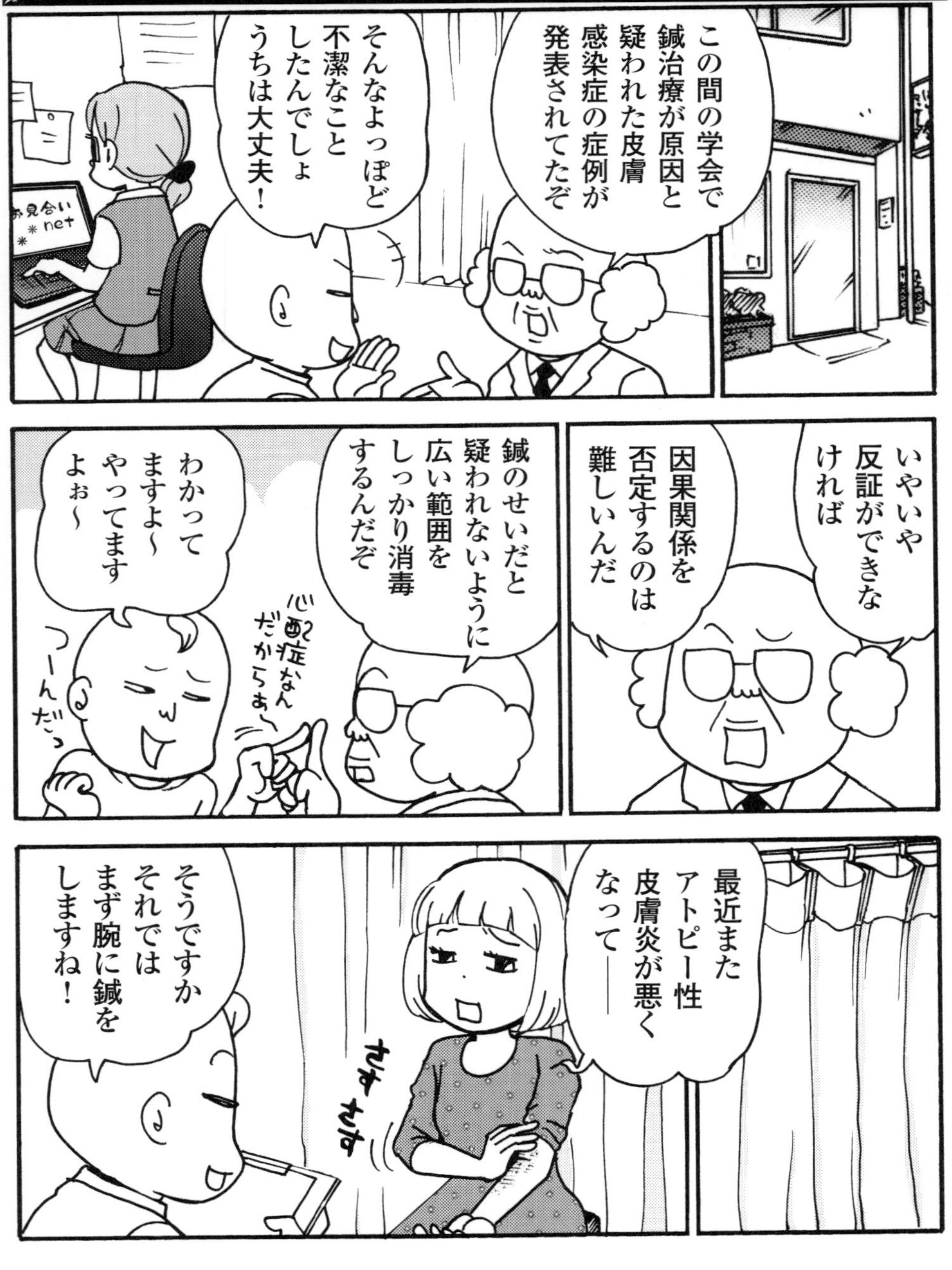
この間の学会で鍼治療が原因と疑われた皮膚感染症の症例が発表されてたぞ
そんなよっぽど不潔なことしたんでしょうちは大丈夫！
お見合い**net
いやいや反証ができなければ
因果関係を否定するのは難しいんだ
鍼のせいだと疑われないように広い範囲をしっかり消毒するんだぞ
わかってますよ〜やってますよぉ〜
心配症なんだからぁ〜
つーんだっ
最近またアトピー性皮膚炎が悪くなって——
さすさす
そうですかそれではまず腕に鍼をしますね！

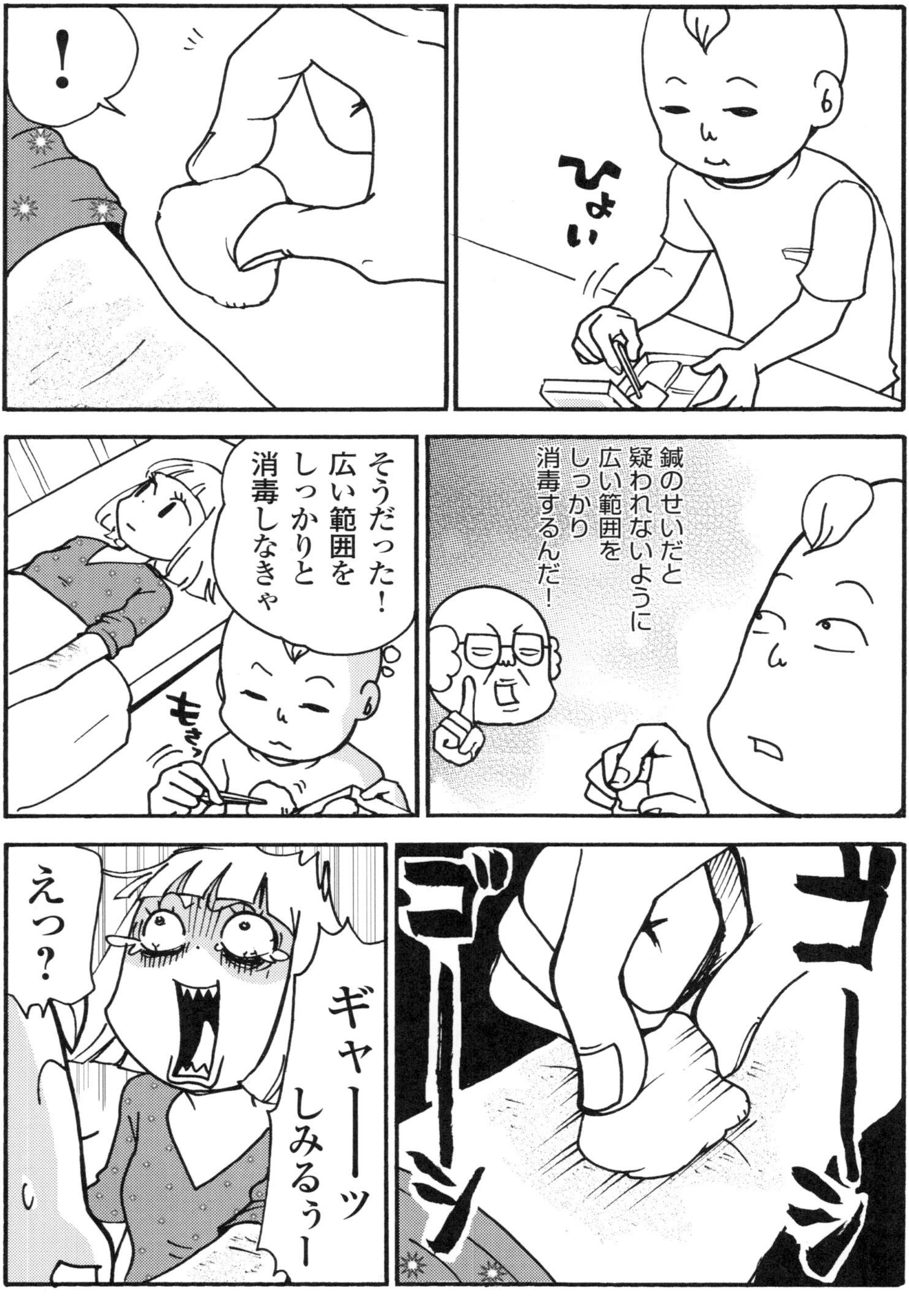
ひょい
!
鍼のせいだと疑われないように広い範囲をしっかり消毒するんだ！
そうだった！広い範囲をしっかりと消毒しなきゃ
もきっ
ゴーン
ゴーン
えっ？
ギャーーッ
しみるぅー

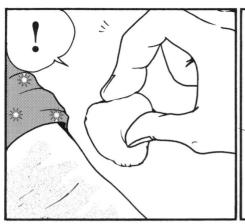

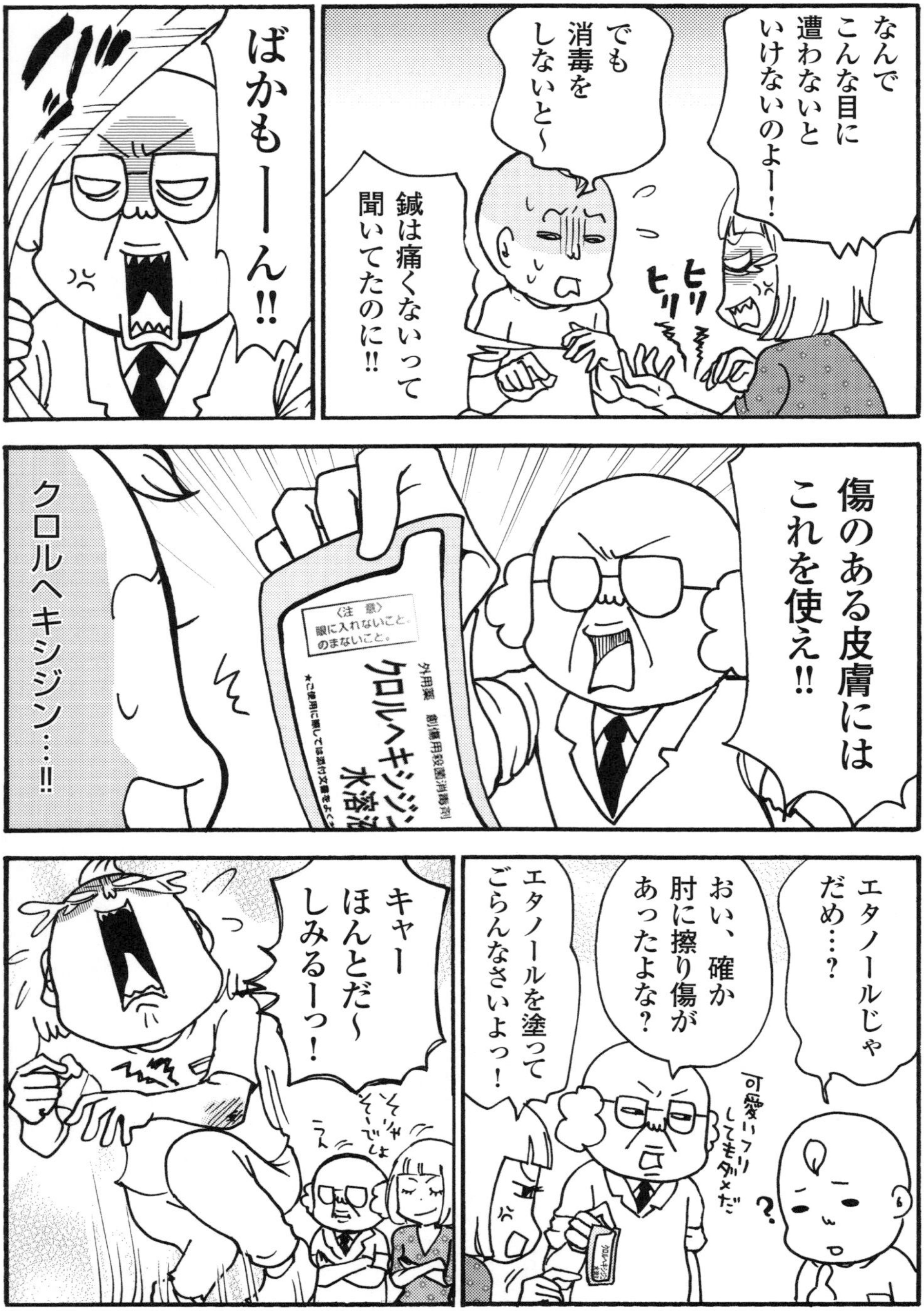

なんでこんな目に遭わないといけないのよー!
でも消毒をしないと～
鍼は痛くないって聞いてたのに!!
ヒリヒリ
ばかもーーん!!
傷のある皮膚にはこれを使え!!
〈注意〉
眼に入れないこと。
のまないこと。
外用薬
クロルヘキシジン…!!
エタノールじゃだめ…?
おい、確か肘に擦り傷があったよな?
エタノールを塗ってごらんなさいよっ!
可愛いフリしてもダメだ
?
キャーほんとだ～しみるーっ!

解説　第23回　エタノールによる皮膚刺激

POINT
- すでに調整された消毒用エタノール含浸綿のパック製品は清潔でコスト削減になる。
- アルコールでしみたりかぶれたりする場合、刺鍼部消毒は代わりの消毒薬を用いる。
- クロルヘキシジングルコン酸塩やポビドンヨードなどが使用可能である。

　土や砂などで汚れた皮膚を清潔にしてから刺鍼するというのは当たり前のことですが、実はイギリスなどいくつかの先進国では、免疫能が低下していない患者の肉眼的に汚れてない皮膚に対して刺鍼前に消毒をしない医師も多いのです[1)]。これは、皮膚消毒をしないと刺鍼によって感染症が増えるというエビデンスがないこと[2)-4)]、そして皮膚の常在菌を減少させるのは却って良くないという指摘[4)]などによるものです。このことは現在も議論中ですが、少なくとも日本においては刺鍼前の局所消毒が法律で義務付けられています[5)]。

　刺鍼前の皮膚消毒で一般的に行われるのはアルコール綿による清拭です。楳田川鍼灸院ではあらかじめ調整された消毒用エタノール含浸綿のパック製品を用いています。万能つぼで乾綿から作成すると、つぼや乾綿が清潔でなかったり作成時に微生物が混入したりする恐れがありますし、注ぎ込む消毒用エタノールや取り出す綿花の量にも無駄が出てしまいます。したがって、やや割高のパック製品ですが結果的にはコスト削減につながるのです。万能つぼでもパック製品でも注意しなければならないのは、アルコール綿を取り出したらすぐに蓋を閉めることです。そうしないとアルコール分が揮発して消毒効果が劣化してしまいます。また、アルコールや綿花をあとで補充したり、消毒していない手指で綿花をつまんで取り出したり、アルコール綿を絞った液を容器に戻すなどの行為はダメです[6)]。江崎君は、ちゃんとピンセットを使って取り出していましたね。

　しかし江崎君は「しっかり消毒する」ことばかり考えていたために、アトピー性皮膚炎の症状がひどい部位をアルコール綿でゴシゴシしてしまいました。刺鍼しようとしている部位に傷があったり、アルコールによって皮膚の腫れ・灼熱感・荒れなどの発現が著しい患者さんの刺鍼前皮膚消毒をする場合、アルコールに代わる消毒薬を用いるべきです。その代表としてポビドンヨードが挙げられますが、色が付くことや乾燥までしばらく待たなければ消毒効果が得られないことなどから、鍼灸臨床ではほとんど使われていないのが現状です。皮膚に対する刺激が少ないクロルヘキシジングルコン酸塩水溶液は、アルコールかぶれの患者さんの採血に使用されること[7)]を考えると、刺鍼前の皮膚消毒に使える消毒薬として挙げておきたい候補のひとつです。ただし粘膜面への使用は禁忌です。

1) 山下仁. 英国のThe British Medical Acupuncture Societyの臨床規定. 全日本鍼灸学会雑誌 2002; 52（5）: 515-518.
2) White AR, Cummings M. Acupuncture infections: editorial exaggerates the risk. BMJ 2010; 340: c3148.
3) Hoffman P. Skin disinfection and acupuncture. Acupunct Med 2001; 19（2）: 112-116.
4) McDaniels A, Pittman D. Is skin preparation necessary before needling?: a review. Med Acupunct 2011; 23（1）: 7-11.
5) あん摩マッサージ指圧師、はり師、きゅう師等に関する法律（昭和23年施行）第6条.
6) 吉田製薬文献調査チーム. 消毒薬テキスト第3版. 協和企画 2008: 28-36.
7) 矢野邦夫. 感染制御の授業. ヴァンメディカル 2009: 59-64.

第24回　感覚麻痺部の温熱刺激と灸の煙

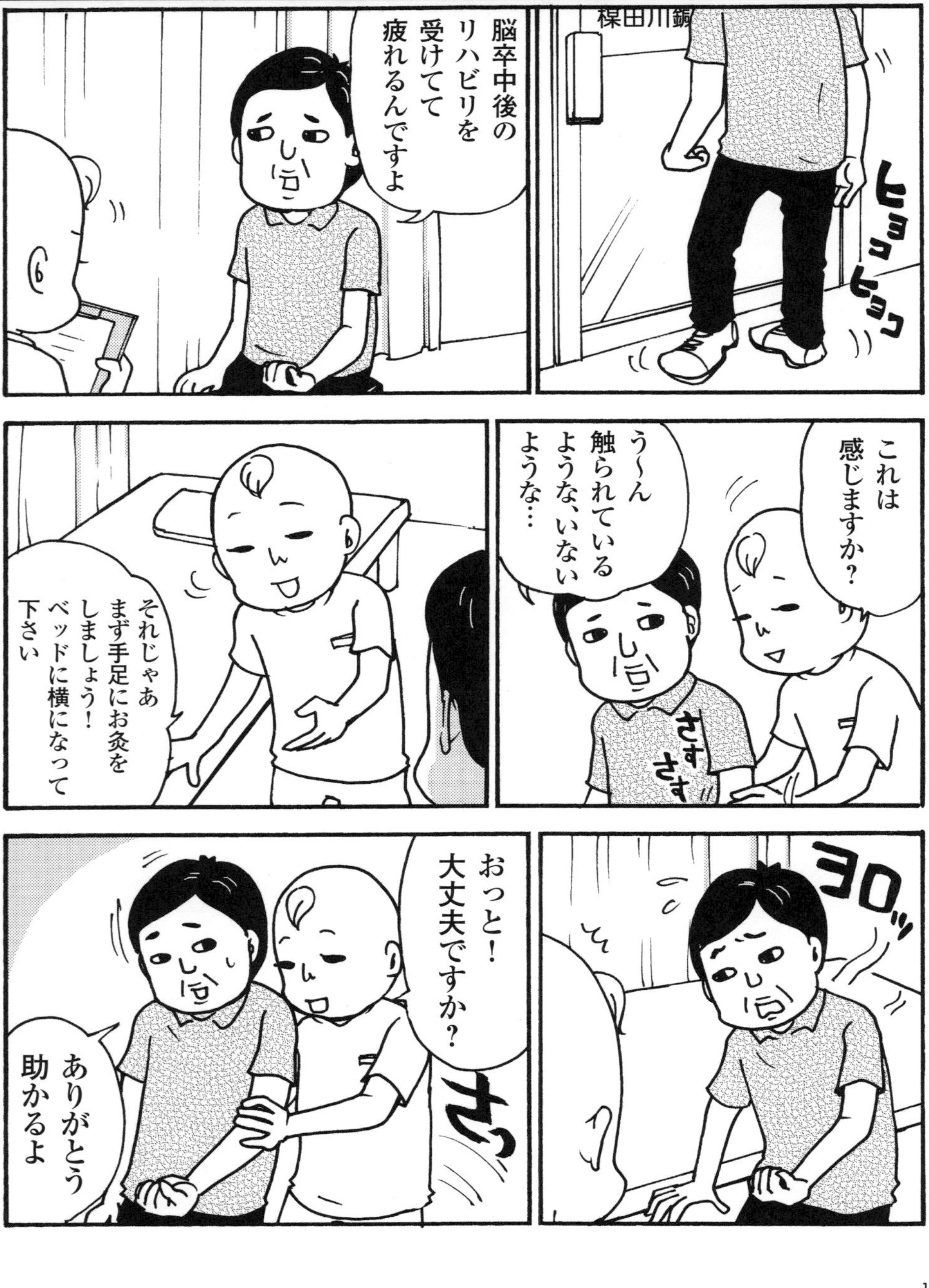

ヒョコ
ヒョコ
脳卒中後のリハビリを受けてて疲れるんですよ
これは感じますか？
う〜ん触られているような、いないような…
さすさす
それじゃあまず手足にお灸をしましょう！ベッドに横になって下さい
ヨロッ
おっと！大丈夫ですか？
さっ
ありがとう助かるよ

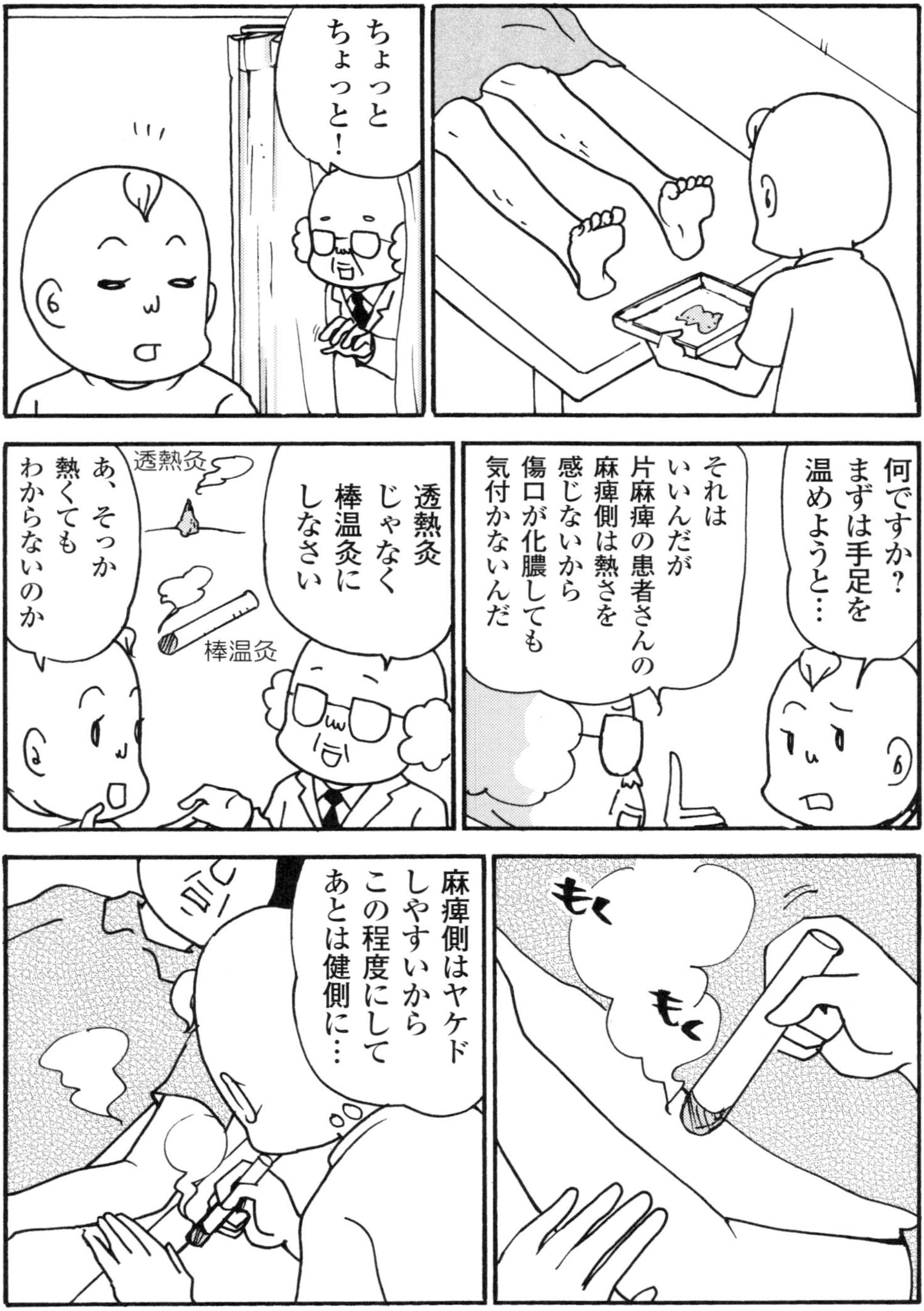
ちょっと
ちょっと！
何ですか？
まずは手足を
温めようと…
それは
いいんだが
片麻痺の患者さんの
麻痺側は熱さを
感じないから
傷口が化膿しても
気付かないんだ
透熱灸
じゃなく
棒温灸に
しなさい
透熱灸
棒温灸
あ、そっか
熱くても
わからないのか
もく
もく
麻痺側はヤケド
しやすいから
この程度にして
あとは健側に…

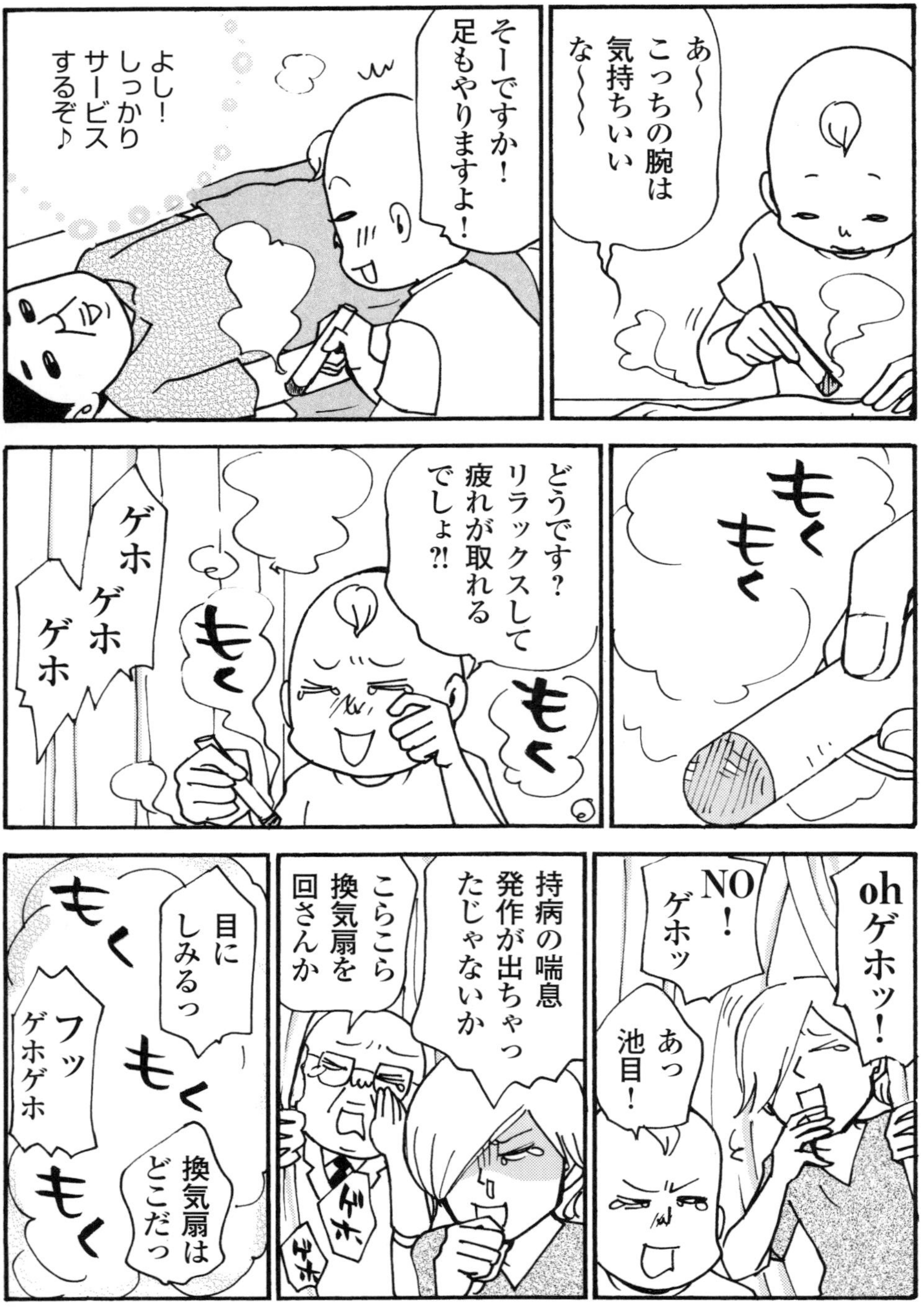
あ〜〜こっちの腕は気持ちいいな〜〜〜
そーですか！足もやりますよ！
よし！しっかりサービスするぞ♪
もく
もく
どうです？リラックスして疲れが取れるでしょ?!
もく
もく
ゲホ
ゲホ
ゲホ
ohゲホッ！
NO！
ゲホッ
あっ池目！
持病の喘息発作が出ちゃったじゃないか
こらこら換気扇を回さんか
ゲホ
ゲホ
目にしみるっ
もく
もく
もく
フッ
ゲホゲホ
換気扇はどこだっ

解説　第 24 回　感覚麻痺部の温熱刺激と灸の煙

POINT

- 片麻痺、神経根症、高齢などの患者さんは、熱さや痛みを訴えない可能性がある。
- 棒灸を用いる時は、患者さんよりも先に施術者自身の指が熱くなるよう指を添える。
- 灸の煙が大量に発生する鍼灸治療施設では強力な換気装置を設備する。

灸（灸頭鍼や棒温灸などを含む）や温熱治療機器による熱傷の過誤発生頻度は高く、賠償責任保険が適用された例も少なくありません[1)]。「熱かったら言ってください」と患者さんに伝えながら温灸や赤外線照射を行うのは当然なのですが、脳血管障害による片麻痺、椎間板ヘルニアや変形性脊椎症による神経根症、その他の皮膚感覚麻痺を伴う疾患の患者さんは熱さを感じないことを忘れてはいけません。感覚麻痺のある部位に、燃焼中の灸頭鍼の艾が落ちたり棒温灸や赤外線の熱源を近づけ過ぎたりしても、患者さんが「熱い」と訴えないまま熱傷を起こしてしまいます。また、高齢の患者さんの中には温灸や赤外線の熱が少々熱くても、「灸は熱いものだ」と思って何も言わず耐える人もいます。患者さんの「熱いです」という言葉だけを頼りにするのではなく、熱源が近すぎないか、皮膚が異常に発赤していないか、確認を怠らないことです。まずはその温熱療法を自分で試して、熱源と皮膚との適切な距離や作用時間を体験しておくことが重要です。

棒温灸を行う際は、棒灸を持たない手の母指と示指、あるいは示指と中指を開いて皮膚に添えるように軽く接触させ、その指の間に棒灸の燃焼部分をゆっくり近づけたり離したりしながら温めるとよいでしょう。そうすれば、もし刺激過剰になりそうになった時は患者さんよりも先に施術者自身の指が熱くなって気付くからです。

江崎君はここまでのポイントはクリアしていたようです。また、よろけた脳卒中後の患者さんをタイミングよく支えて転倒を防止できたのは見事です。しかし棒温灸ばかり徹底して長くやりすぎたせいか、煙が充満して隣の施術ブースで治療を受けていた池目君にまで影響が及んでしまいました。艾の燃焼による煙は、様々な生物学的活性による疾病治療・予防効果の可能性があるとともに[2)3)]、身体に害を及ぼす成分も含んでいます[4)]。灸頭鍼、箱灸、あるいは棒灸などを多用する鍼灸治療施設では、喘息など気道過敏性のある患者さんへの配慮はもちろんですが、施術者が毎日煙を吸入しながら過ごすことを軽視してはいけません。灸の煙で施術者の咳発作や頭痛発作が誘発された例もありますので、このような施設では強力な換気設備が必要です[5)]。

楳田川院長は、患者さんのことだけでなく、長年粗製艾の煙を吸い続ける従業員の健康管理にも配慮しなければなりませんね。

1）藤原義文. 鍼灸マッサージに於ける医療過誤 現場からの報告. 山王商事. 2004: 114-124.
2）Hitosugi N, et al. Diverse biological activities of moxa extract and smoke. In Vivo 2001; 15: 249-254.
3）仁杉直子, 松本勲. もぐさ（艾）の癌性疼痛効果 煙と香りの謎. Medical ASAHI 2002; 5月号: 33-35.
4）Wheeler J, et al. Does the burning of moxa（Artemisia vulgaris）in traditional Chinese medicine constitute a health hazard? Acupunct Med 2009; 27: 16-20.
5）山下仁, 津嘉山洋. 灸の煙の安全性. 日本醫事新報 2005; 4224: 99-100.

第25回　鍼通電の出力ツマミ操作

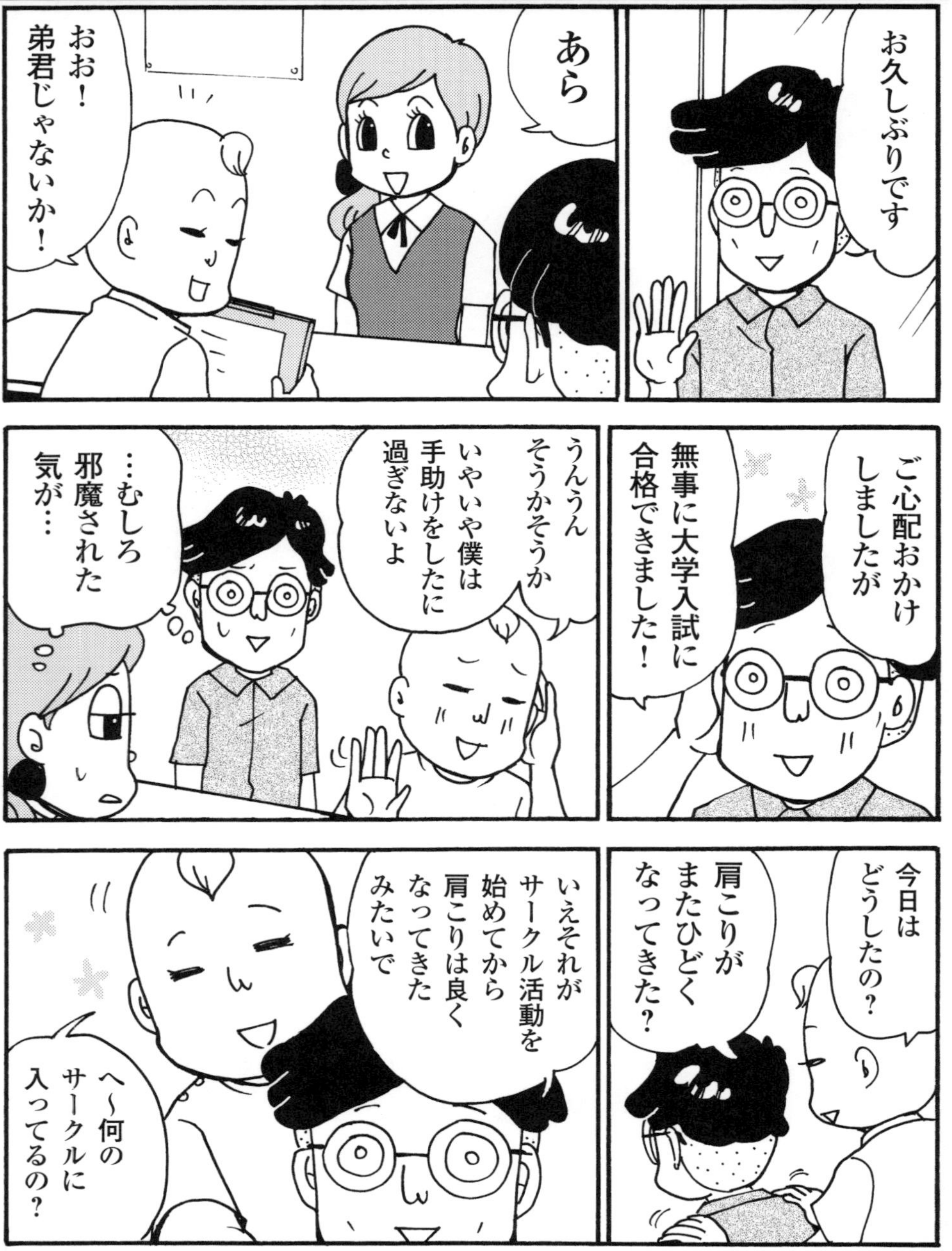
お久しぶりです
あら
おお！弟君じゃないか！
ご心配おかけしましたが
無事に大学入試に合格できました！
うんうん そうかそうか いやいや僕は手助けをしたに過ぎないよ
…むしろ邪魔された気が…
今日はどうしたの？
肩こりがまたひどくなってきた？
いえそれがサークル活動を始めてから肩こりは良くなってきたみたいで
へ～何のサークルに入ってるの？

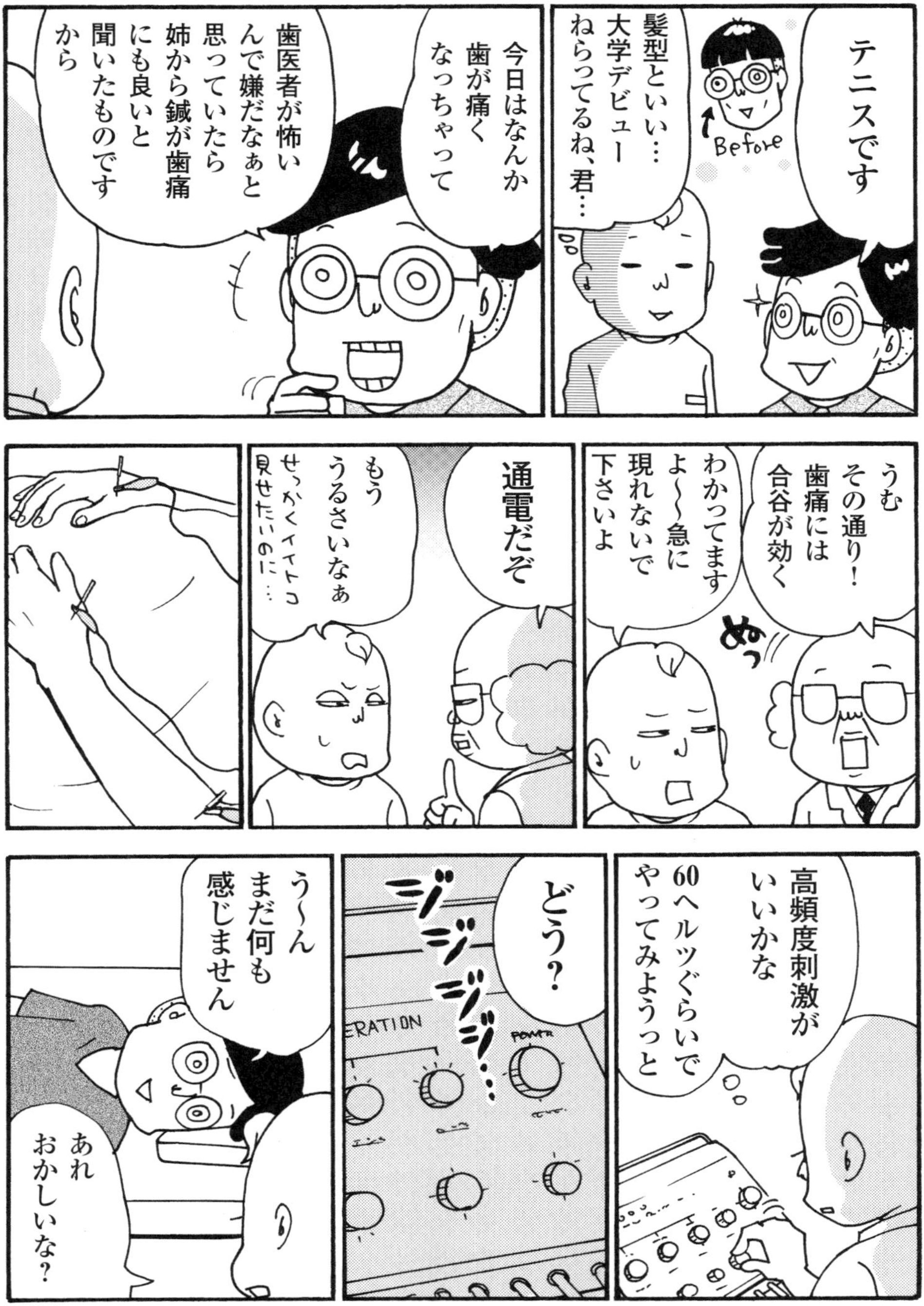
テニスです
Before
髪型といい…大学デビューねらってるね、君…
今日はなんか歯が痛くなっちゃって
歯医者が怖いんで嫌だなぁと思っていたら姉から鍼が歯痛にも良いと聞いたものですから
うむ その通り! 歯痛には合谷が効く
ぬっ
わかってますよ～急に現れないで下さいよ
通電だぞ
もう うるさいなぁ
せっかくイイトコ見せたいのに…
高頻度刺激がいいかな
60ヘルツぐらいでやってみようっと
どう?
ジジジジ…
ERATION
POWER
う～ん まだ何も感じません
あれ おかしいな?

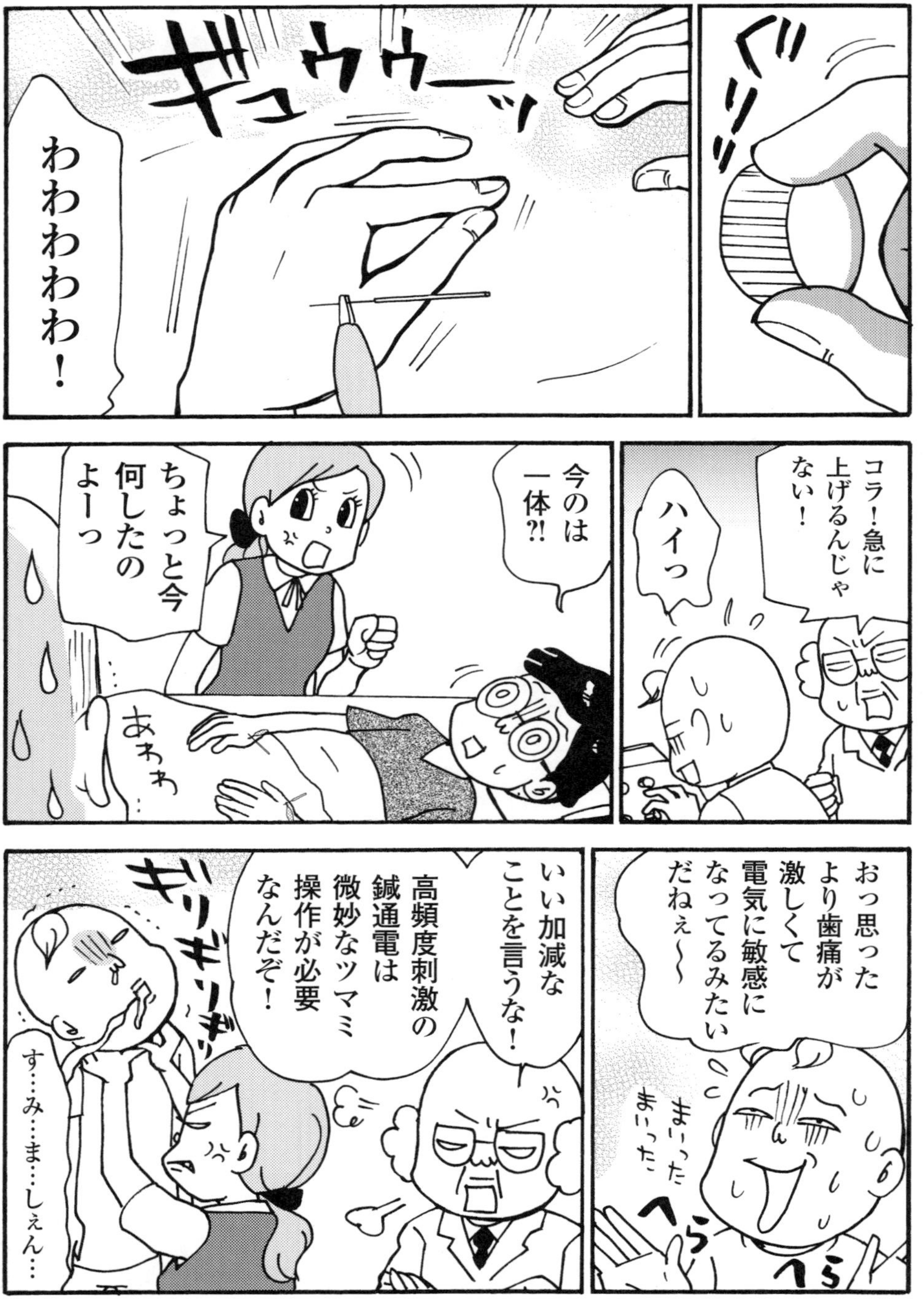
グリリッ
ギュウウーッ
わわわわわわ！
コラ！急に上げるんじゃない！
ハイっ
今のは一体?!
ちょっと今何したのよーっ
あわわ
おっ思ったより歯痛が激しくて電気に敏感になってるみたいだねぇ〜
まいったまいった
へらへら
いい加減なことを言うな！
高頻度刺激の鍼通電は微妙なツマミ操作が必要なんだぞ！
ギリギリギリ
す…み…ま…しぇん…

解説　第25回　鍼通電の出力ツマミ操作

POINT

- 鍼通電に慣れていない患者さんには丁寧に説明し、慎重に施術する。
- 高頻度刺激は突然筋の強縮を起こし、引きつれるような独特の不快感を生じる。
- 患者さんの言葉・表情・反応に注意しながら微妙な出力ツマミ操作を行う。

鍼通電療法については、実験的には低頻度刺激（低い周波数）と高頻度刺激（高い周波数）とでは異なる内因性オピオイドが産生されることが知られていますが、臨床において最も鎮痛効果が得られる鍼通電の周波数というのは、高頻度刺激を支持する結果も低頻度刺激を推奨する論文も存在しており明確ではありません[1]。病態や部位によって至適な周波数が違うのかもしれませんし、個人差も大きいと思われます。少なくとも国内では筋のこり感や冷えなどにはしばしば1〜3Hz程度の低頻度刺激が用いられ、持続的または強い疼痛に対しては50〜100Hz程度の高頻度刺激も試されるようです。どのような周波数を用いるにしても、鍼通電に慣れていない患者さんは「身体に電気を流すの!?」と不安になる可能性があるので、丁寧に説明して慎重に操作すべきです。今回は江崎くんの粗雑なツマミ操作が問題になりました。

低頻度刺激の場合、出力ツマミを徐々に上げていくと刺激感と筋収縮が比較的ゆっくり自覚されるようになります。これに対して、高頻度刺激の場合はギリギリまで何も自覚されず、あるレベルから突然に筋の強縮を起こし、刺鍼部位が引きつれるような独特の不快感を生じる傾向があります。耐えられる範囲内でそのような感覚刺激が起こることは臨床的に重要だと思われます。しかし問題なのは、「あるレベル」とその直前の何も起こらないレベルの差が非常に微妙であり、ツマミをかなりゆっくり回したつもりでもびっくりするような強縮と不快感が突然起こることです。これを初めて経験した患者さんは、驚いて鍼が怖くなったり反射的な体動によって鍼が曲がったりする恐れがあります。ですから患者さんの言葉・表情・反応に注意しながら、微妙な出力ツマミ操作を行う慎重さが求められます。

ところで、心臓ペースメーカー植込みの患者さんに対する鍼通電の安全性については、以前[2,3]と違って主治医に相談して十分な監視の下で行えば実施可能であるという意見[4,5]もあります。しかしまだ確定的な結論は出ていないので、念のため避けたほうが無難でしょう。

それからこれは鍼通電に限ったことではないのですが、鍼による鎮痛効果は器質的疾患が存在しても（つまり膿瘍や腫瘍や損傷があっても）少なくとも短期的鎮痛効果が得られます。したがって、歯痛が鎮痛処置だけでよいのか、歯科の専門的な処置が必要なのかを判断してから鍼灸治療を行うことは言うまでもありません。河合さんの弟の場合は、そのような問題はすでにクリアされているということにしておきましょう。

1) 山下仁. 鍼灸技術のエビデンス 7 鎮痛のための通電刺激法. 鍼灸の世界（桜雲会）2005; 86: 109-118.
2) Fujiwara H, Taniguchi K, et al. The influence of low frequency acupuncture on a demand pacemaker. Chest 1980; 78: 96-97.
3) 山下仁. 英国のThe British Medical Acupuncture Societyの臨床規定. 全日本鍼灸学会雑誌 2002; 52（5）: 515-518.
4) Cummings M. Safety aspects of electroacupuncture. Acupunct Med 2011; 29: 83-85.
5) Vasilakos DG, Fyntanidou BP. Electroacupuncture on a patient with pacemaker: a case report. Acupunct Med 2011; 29: 152-153.

第26回　感染性廃棄物への接触

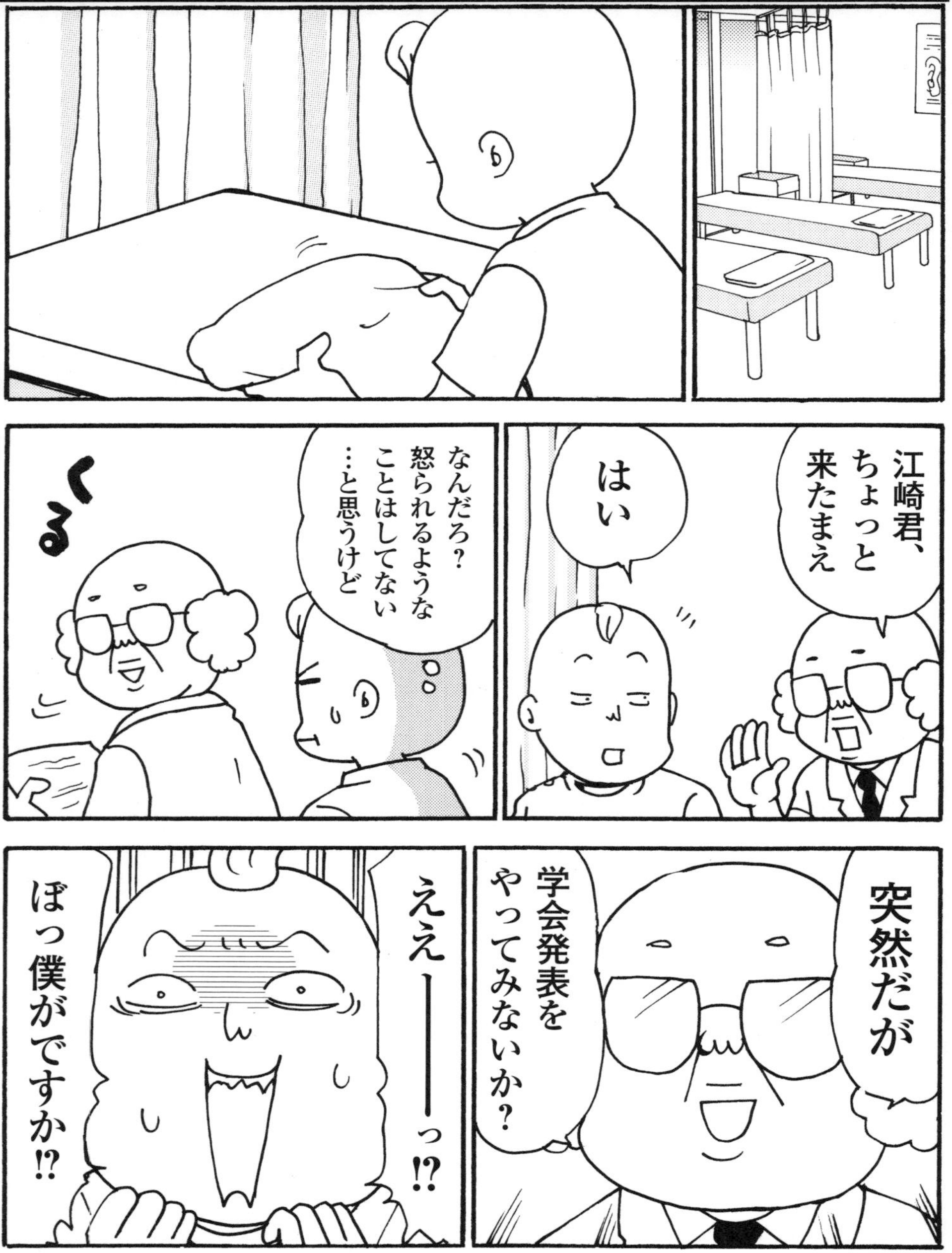

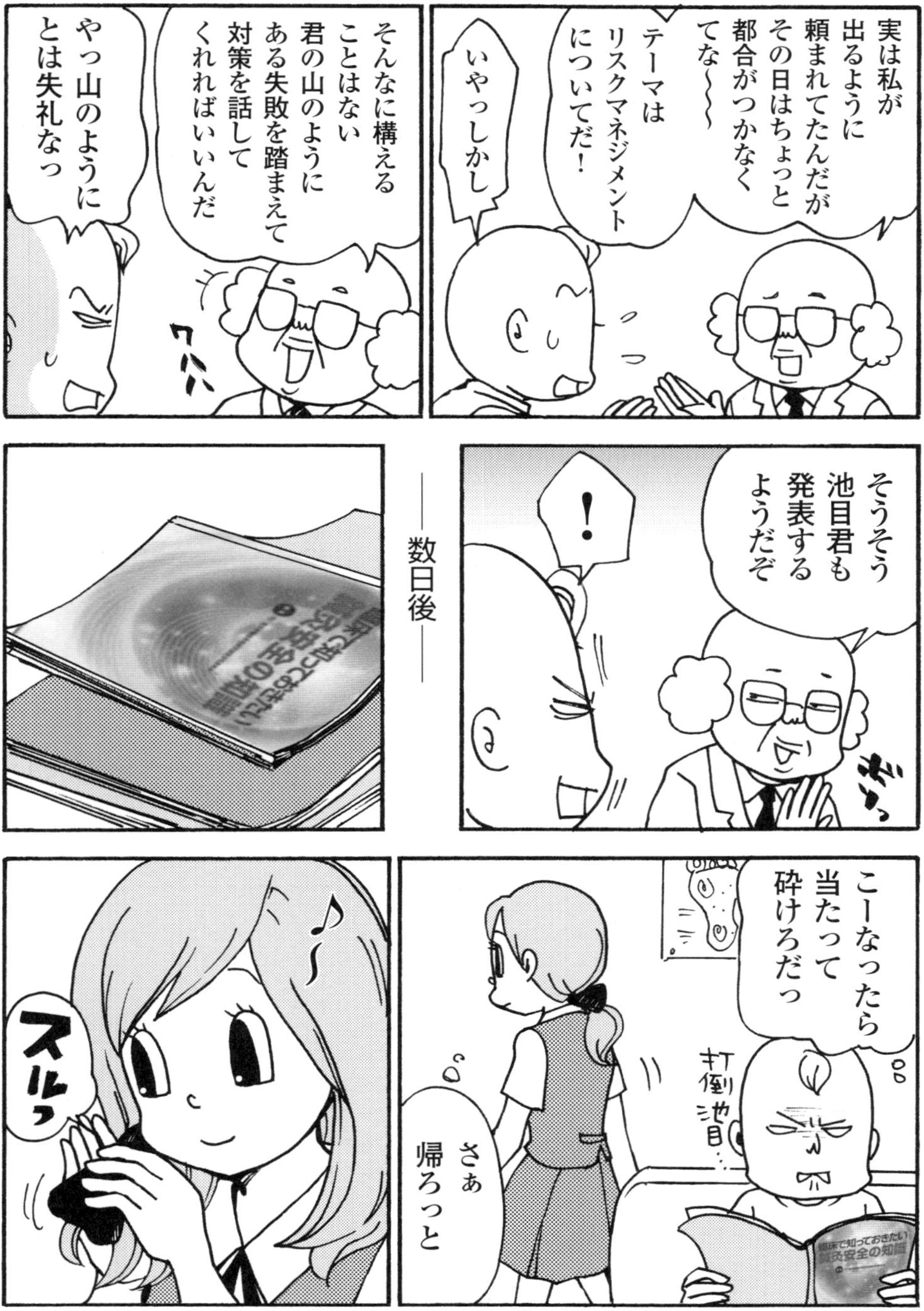
実は私が出るように頼まれてたんだがその日はちょっと都合がつかなくてな〜〜
テーマはリスクマネジメントについてだ！
いやっしかし
そんなに構えることはない君の山のようにある失敗を踏まえて対策を話してくれればいいんだ
やっ山のようにとは失礼なっ
そうそう池目君も発表するようだぞ
！
——数日後——
こーなったら当たって砕けろだっ
打倒池目…
さぁ帰ろっと
臨床で知っておきたい医療安全の知識
スルッ

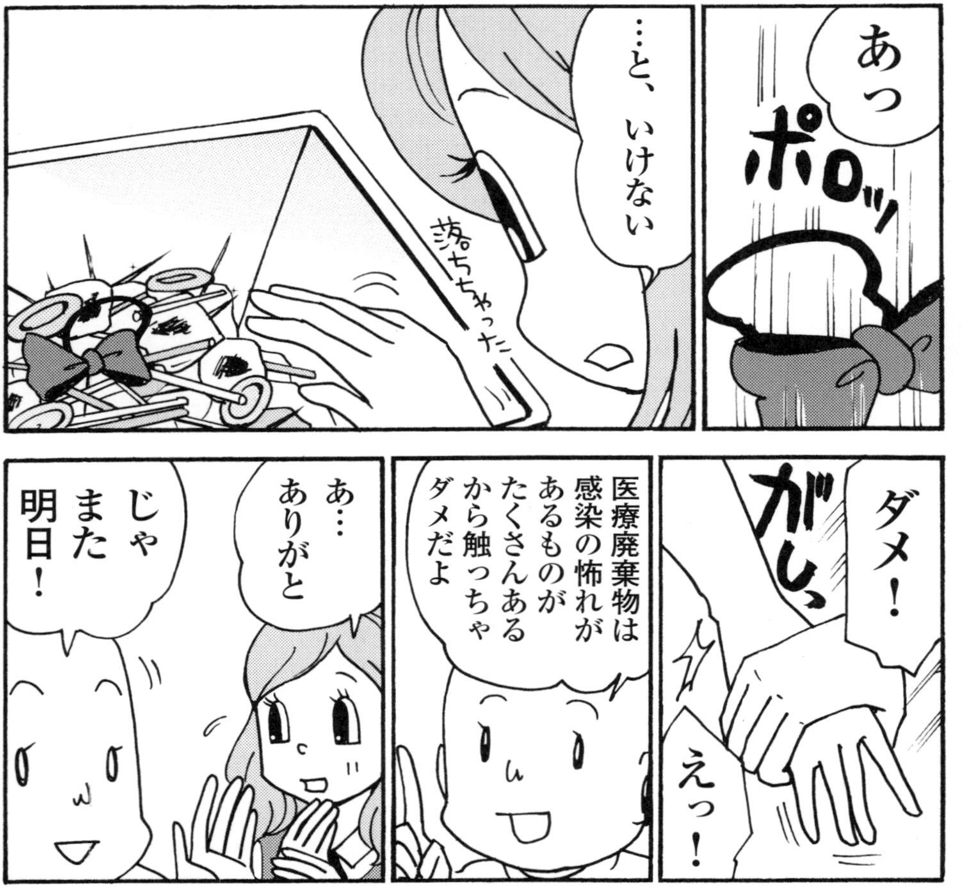

あっ
ポロッ
…と、いけない
落ちちゃった
ダメ！
がしっ
えっ！
医療廃棄物は感染の怖れがあるものがたくさんあるから触っちゃダメだよ
あ…ありがと
じゃ また明日！
…
ドキン
その時、江崎君はたまたまこの資料を読んでいただけなのだが…
廃棄物処理法に基づく感染性廃棄物処理マニュアル
河合さんは知らない…

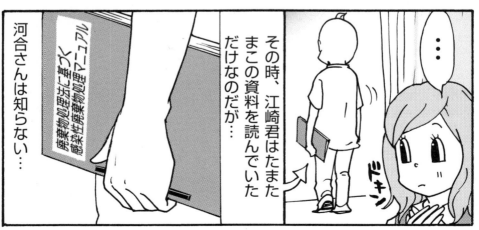

解説　第 26 回　感染性廃棄物への接触

POINT

- 感染性廃棄物は密閉できる耐貫通性のある容器に収納し、移し替えをしない。
- 抜いた鍼は直ちに専用容器に廃棄し、幼児などが容易に接触できないようにする。
- 感染性廃棄物の容器に手を入れない。どうしても触れる必要があるなら道具を使う。

もしかして!?　河合さんの心境に変化の予感です。そして江崎君も、自分が経験した失敗の蓄積が人のためになるかもという新しい展開ですね。

さて、生体に刺鍼した鍼、使用済みの綿花、指サック、ディスポシャーレなど、鍼灸治療の過程で血液・体液と接触してから廃棄するものは、感染するおそれのある病原体が含まれていますから感染性廃棄物であると解釈できます[1),2)]。しかし現時点では、使用済み鍼など鍼灸院から生じる感染性廃棄物に相当するものに関する法的な義務や規定は存在しないため、施術所管轄の保健所の指導あるいは個人の考え方にもとづいて様々な方法で廃棄されているのが現状です[3)]。理想的には一般の医療機関と同様、処理の許可を得ている業者と委託契約をして適正に処理してもらうべきでしょう。感染性廃棄物は密閉できる容器に収納し、一度容器内に収めた感染性廃棄物を移し替えすることは、周辺飛散、流出、誤刺による感染などの危険性があるため行ってはいけません[2)]。また、容器は職員や業者が鍼刺し事故を起こさないよう耐貫通性のあるプラスチック容器とし、感染性廃棄物であることがわかるようにバイオハザードマークを表示すべきです。

本来、感染性廃棄物に素手で接触できてしまうようなフタのない容器を用いるべきではありません。河合さんの髪留めのように、捨てるつもりのないものを容器内に落としてしまうと、つい手を伸ばして使用済みの鍼先で指を突いてしまうような事故が起こってしまいます。特に患者さんが連れてきた幼児はおとなしくしているのに飽きてしまいますから、廃棄してある綿花や鍼などに対しては興味津々で触れようとすることもしばしばです。抜いた鍼は直ちに専用容器に廃棄しましょう。その他の感染性廃棄物の容器や設置場所についても、幼児が容易に接触できないことを基準として決めるべきです。フタを開閉するのが面倒だったり手を触れたくないならば、足踏みペダルによる開閉が可能な感染性廃棄物専用の容器もあります。

もし河合さんのように、感染性廃棄物の容器に何かを落としてしまったら、どうすればいいのでしょうか。ベストアンサーは「あきらめる」です。しかし見捨てることができないような大切な物ならば、とにかく素手で拾い上げようとしないことです。廃棄鍼などで指先を突いてしまうのはこういう時なのです。ピンセットあるいはもっと大きくて長い火ばさみのような道具で取り上げ、血液汚染された膿盆やリネン類（何を落としたかによります）などと同様の滅菌処理を行うべきでしょう。少なくとも素手で触れる前にまず流水でしっかり洗浄してください。

1) 宮本俊和. 行政側から発行された指導要領・通達. 全日本鍼灸学会雑誌 2006; 56（1）: 63-64.
2) 尾崎昭弘, 小松秀人. 廃棄物の処理. 尾崎・坂本・鍼灸安全性委員会編. 鍼灸医療安全ガイドライン. 医歯薬出版 2007: 75-82.
3) 小松秀人. 衛生管理面に関する届出基準および使用済み鍼廃棄のシステム. 全日本鍼灸学会雑誌 2006; 56（1）: 64-65.

第27回 顔の上を通過する施術操作

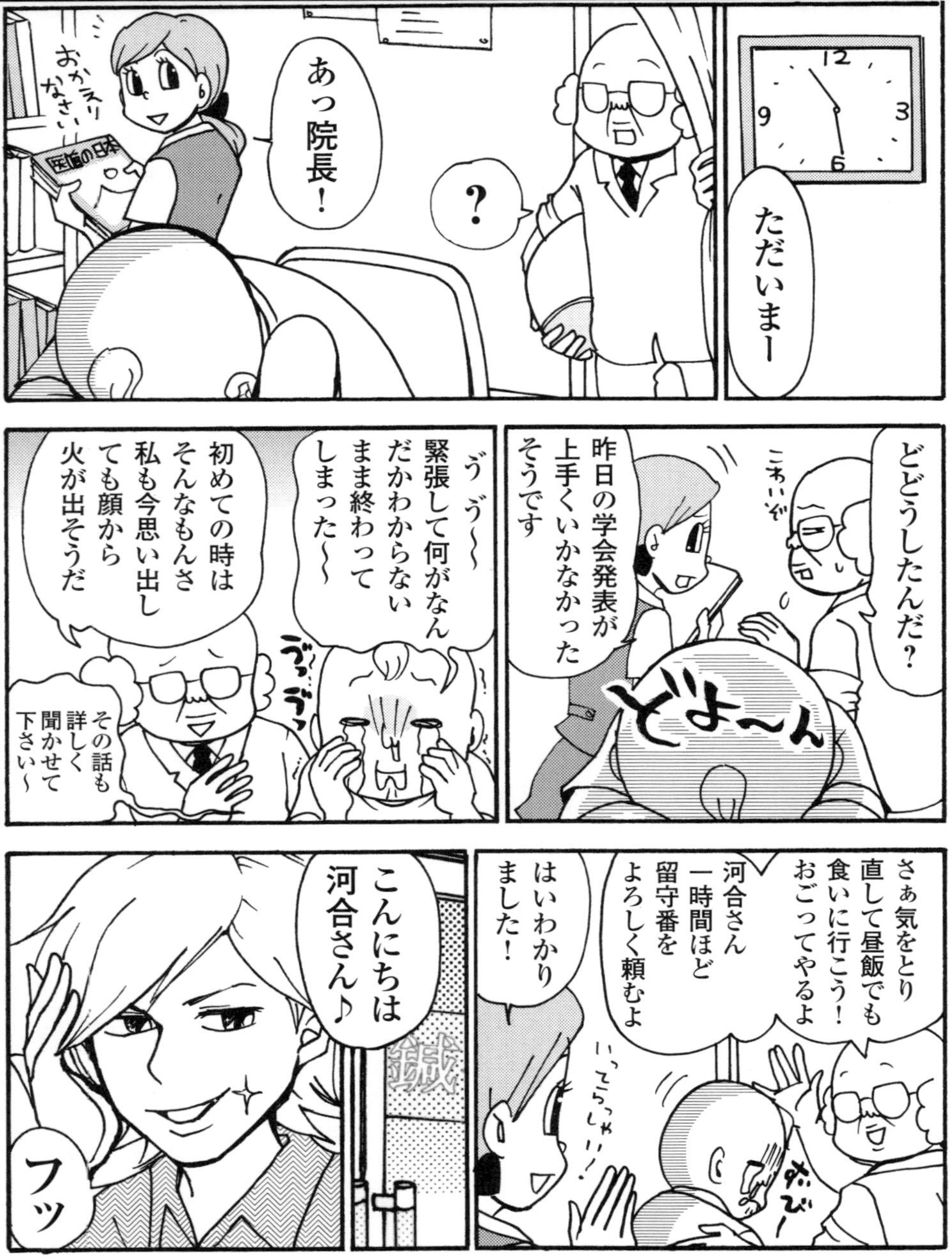
ただいまー
あっ院長！
？
おかえりなさい
どうしたんだ？
こわいぞ
昨日の学会発表が上手くいかなかったそうです
どよ〜ん
うぅ〜緊張して何がなんだかわからないまま終わってしまった〜
初めての時はそんなもんさ 私も今思い出しても顔から火が出そうだ
その話も詳しく聞かせて下さい〜
さぁ気をとり直して昼飯でも食いに行こう！おごってやるよ
河合さん一時間ほど留守番をよろしく頼むよ
はいわかりました！
いってらっしゃい！
こんにちは河合さん♪
フッ

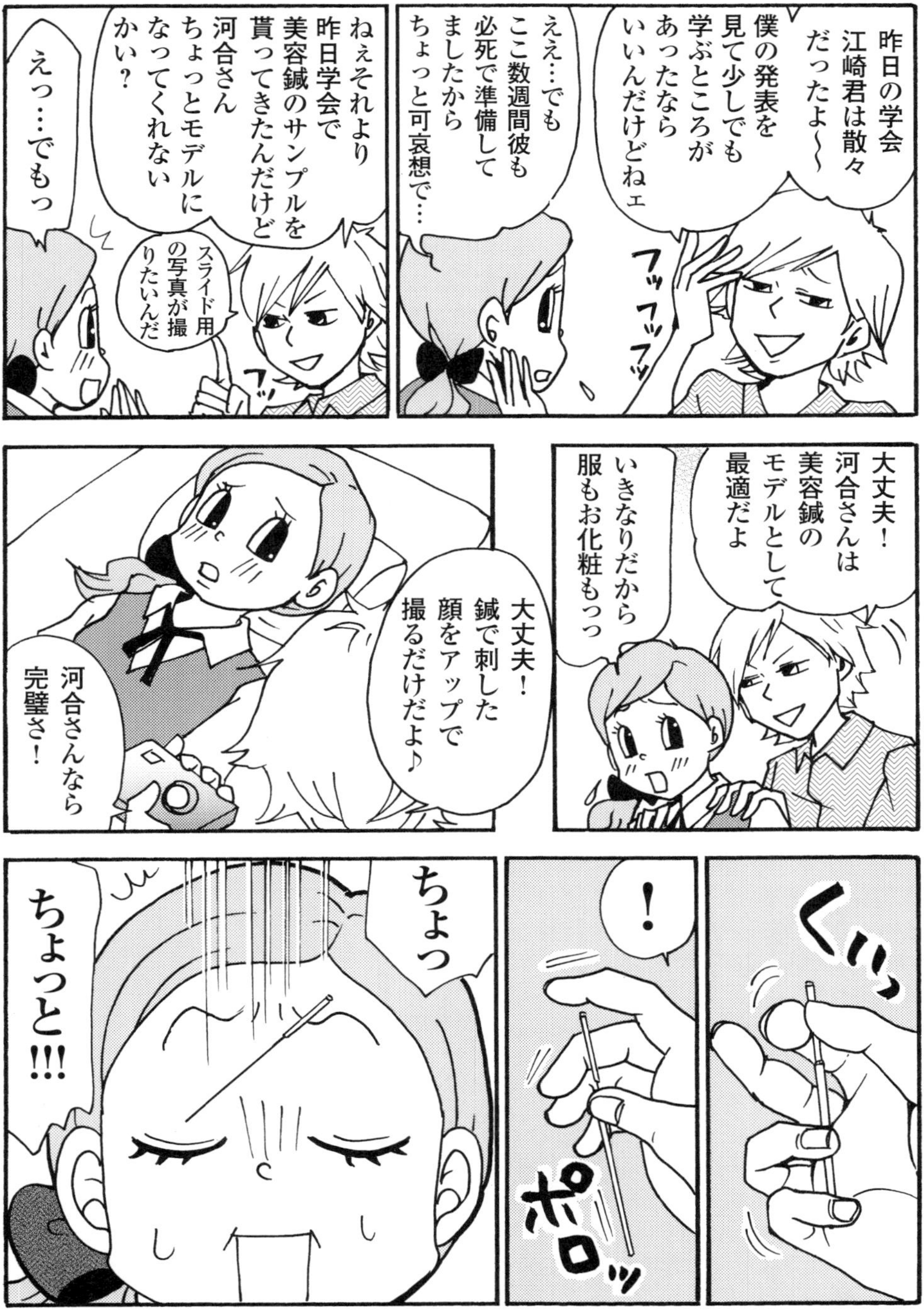
昨日の学会江崎君は散々だったよ〜
僕の発表を見て少しでも学ぶところがあったならいいんだけどねェ
フッフッフッ
ええ…でもここ数週間彼も必死で準備してましたからちょっと可哀想で…
ねぇそれより昨日学会で美容鍼のサンプルを貰ってきたんだけど河合さんちょっとモデルになってくれないかい？
スライド用の写真が撮りたいんだ
えっ…でもっ
大丈夫！河合さんは美容鍼のモデルとして最適だよ
いきなりだから服もお化粧もっっ
大丈夫！鍼で刺した顔をアップで撮るだけだよ♪
河合さんなら完璧さ！
くぃっ
！
ポロッ
ちょっ
ちょっと!!!

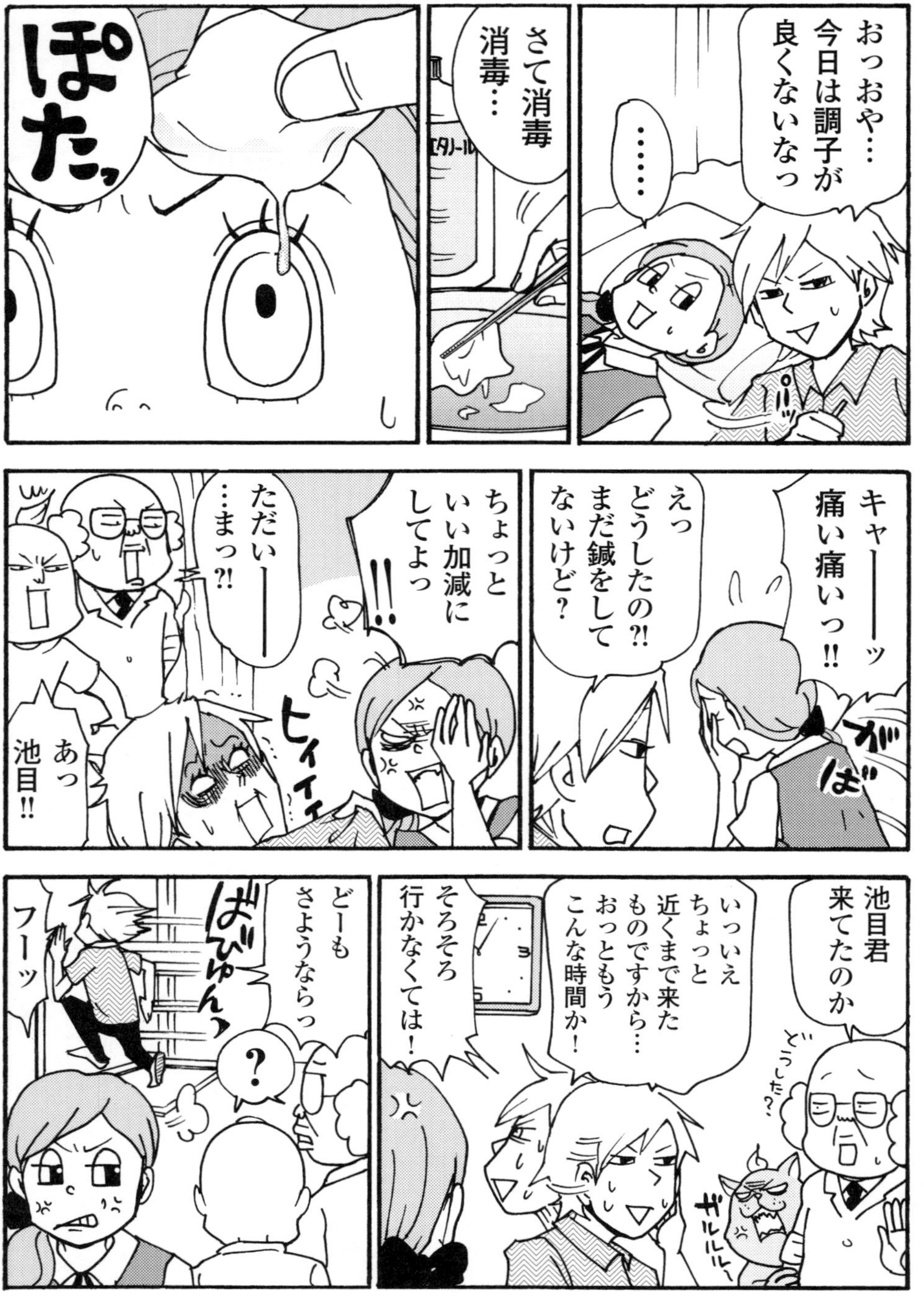
おっおや…今日は調子が良くないなっ
………
パッ
さて消毒 消毒…
ぽたっ
キャーーーッ痛い痛いっ!!
えっ どうしたの?! まだ鍼をしてないけど?
ちょっといい加減にしてよっ
!!
ただいーーー …まっ?!
ヒイイイ
あっ 池目!!
池目君来てたのか
どうした?
いっいえ ちょっと近くまで来たものですから…おっともうこんな時間か!
そろそろ行かなくては!
ガルルルー
どーも さようならっ
ばびゅん
?
フーッ

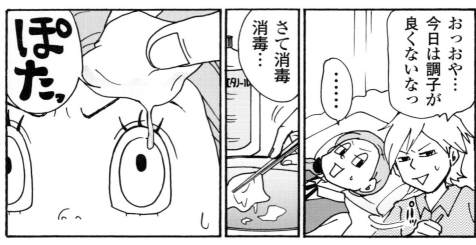

解説　第 27 回　顔の上を通過する施術操作

POINT

- 仰臥している患者さんの顔面の真上で施術操作を行わない。
- 手の動線が顔の上を通過するような状況を作らない。
- フェイルセーフの発想にもとづくリスク回避システムを構築する。

池目君は刺鍼技術がヘタクソだということがついにバレてしまいましたね。しかも患者さん（今回の場合はモデルになった河合さんですが）に害を与えるという最悪な形で露呈してしまいました。一般に危険につながる可能性のある作業を行う場合は、その先に発生し得るリスクを想定して行動することが大切です。池目君の場合、技術の優劣にかかわらず、まず患者さんの顔の上で鍼の挿管操作をしたことに問題があります。もし手をすべらせて鍼や鍼管を落としてしまった場合のことを想定できたならば、少なくとも顔面の真上で操作は行わないはずです。つまり技術の優劣以前の問題であり、リスクの予測ができていなかったのです。

さらに問題だったのは、皮膚消毒をしようとして十分にエタノールのしずくが途切れていない酒精綿を顔の上に持ってきたことです。仰臥している患者さんの眼前で挿管操作することは少ないにしても、一連の刺鍼操作において手の動線が顔の上を横切っている場面は鍼灸臨床研修指導をしていて見かけることがあります。河合さんが受けた被害のように、酒精綿を絞って刺鍼部位に持っていくとき、エタノールのしずくが患者さんの目や鼻や耳に落ちたら大変です。

他にも、たとえば灸頭鍼の燃え尽きた艾を取り上げて灰皿に移動させる場合など、顔面に落下したら厄介なことになります。日常鍼灸臨床で行っている自分の施術動作をよく思い返してみてください。もし施術する手の軌跡が顔の上を通過しているようであれば、それはベッドと治療用ワゴンの配置に問題があるのかもしれません。すぐに配置を変更すべきです。

起こり得るリスクをすべて予測することは現実には困難です。想定外の出来事は数限りなく起こるからです。しかし、すでに教科書やマニュアルに記載されているような一般に認識されているリスクに関しては、操作を間違えても安全か被害を最小限に留めるような仕組みにしておく必要があります。このような仕組みのことをフェイルセーフ（またはフールプルーフ）といいます。たとえば低周波鍼通電装置において、出力ボリュームが上がったままでスタートボタンを押すと赤ランプが点灯して電気が通じないようになっている設計がそれです[1)2)]。

刺鍼操作において手の動線が顔の上を通過しないというルールを作っておくことも、何か落としてしまった時に顔面部へのリスクが回避できるという意味から、フェイルセーフの発想にもとづくシステム構築と言ってよいでしょう。鍼灸臨床には今よりももっとフェイルセーフの仕組みや発想が導入できるところがたくさんあるはずです。

1) 山下仁. 過失は起こるもの!?. 全日本鍼灸学会研究部安全性委員会編. 臨床で知っておきたい鍼灸安全の知識. 医道の日本社. 2009: 5.
2) 山下仁. ヒューマンエラー. 尾崎昭弘・坂本歩・鍼灸安全性委員会編. 鍼灸医療安全対策マニュアル. 医歯薬出版. 2010: 3-9.

第28回　疾患の見落とし

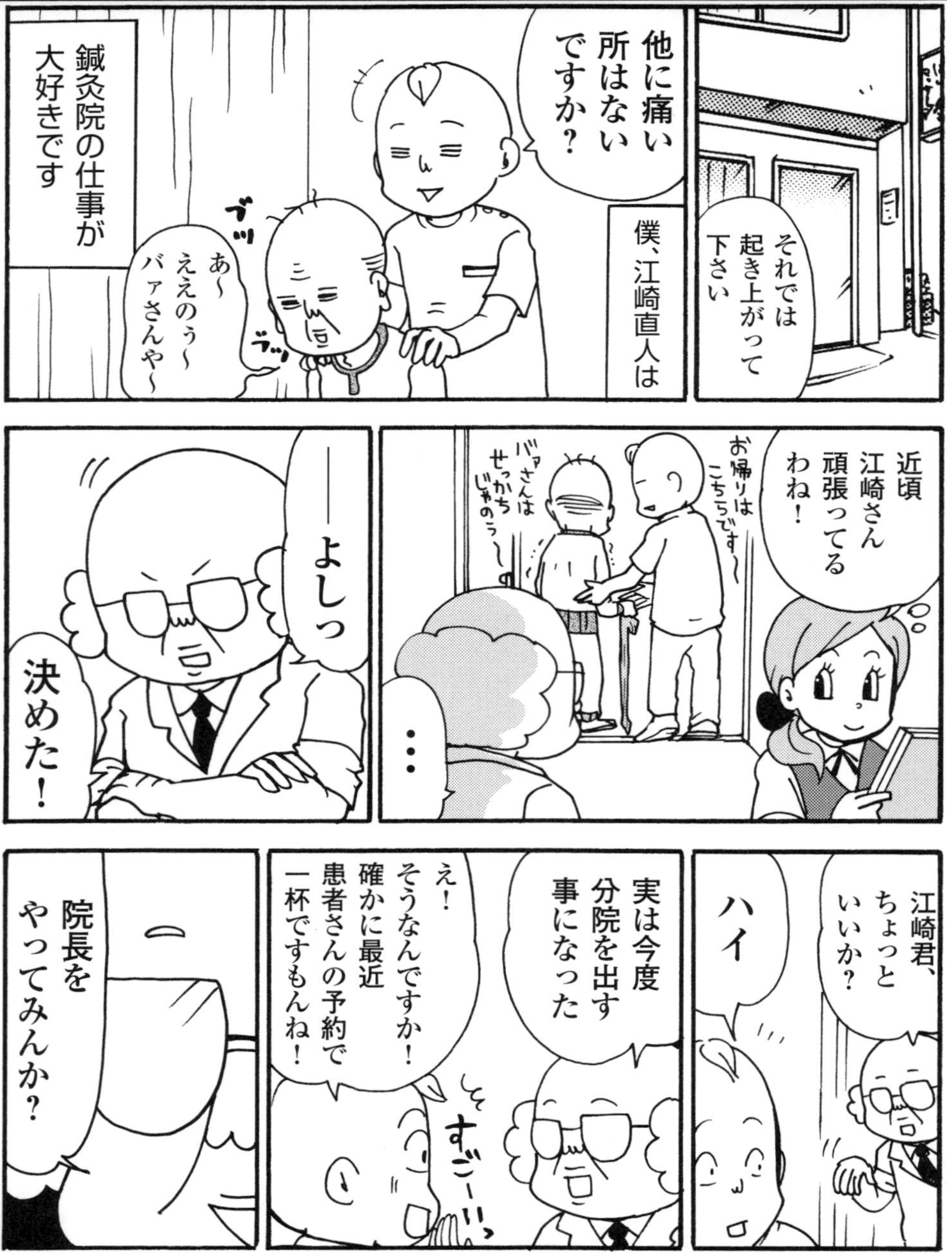
それでは起き上がって下さい
他に痛い所はないですか？
僕、江崎直人は
ブツ
ブツ
あ～ええのぅ～バァさんや～
鍼灸院の仕事が大好きです
近頃江崎さん頑張ってるわね！
お帰りはこちらです～
バァさんはせっかちじゃのぅ～
…
――よしっ
決めた！
江崎君、ちょっといいか？
ハイ
実は今度分院を出す事になった
え！そうなんですか！確かに最近患者さんの予約で一杯ですもんね！
すごー!!
院長をやってみんか？

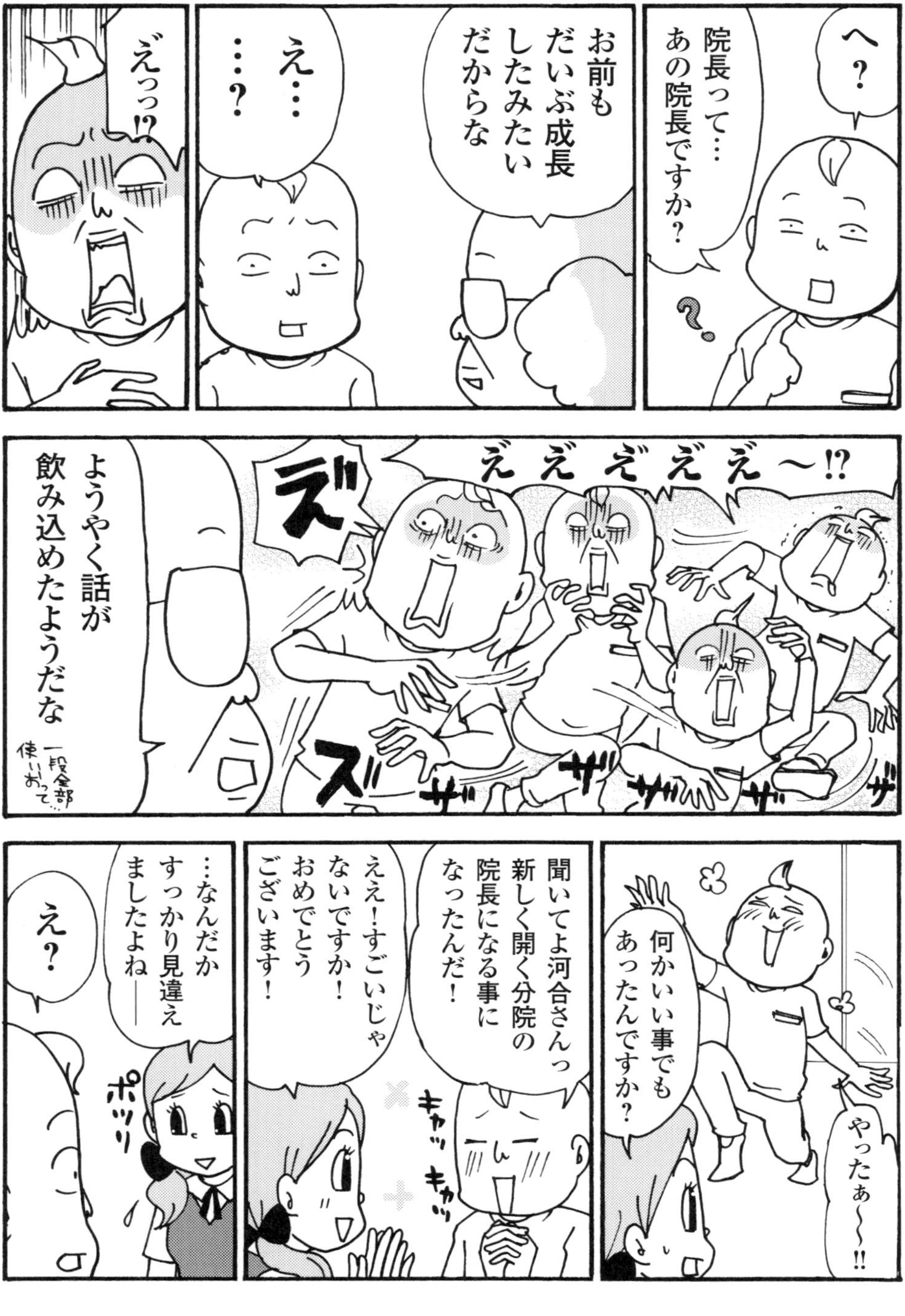
へ？
院長って…あの院長ですか？
お前もだいぶ成長したみたいだからな
え…・・・？
え゙えっっ!?
え゙え゙え゙え゙え゙〜!?
え゙
ようやく話が飲み込めたようだな
一段全部使いおって…
ズ
ザ
ザ
ザ
ザ
何かいい事でもあったんですか？
やったぁ〜〜!!
聞いてよ河合さんっ新しく開く分院の院長になる事になったんだ！
ええ！すごいじゃないですか！おめでとうございます！
キャッ
キャッ
…なんだかすっかり見違えましたよね——
ポツリ
え？

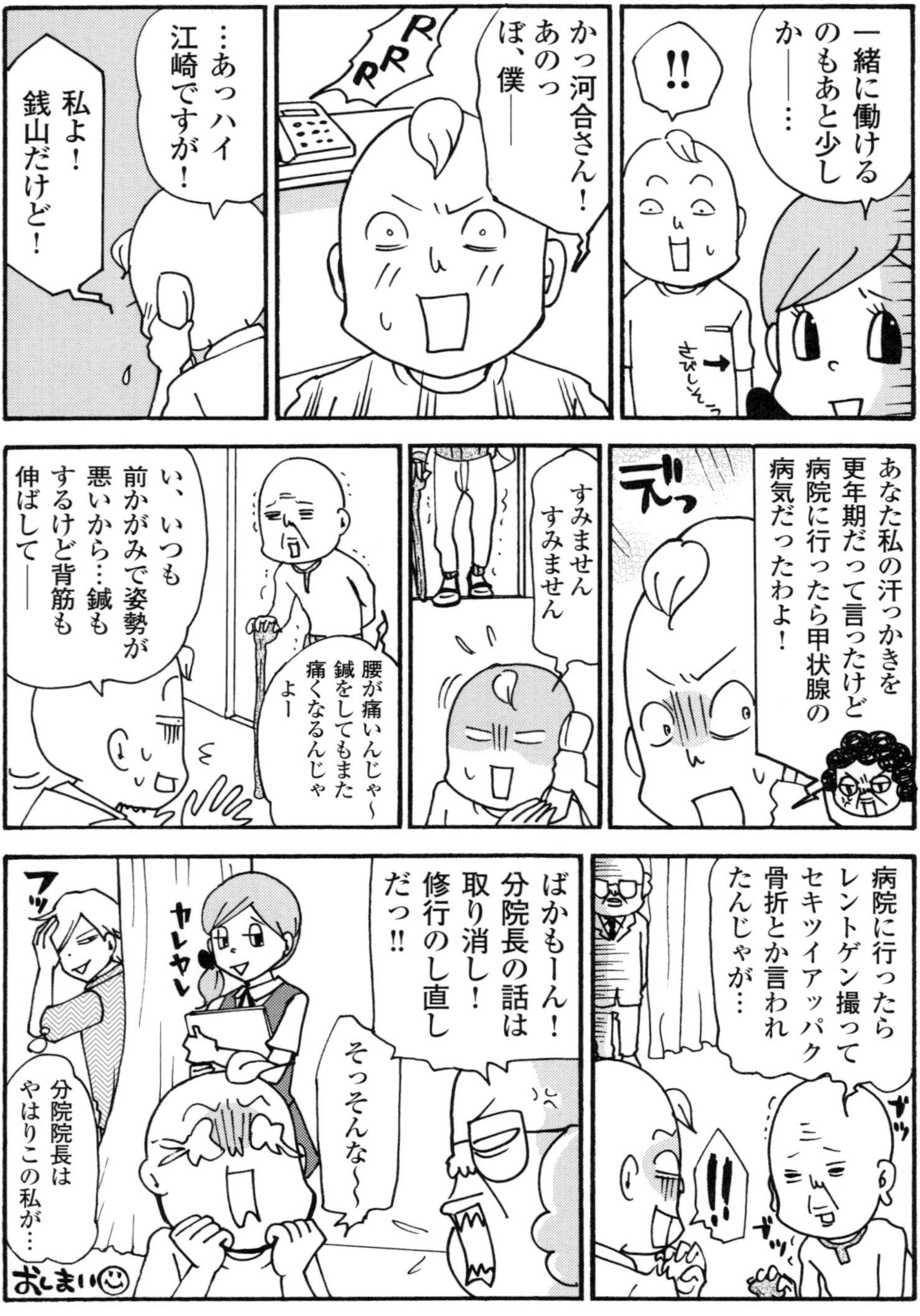
一緒に働けるのもあと少しか――……
!!
きびしそう
RRR
かっ河合さん！あのっぼ、僕――
…あっハイ江崎ですが！
私よ！銭山だけど！
あなた私の汗っかきを更年期だって言ったけど病院に行ったら甲状腺の病気だったわよ！
すみませんすみません
腰が痛いんじゃ～鍼をしてもまた痛くなるんじゃよー
い、いつも前かがみで姿勢が悪いから…鍼もするけど背筋も伸ばして――
病院に行ったらレントゲン撮ってセキツイアッパク骨折とか言われたんじゃが…
!!
ばかもーん！分院長の話は取り消し！修行のし直しだっ!!
そっそんな～
ヤレヤレ
フッ
分院院長はやはりこの私が…
おしまい

解説　第28回　疾患の見落とし

POINT

- 現代医学的検査でしか診断できない病態の患者さんが多くいることを忘れない。
- 処方された薬、検査データのメモ、家族の話から重要な疾患がわかる場合がある。
- 賠償責任保険支払い対象となった施術者はベテランの40～50歳代が多い。

何年か鍼灸臨床を行っていれば、腰痛が尿路結石だったり、全身倦怠感が感染症だったり、心窩部痛が狭心症だったり、背部痛が癌の脊椎転移だったり、下肢のしびれが頚髄症だったり、食欲不振が薬の副作用だったり、気分不良が妊娠だったり（これは病気ではないですが）……ということに気が付かないで施術していて、随分あとになって患者さんや家族から事実を知らされて気まずい思いをすることがあります。もし10年以上臨床を続けているのにそのような経験がない鍼灸師は、来なくなった患者さんはみんな治ったのだと思い込んでいるシアワセな人か、患者さんが事実を伝えるのを申し訳なく思ってしまうほどカリスマ性を帯びた人（すなわち裸の王様[1)]）かもしれません！

鍼灸臨床で血液検査や画像診断や生検は実施しませんから、現代医学的な病名診断を行うことは一部の疾患以外は困難です。そもそも西洋医学的病名診断を行うことは鍼灸師の業務ではありません。しかしながら、少なくとも目の前の患者さんの病態が鍼灸の適応かどうかを判断する知識と経験は必要です。鍼灸は病名に関わらず疼痛その他の症状を緩和できる場合も多いので、早期に検査を受ける機会を逸してしまう可能性があるからです。逆に、たとえ骨折でも高齢者の脊椎圧迫骨折などは鍼灸を継続できますし、一時的でも楽になると喜んでもらえることがあります。それでも診断名や病態を知らないまま施術することは好ましいことではありません。江崎君のように脊椎圧迫骨折の患者さんに背筋を伸ばすよう指導しても、精一杯伸びた状態で円背なのですから、勘違いのアドバイスや手技によって悪化させることもあるのです。

鍼灸師は、問診、望診、理学検査などから鍼灸だけでフォローしていてよいのか常に考え、状況によっては積極的に専門医の受診を勧めるべきです。しかし高齢や未成年の患者さんの場合、医師の説明を正しく理解していなかったり本当の病名や正式な診断名を告げられていなかったりする場合もあります。そんな様子がうかがわれる場合は、処方された薬を見せてもらったり、検査データを持ってきてもらったり、家族に連絡して話を聞いたりすることが必要になることもあります。鍼灸師は現代医療機関をライバル視するのではなく、互いに相補的な役割を担って患者さんが受けるケアの質の向上を目指すべきです。

ところで、ある鍼灸マッサージ賠償責任保険会社のデータによれば、支払い対象となった施術者（すなわち過誤を起こしたとされる鍼灸師・マッサージ師）の年齢層で最も多いのは40歳代、次いで多いのが50歳代です[2)]。ベテラン鍼灸師はこのことを決して忘れてはいけません。

1）山下仁．治療効果の正しい評価．現代鍼灸臨床試論．桜雲会出版部．2005, p.35-42.
2）藤原義文．鍼灸マッサージに於ける医療過誤 現場からの報告．山王商事．2004, p.15-19.

番外編① 楳田川青年の事件簿

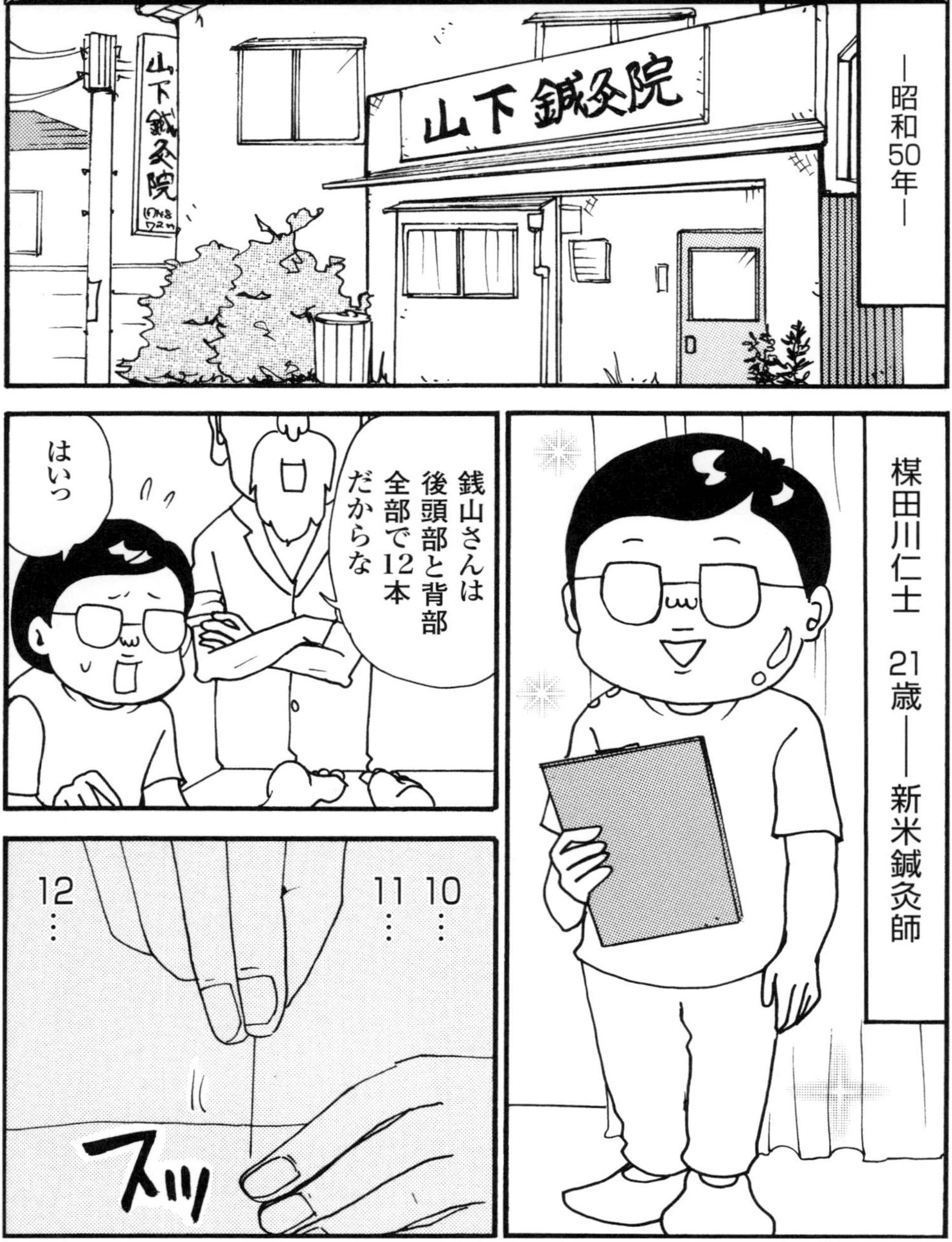

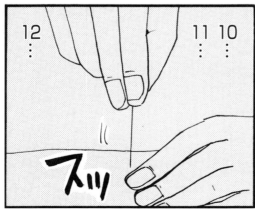

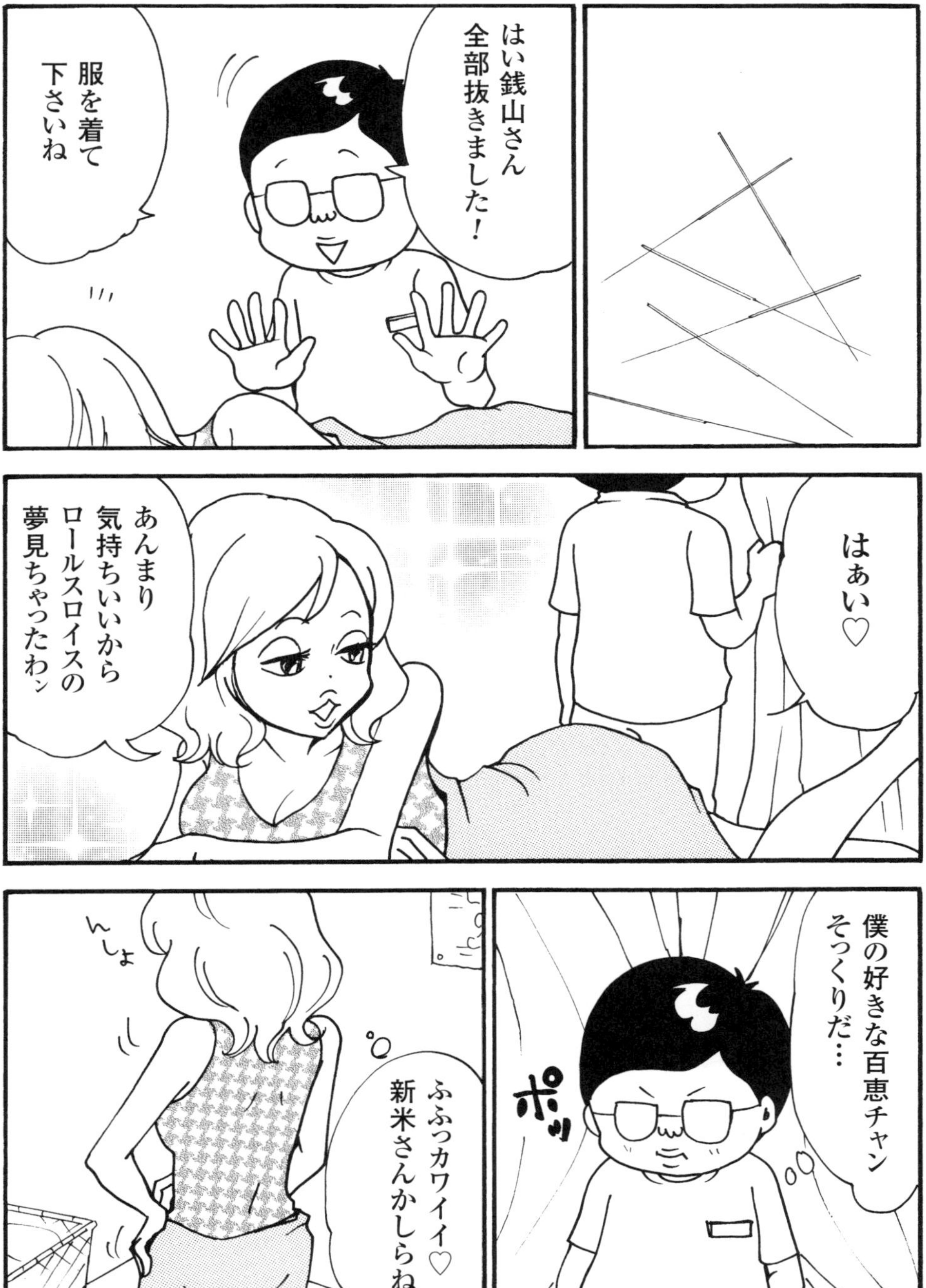
はい銭山さん
全部抜きました！
服を着て
下さいね
はぁい♡
あんまり
気持ちいいから
ロールスロイスの
夢見ちゃったわン
僕の好きな百恵チャン
そっくりだ…
ポッ
んしょ
ふふっカワイイ♡
新米さんかしらね

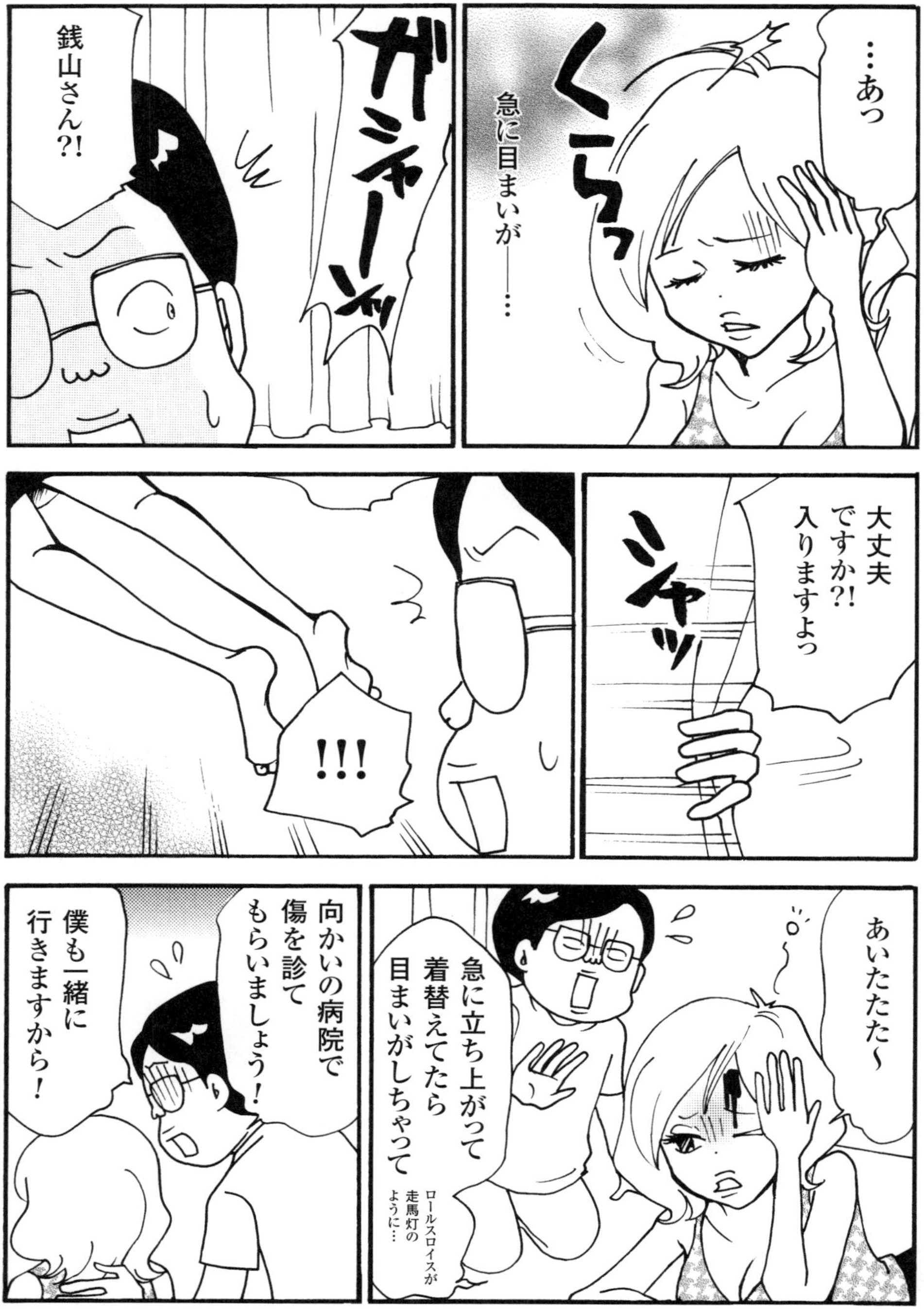
…あっ
くらっ
急に目まいが——…
ガシャーン
銭山さん?!
大丈夫ですか?! 入りますよっ
シャッ
!!!
あいたたた〜
急に立ち上がって着替えてたら目まいがしちゃって
ロールスロイスが走馬灯のように…
向かいの病院で傷を診てもらいましょう!
僕も一緒に行きますから!

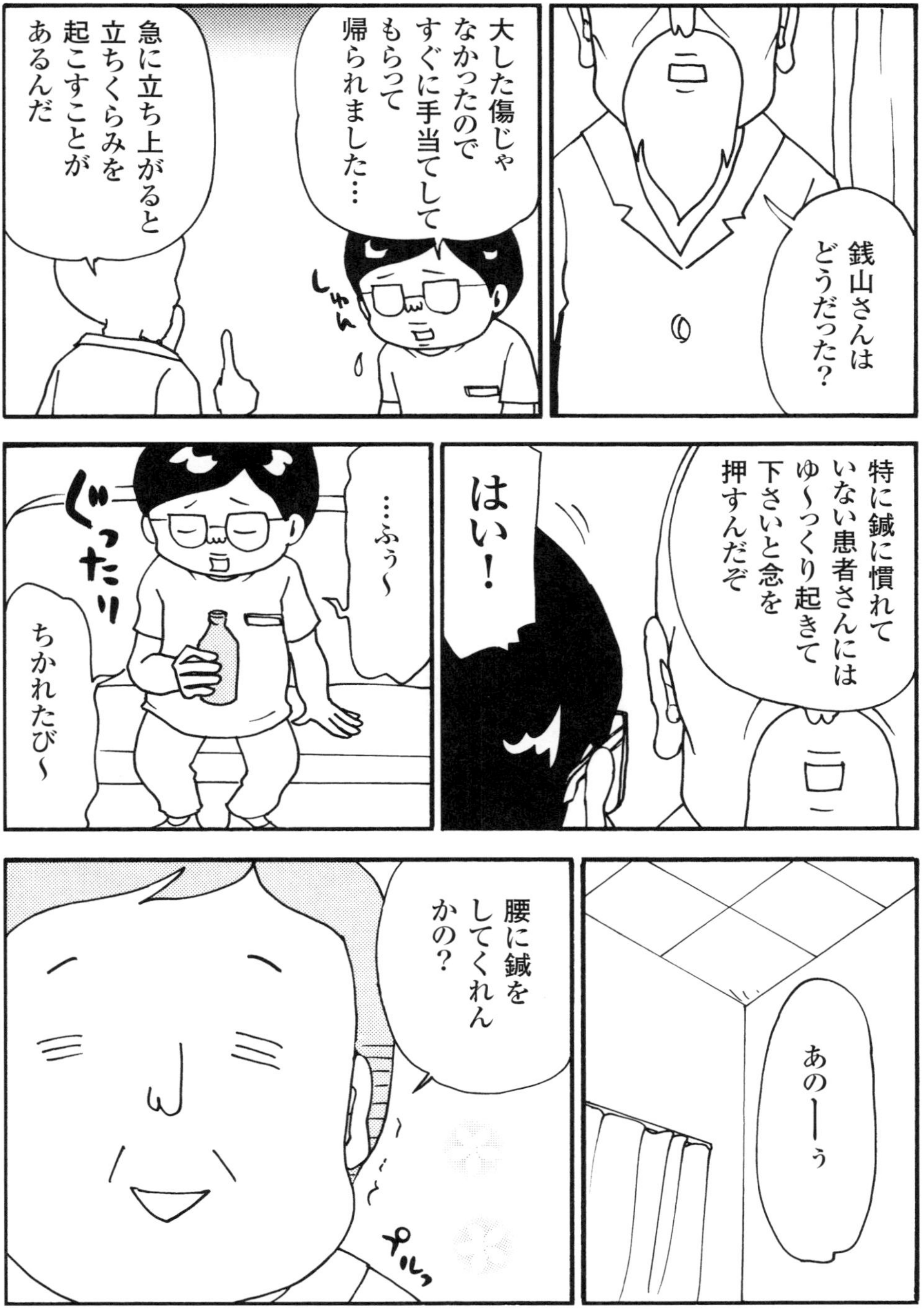

銭山さんはどうだった？
大した傷じゃなかったのですぐに手当てしてもらって帰られました…
しゅん
急に立ち上がると立ちくらみを起こすことがあるんだ
特に鍼に慣れていない患者さんにはゆ～っくり起きて下さいと念を押すんだぞ
はい！
…ふぅ～
ぐったり
ちかれたび～
あのーーぅ
腰に鍼をしてくれんかの？
プルっ

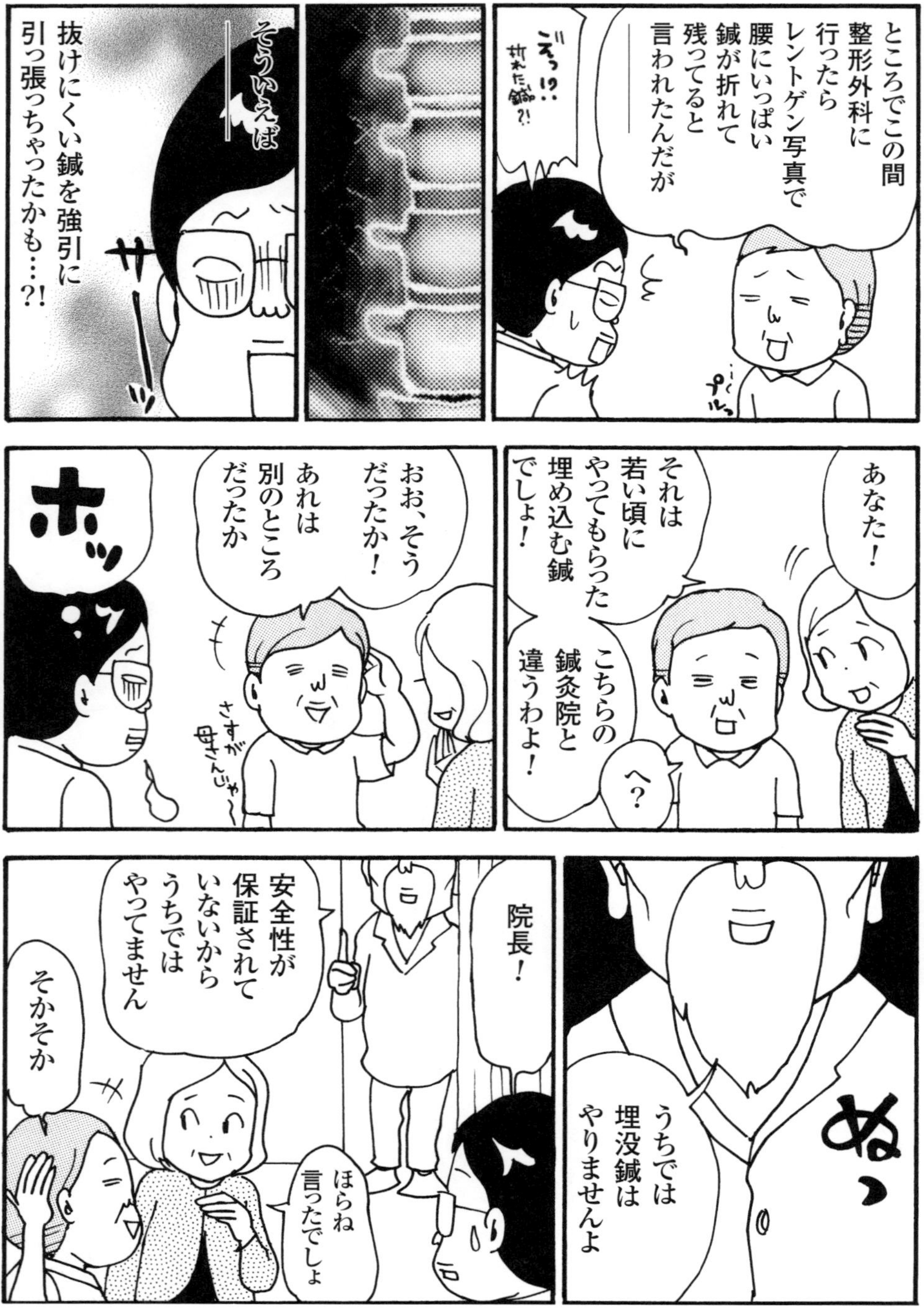
ところでこの間整形外科に行ったらレントゲン写真で腰にいっぱい鍼が折れて残ってると言われたんだが――
えっ!?折れた鍼?!
プルっ
そういえば――
抜けにくい鍼を強引に引っ張っちゃったかも…?!
あなた!
それは若い頃にやってもらった埋め込む鍼でしょ!
こちらの鍼灸院と違うわよ!
へ?
おお、そうだったか!あれは別のところだったか
ホッ
さすが母さんじゃ〜
ぬっ
うちでは埋没鍼はやりませんよ
院長!
安全性が保証されていないからうちではやってません
そかそか
ほらね言ったでしょ

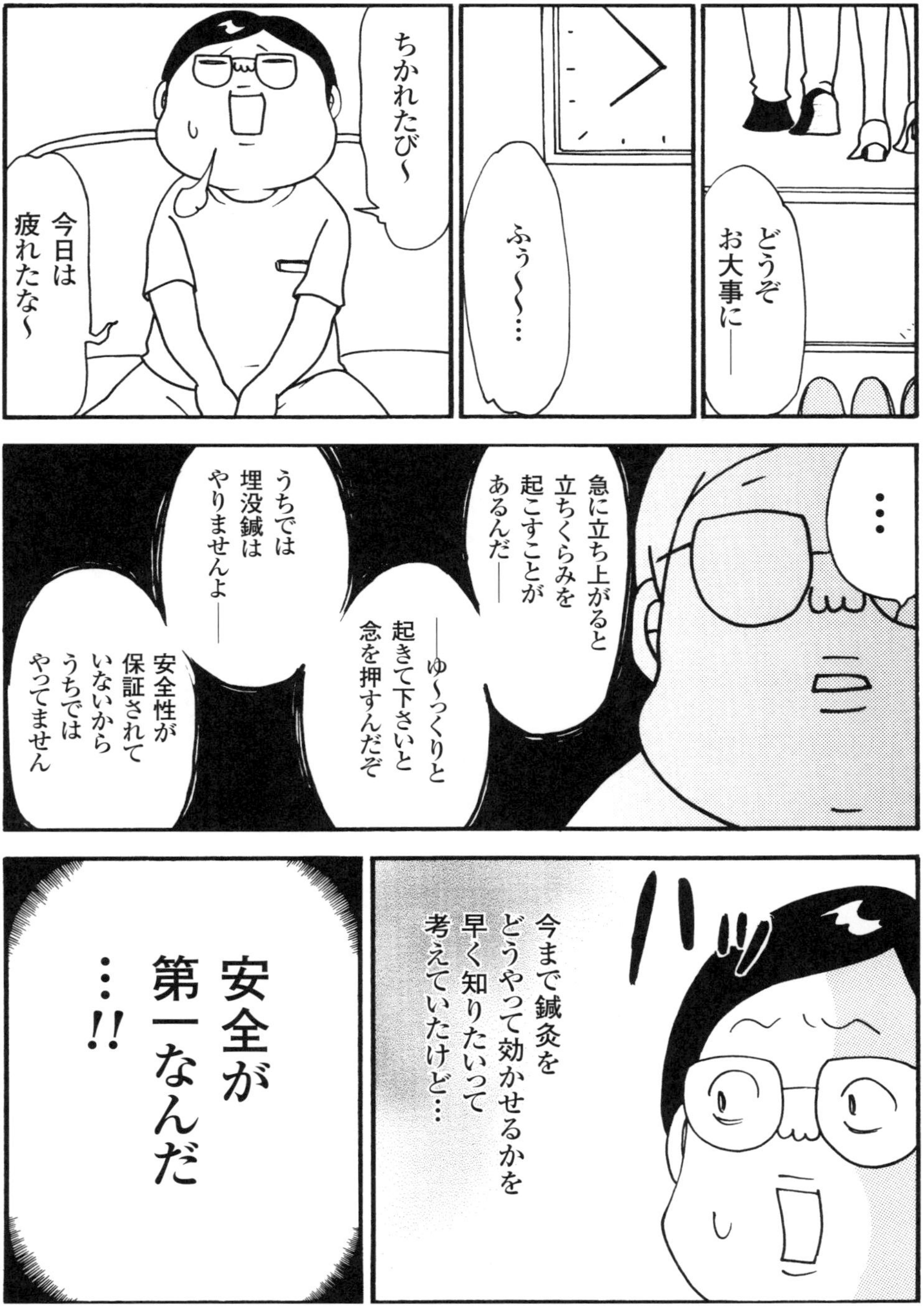
どうぞ
お大事に――
ふう～～…
ちかれたび～
今日は疲れたな～
…
急に立ち上がると立ちくらみを起こすことがあるんだ――
――ゆ～っくりと起きて下さいと念を押すんだぞ
うちでは埋没鍼はやりませんよ――
安全性が保証されていないからうちではやってません
ハッ
今まで鍼灸をどうやって効かせるかを早く知りたいって考えていたけど…
安全が第一なんだ…!!

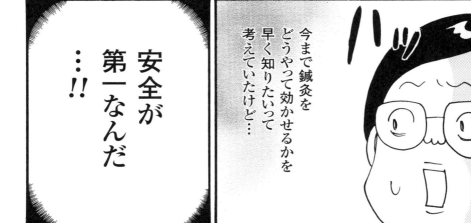

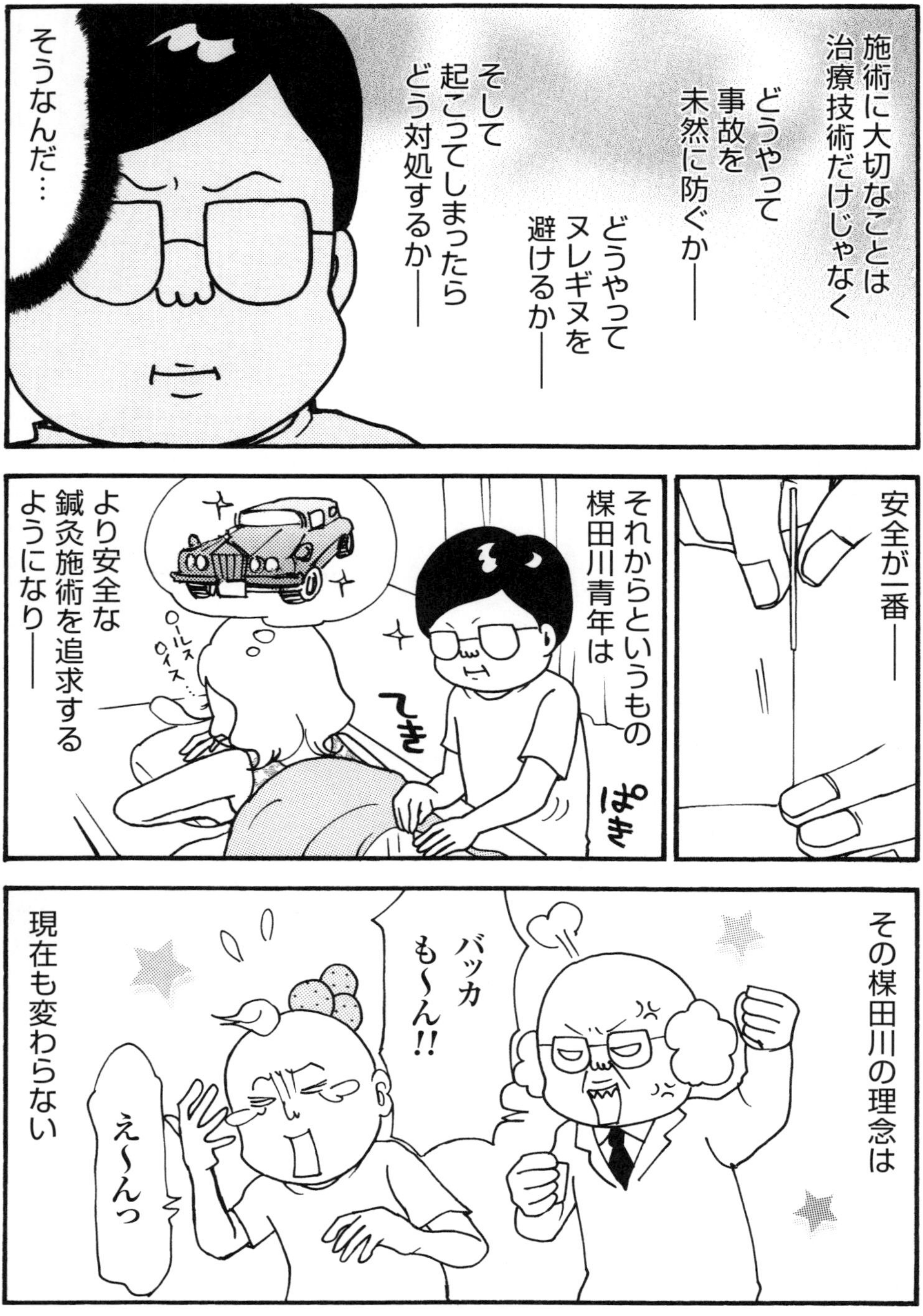
施術に大切なことは
治療技術だけじゃなく
どうやって
事故を
未然に防ぐか――
どうやって
ヌレギヌを
避けるか――
そして
起こってしまったら
どう対処するか――
そうなんだ…
安全が一番――
それからというもの
楳田川青年は
ぱき
てき
ロールスロイス…
より安全な
鍼灸施術を追求する
ようになり――
その楳田川の理念は
バッカも～ん!!
え～んっ
現在も変わらない

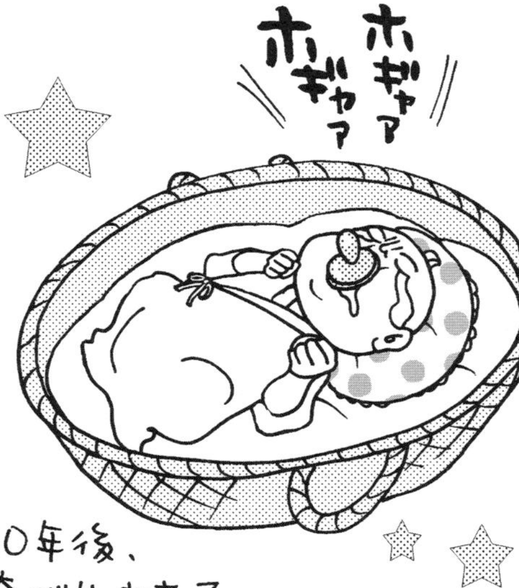

その10年後、
江崎が生まれる…

番外編② 手指の衛生管理

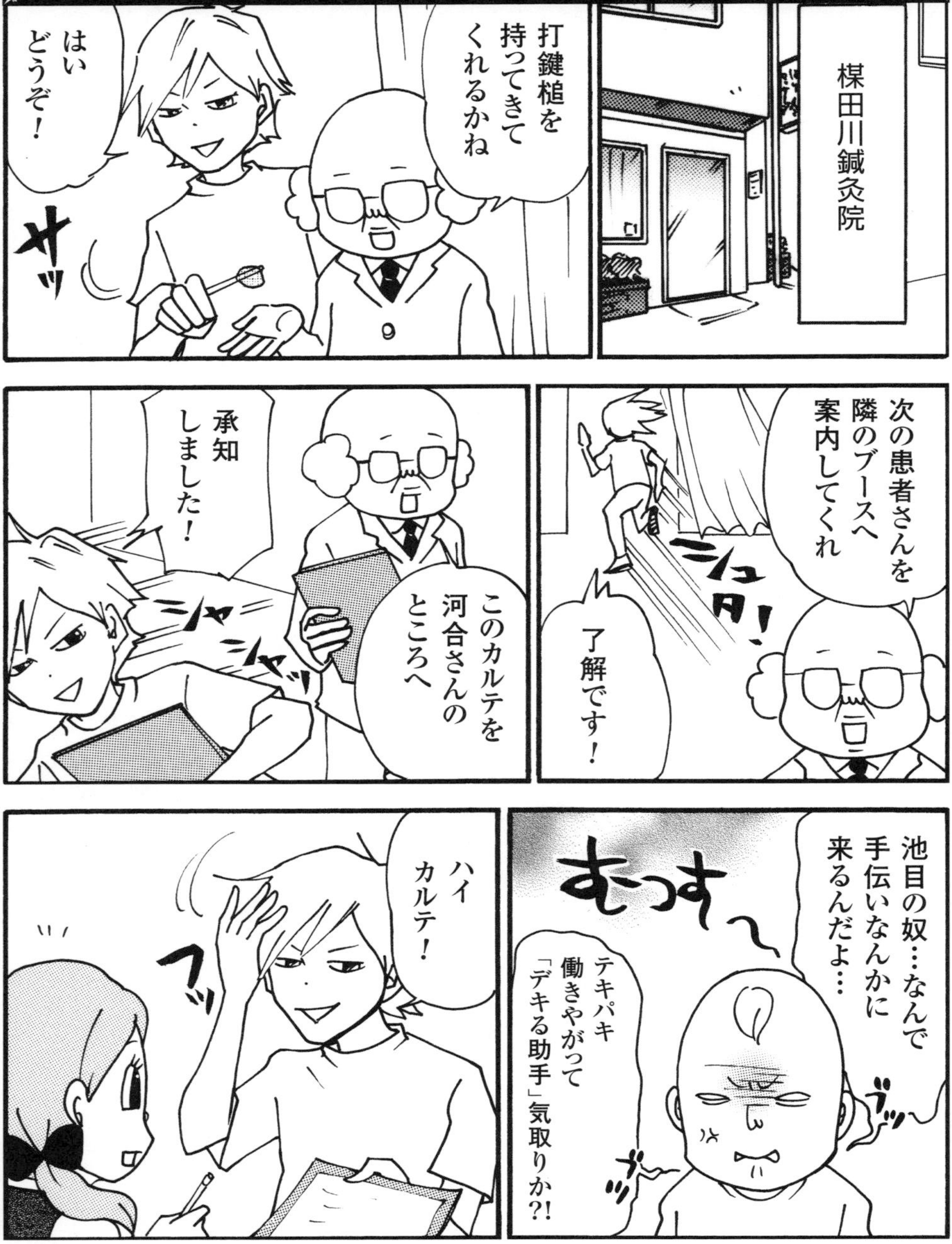
楳田川鍼灸院
打鍵槌を持ってきてくれるかね
はい どうぞ!
サッ
次の患者さんを隣のブースへ案内してくれ
了解です!
シュタ!
このカルテを河合さんのところへ
承知しました!
シャ シャッ
池目の奴…なんで手伝いなんかに来るんだよ…
むっす～
テキパキ働きやがって「デキる助手」気取りか?!
ハイ カルテ!

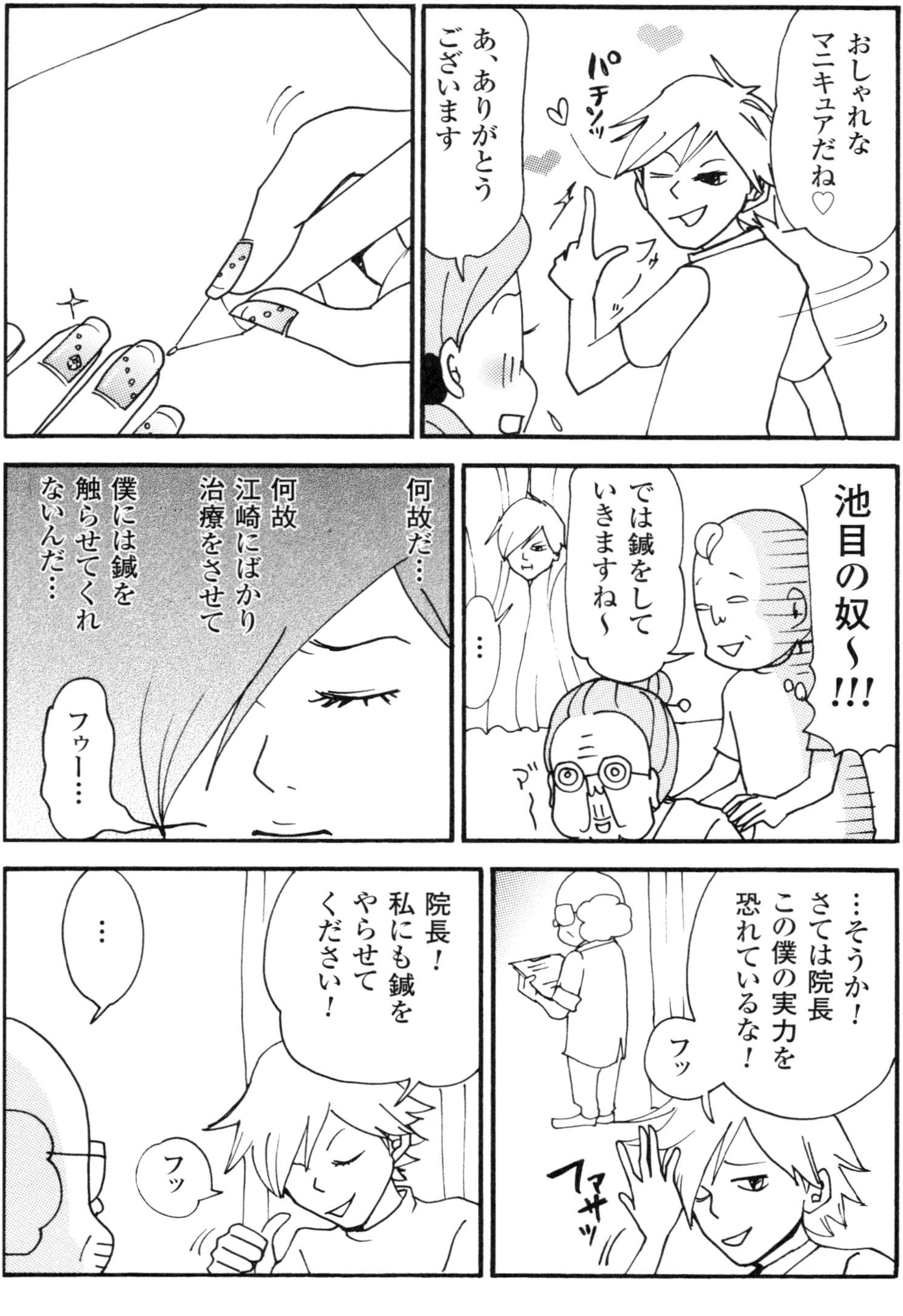
おしゃれなマニキュアだね♡
パチンッ
あ、ありがとうございます
池目の奴～!!!
では鍼をしていきますね～
…
何故だ…
何故江崎にばかり治療をさせて
僕には鍼を触らせてくれないんだ…
フゥー…
…そうか！さては院長この僕の実力を恐れているな！
フッ
ファサッ
院長！私にも鍼をやらせてください！
…
フッ

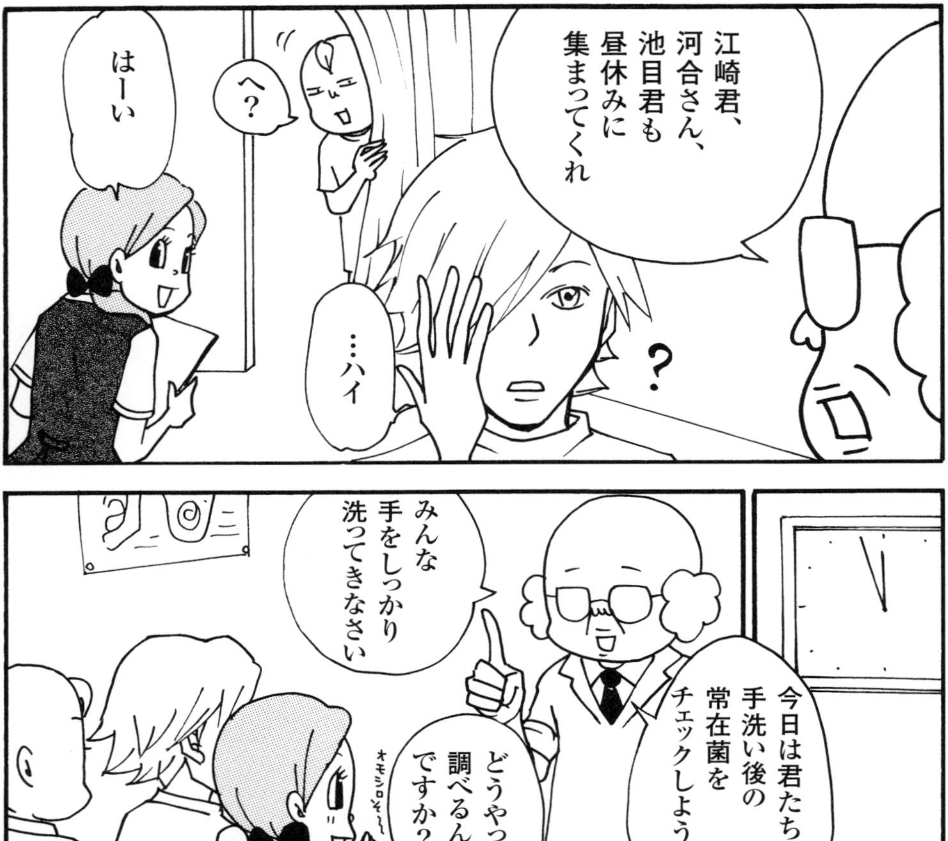
江崎君、河合さん、池目君も昼休みに集まってくれ
?
へ?
…ハイ
はーい
今日は君たちの手洗い後の常在菌をチェックしよう!
みんな手をしっかり洗ってきなさい
どうやって調べるんですか?
オモシロそ〜
にゅるっ
手はしっかり洗わないとね
ゴシ
ゴシ
はーい
ゴシ
ゴシゴシ

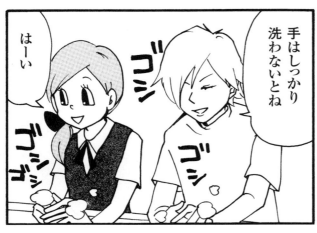

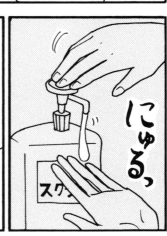

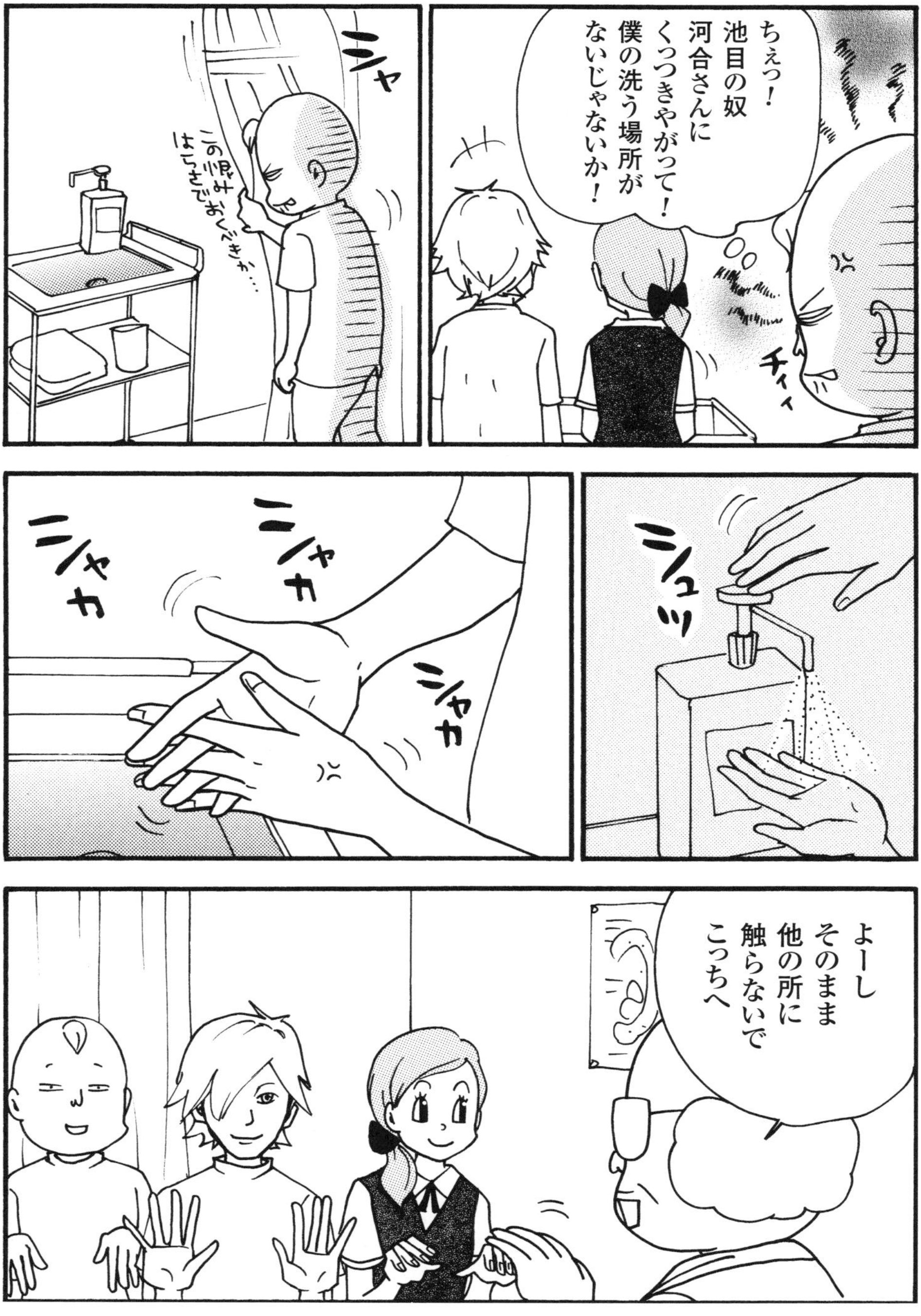
ちぇっ！
池目の奴
河合さんに
くっつきやがって！
僕の洗う場所が
ないじゃないか！
チィィ
シャ
この恨み
はらさでおくべきか……
シュッ
シャカ
シャカ
シャカ
よーし
そのまま
他の所に
触らないで
こっちへ

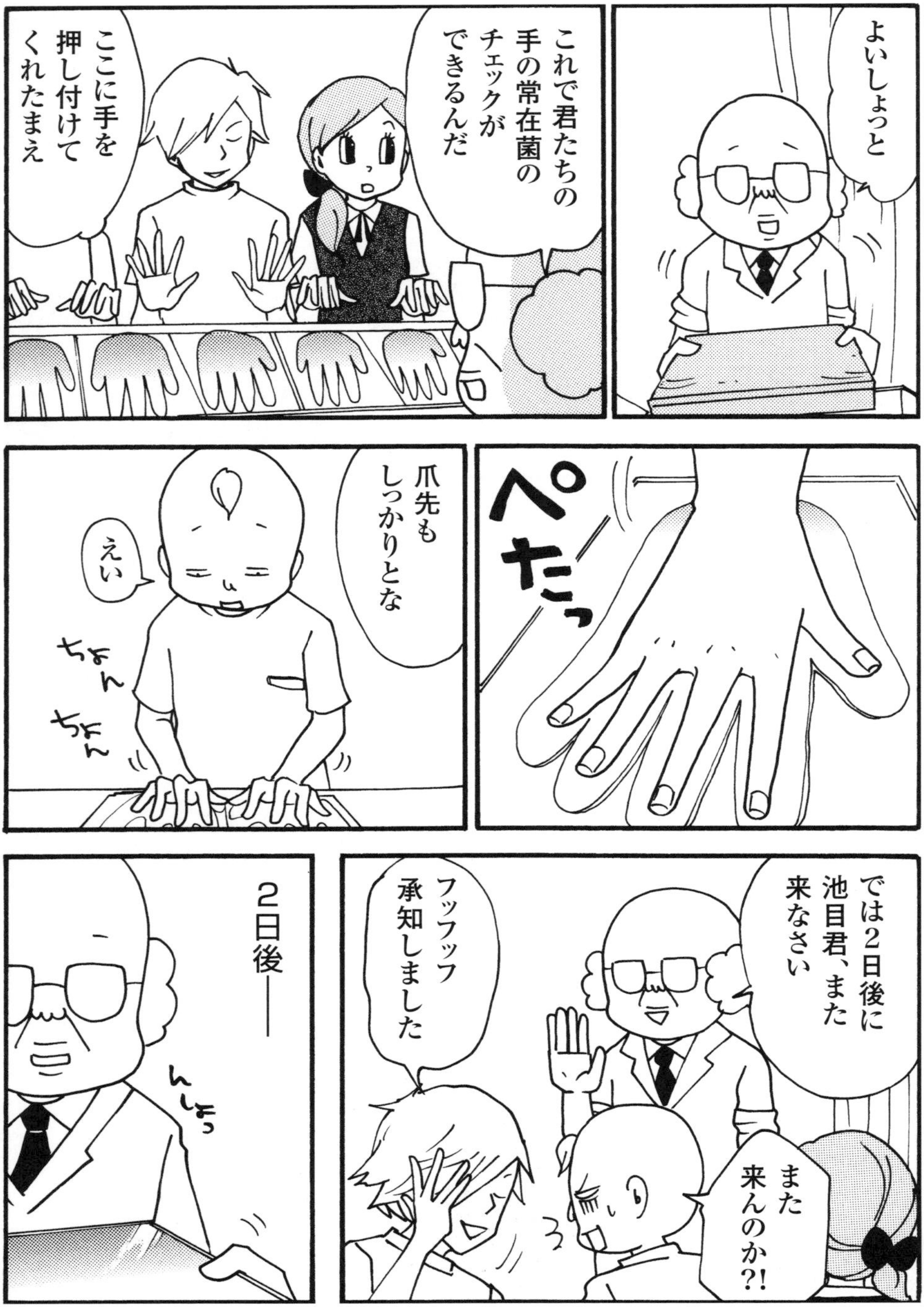

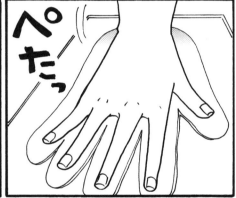

よいしょっと
これで君たちの手の常在菌のチェックができるんだ
ここに手を押し付けてくれたまえ
ぺたっ
爪先もしっかりとな
えい
ちょん
ちょん
では2日後に池目君、また来なさい
フッフッフ承知しました
また来んのか?!
2日後——
んしょっ

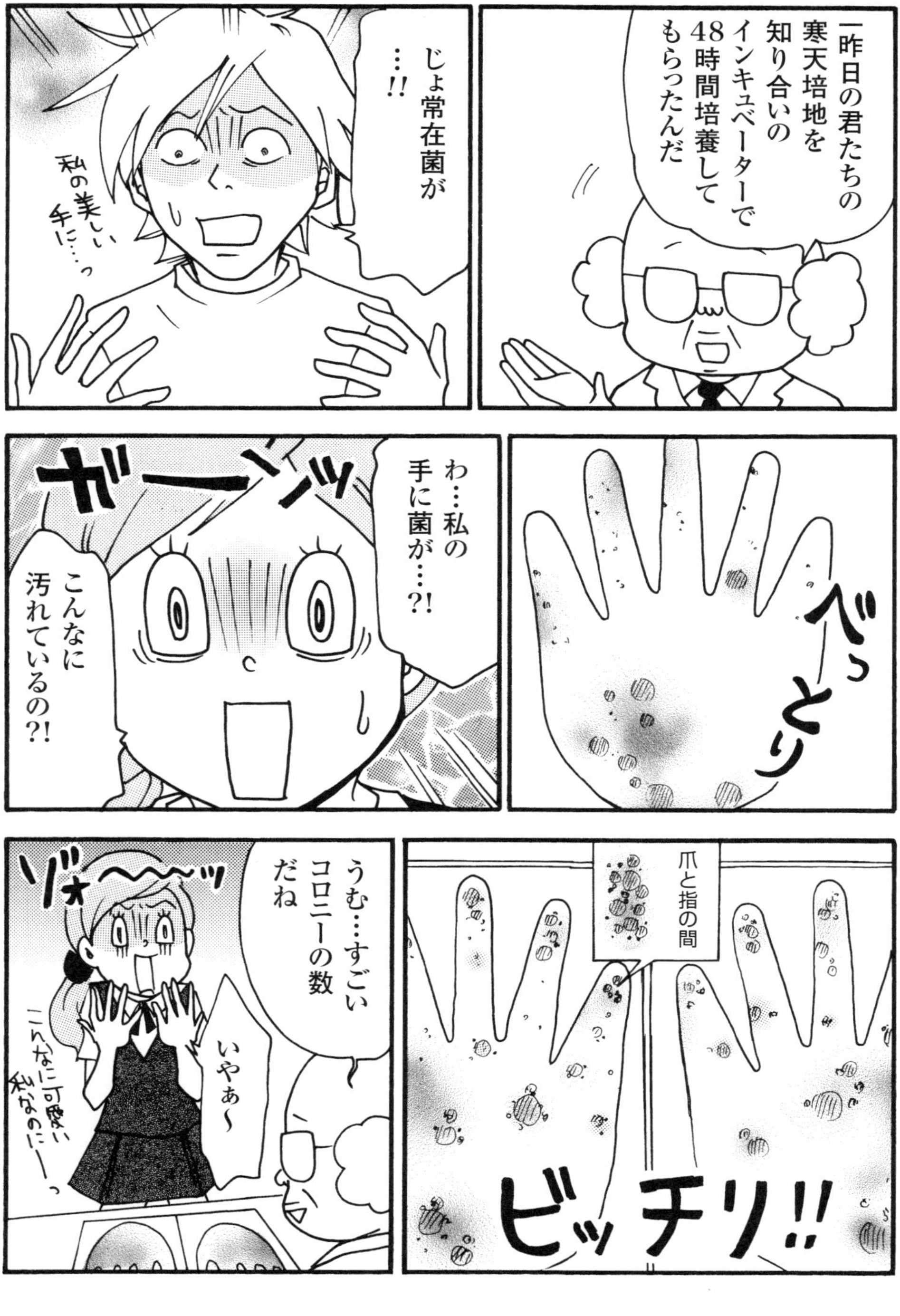
一昨日の君たちの
寒天培地を
知り合いの
インキュベーターで
48時間培養して
もらったんだ
じょ常在菌が
…!!
私の美しい手に…っ
べっとり
ガーンッ
わ…私の
手に菌が…?!
こんなに
汚れているの?!
爪と指の間
ビッチリ!!
ゾォ〜〜ッ
うむ…すごい
コロニーの数
だね
いやぁ〜
こんなに可愛い私なのに…っ

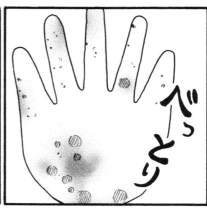

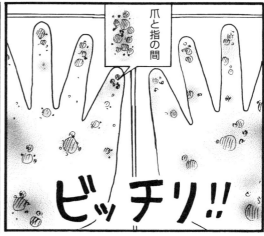

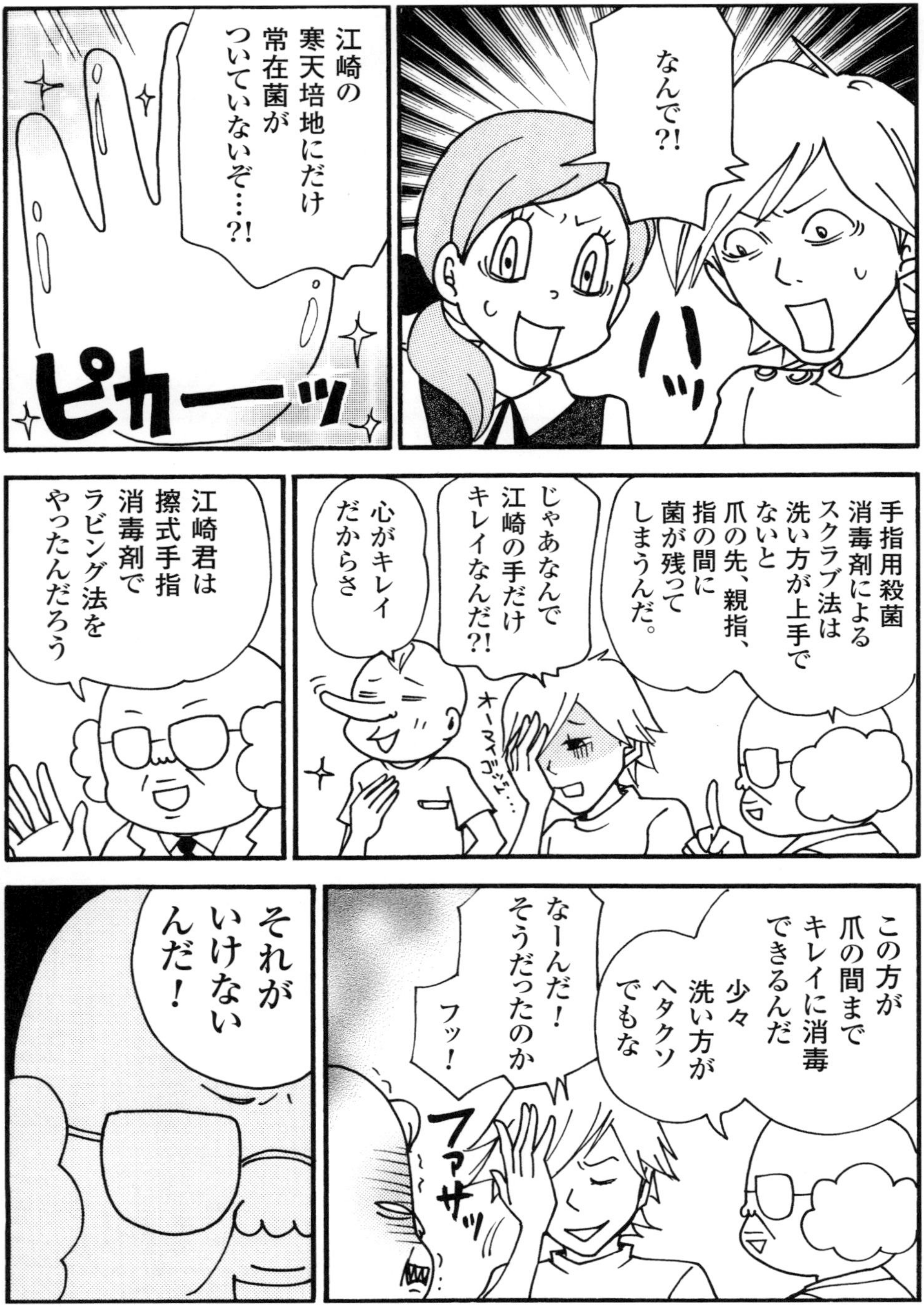
なんで?!
ハッ
江崎の寒天培地にだけ常在菌がついていないぞ…?!
ピカーッ
手指用殺菌消毒剤によるスクラブ法は洗い方が上手でないと爪の先、親指、指の間に菌が残ってしまうんだ。
じゃあなんで江崎の手だけキレイなんだ?!
心がキレイだからさ
オーマイゴッド…
江崎君は擦式手指消毒剤でラビング法をやったんだろう
この方が爪の間までキレイに消毒できるんだ
少々洗い方がヘタクソでもな
なーんだ！そうだったのか
フッ！
ファサッ
それがいけないんだ！

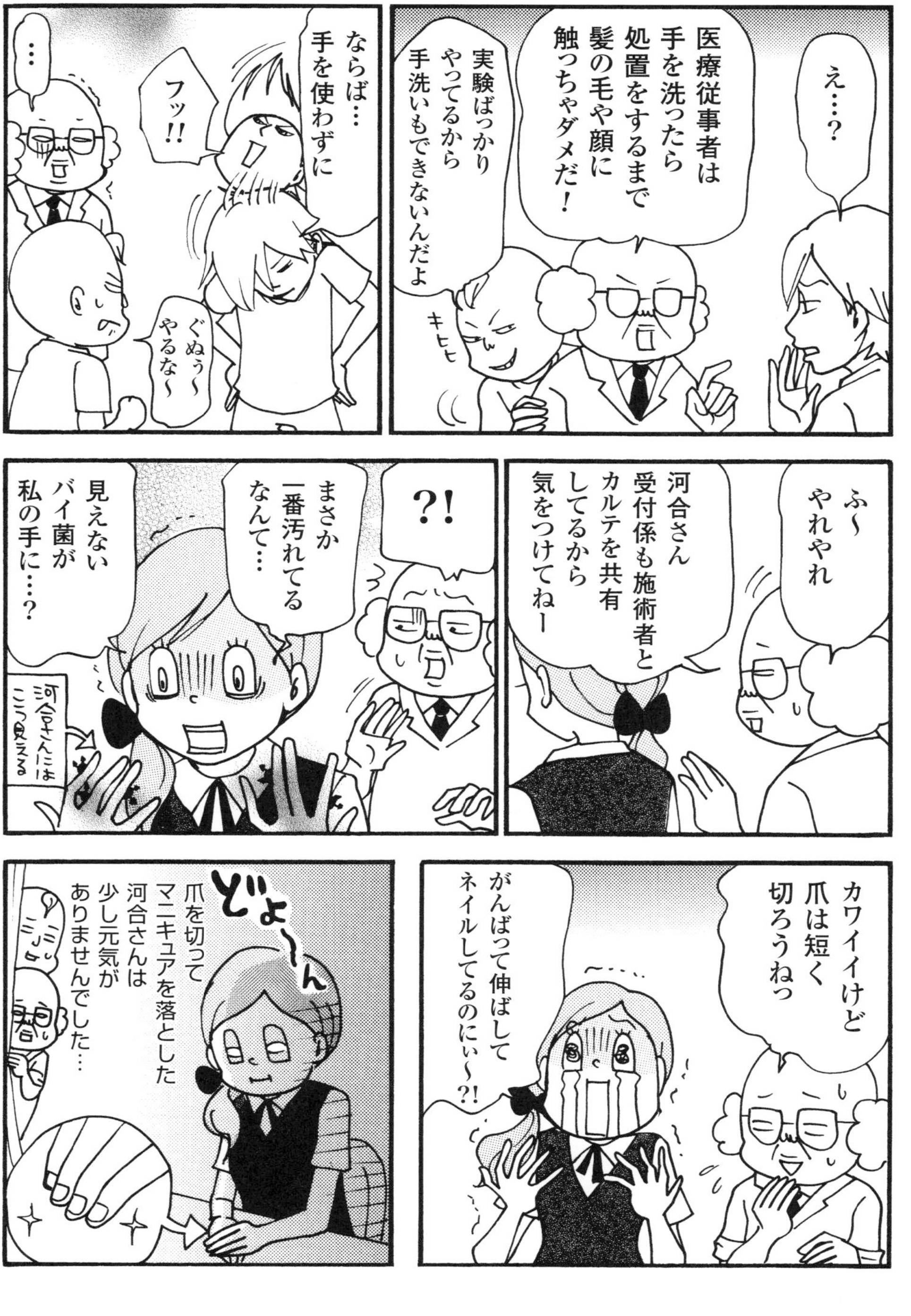
え…？
医療従事者は手を洗ったら処置をするまで髪の毛や顔に触っちゃダメだ！
実験ばっかりやってるから手洗いもできないんだよ
キヒヒ
ならば…手を使わずに
フッ!!
…
ぐぬぅ～やるな～
ふ～やれやれ
河合さん受付係も施術者とカルテを共有してるから気をつけてねー
?!
まさか一番汚れてるなんて…
見えないバイ菌が私の手に…？
河合さんにはこう見える
カワイイけど爪は短く切ろうねっ
がんばって伸ばしてネイルしてるのにぃ～?!
どよ～ん
爪を切ってマニキュアを落とした河合さんは少し元気がありませんでした…

番外編③ インシデント報告システム

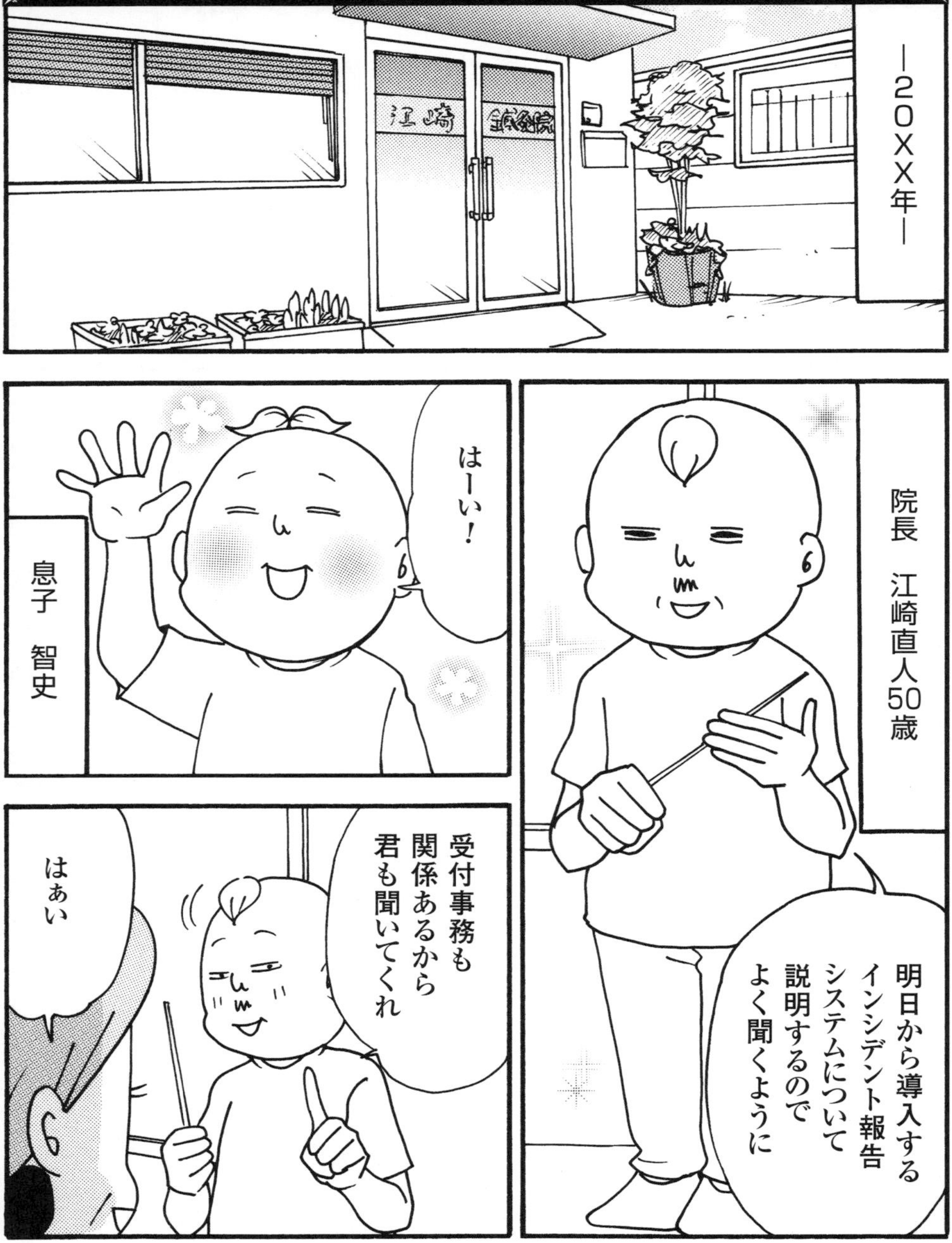
江崎 鍼灸院
―20XX年―
院長 江崎直人50歳
明日から導入するインシデント報告システムについて説明するのでよく聞くように
はーい！
息子 智史
受付事務も関係あるから君も聞いてくれ
はぁい

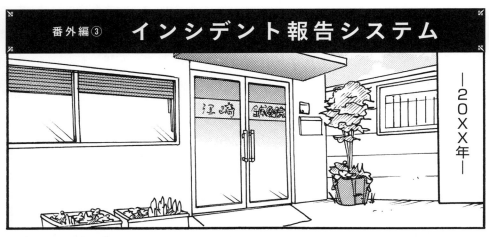

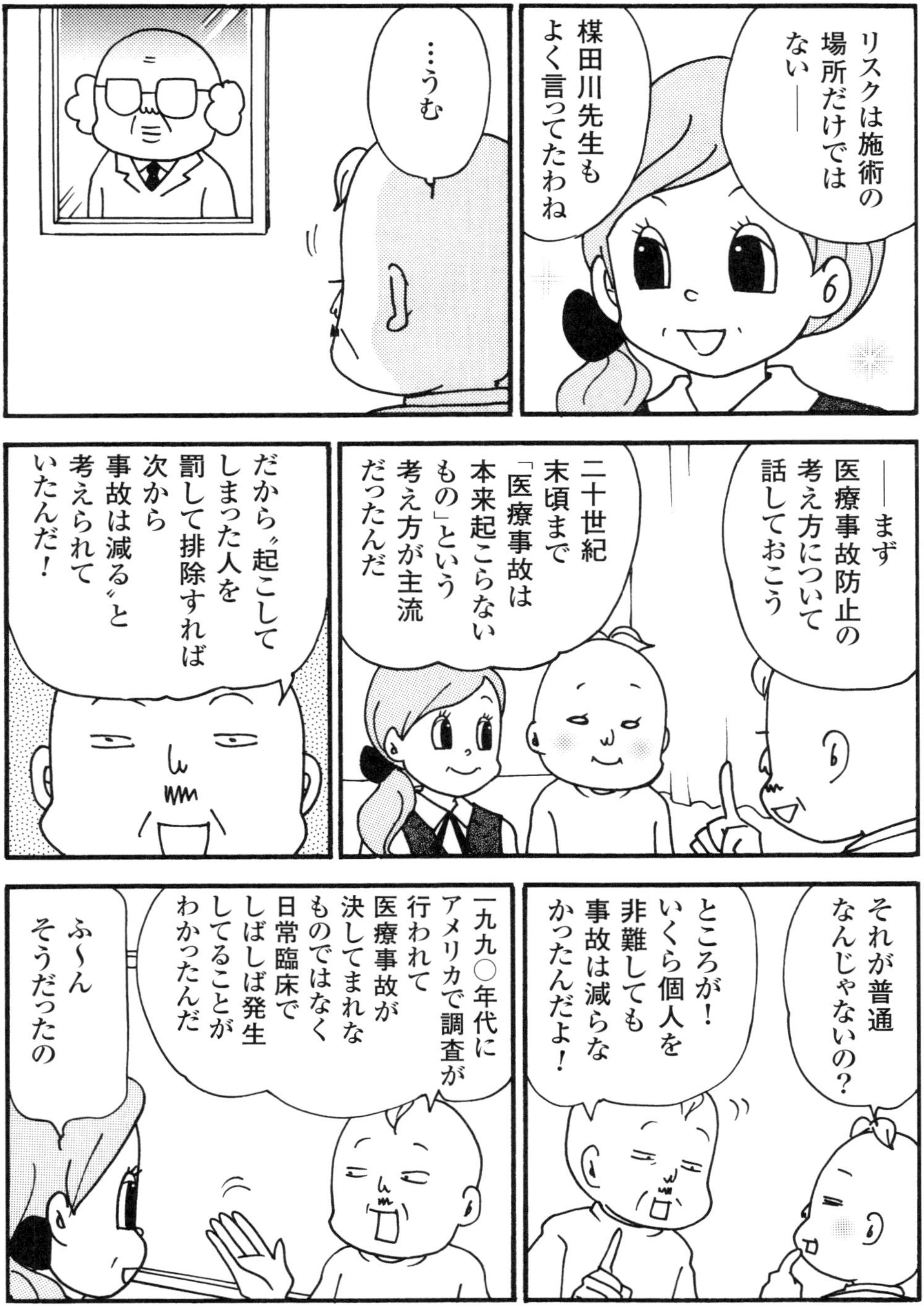
リスクは施術の場所だけではない――
楪田川先生もよく言ってたわね
…うむ
――まず医療事故防止の考え方について話しておこう
二十世紀末頃まで「医療事故は本来起こらないもの」という考え方が主流だったんだ
だから〝起こしてしまった人を罰して排除すれば次から事故は減る〟と考えられていたんだ！
それが普通なんじゃないの？
ところが！いくら個人を非難しても事故は減らなかったんだよ！
一九九〇年代にアメリカで調査が行われて医療事故が決してまれなものではなく日常臨床でしばしば発生してることがわかったんだ
ふ～ん そうだったの

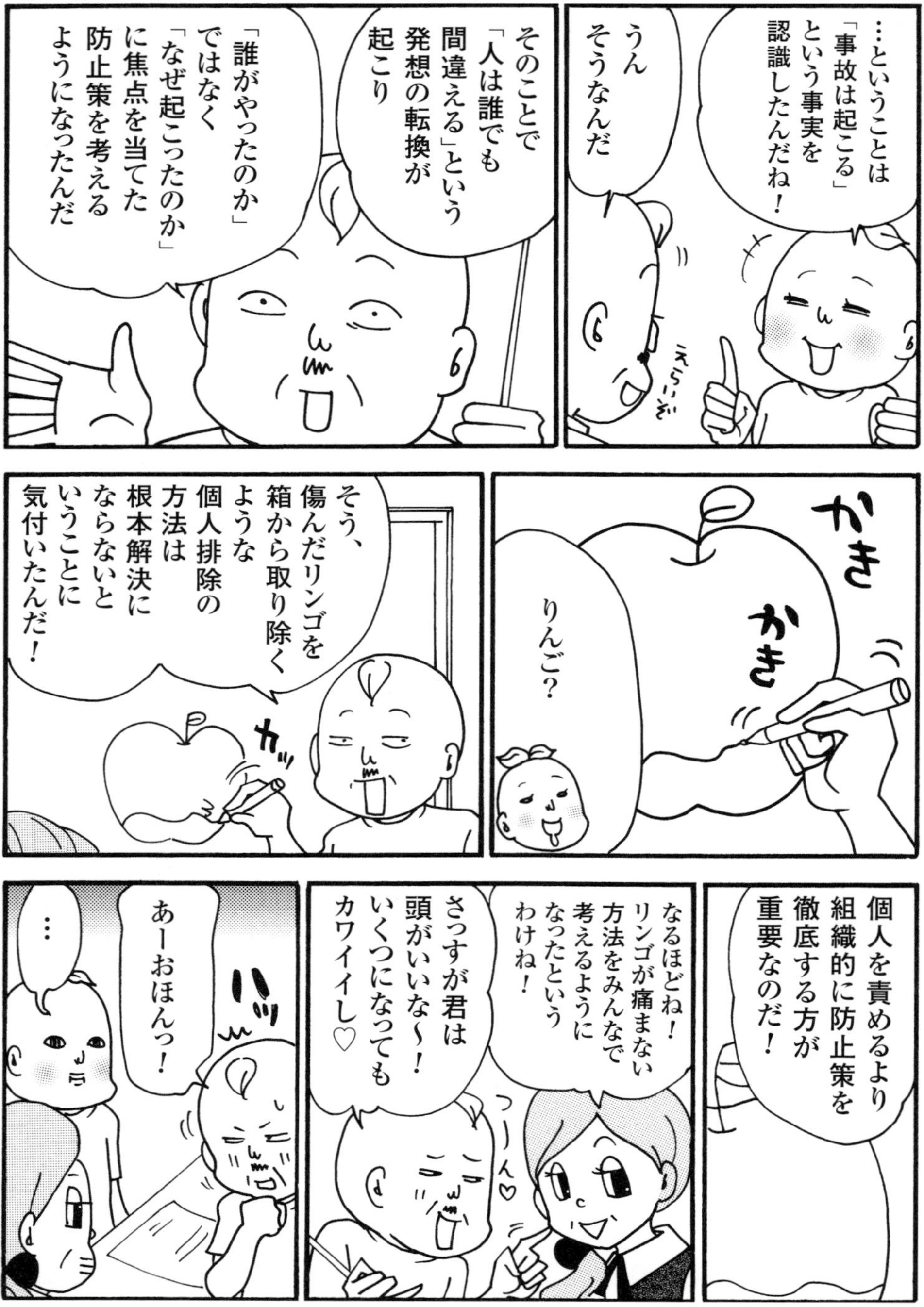
…ということは「事故は起こる」という事実を認識したんだね！
うん そうなんだ
えらいぞ
そのことで「人は誰でも間違える」という発想の転換が起こり
「誰がやったのか」ではなく「なぜ起こったのか」に焦点を当てた防止策を考えるようになったんだ
かき
かき
りんご？
そう、傷んだリンゴを箱から取り除くような個人排除の方法は根本解決にならないということに気付いたんだ！
カッ
個人を責めるより組織的に防止策を徹底する方が重要なのだ！
なるほどね！リンゴが痛まない方法をみんなで考えるようになったというわけね！
さっすが君は頭がいいな〜！いくつになってもカワイイし♡
つーん♡
あーおほんっ！
ハッ
…

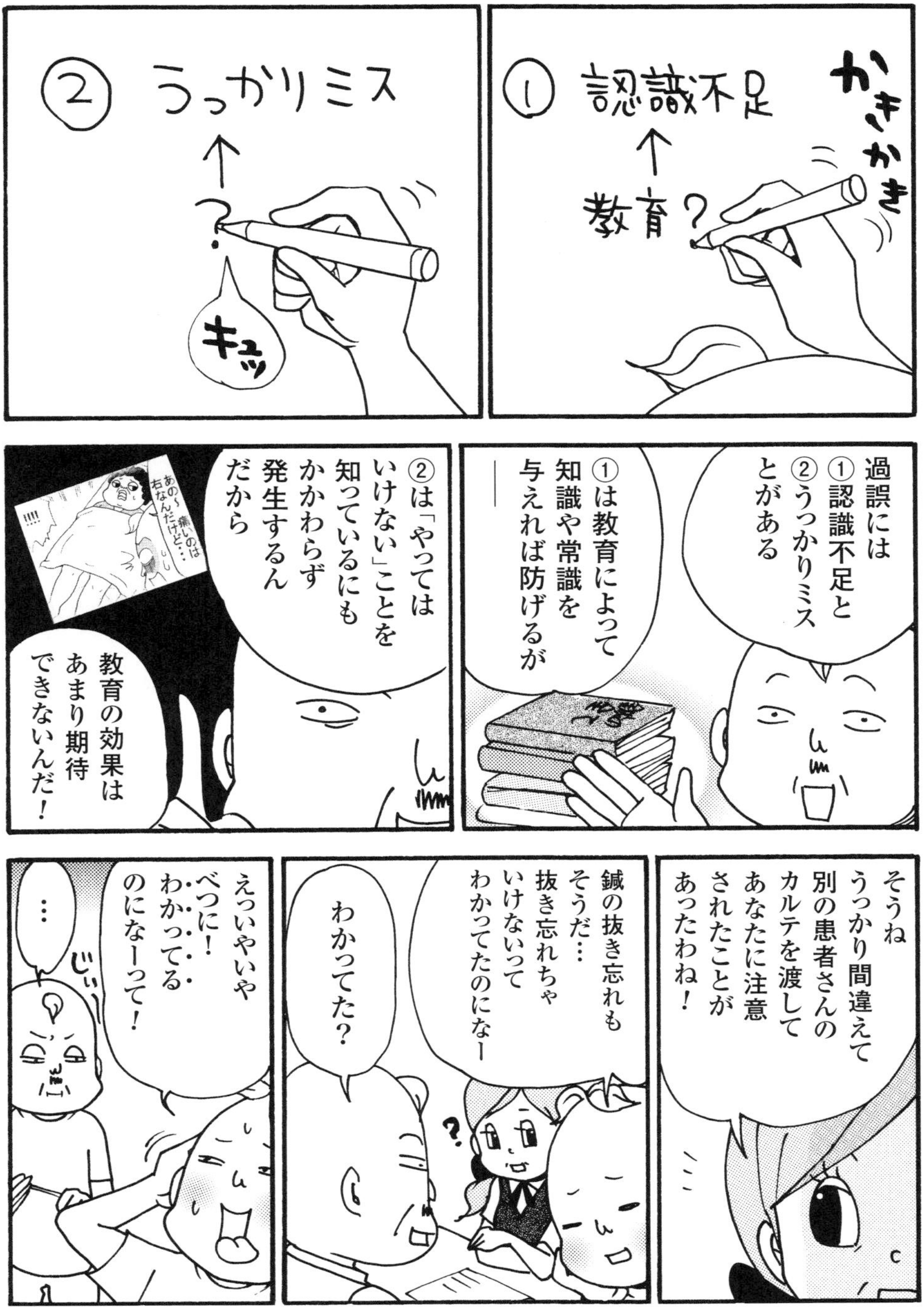
かきかき
① 認識不足
↑
教育？
② うっかりミス
↑
？
キュッ
過誤には①認識不足と②うっかりミスとがある
①は教育によって知識や常識を与えれば防げるが—
②は「やってはいけない」ことを知っているにもかかわらず発生するんだから
あの～痛いのは右なんだけど…
!!!!
教育の効果はあまり期待できないんだ！
そうね うっかり間違えて別の患者さんのカルテを渡してあなたに注意されたことがあったわね！
鍼の抜き忘れもそうだ… 抜き忘れちゃいけないってわかってたのになー
わかってた？
えっいやいや べつに！ ・・・・ わかってるのになーって！
…
じぃ〜

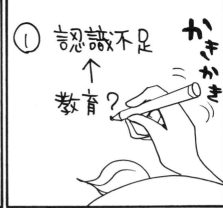

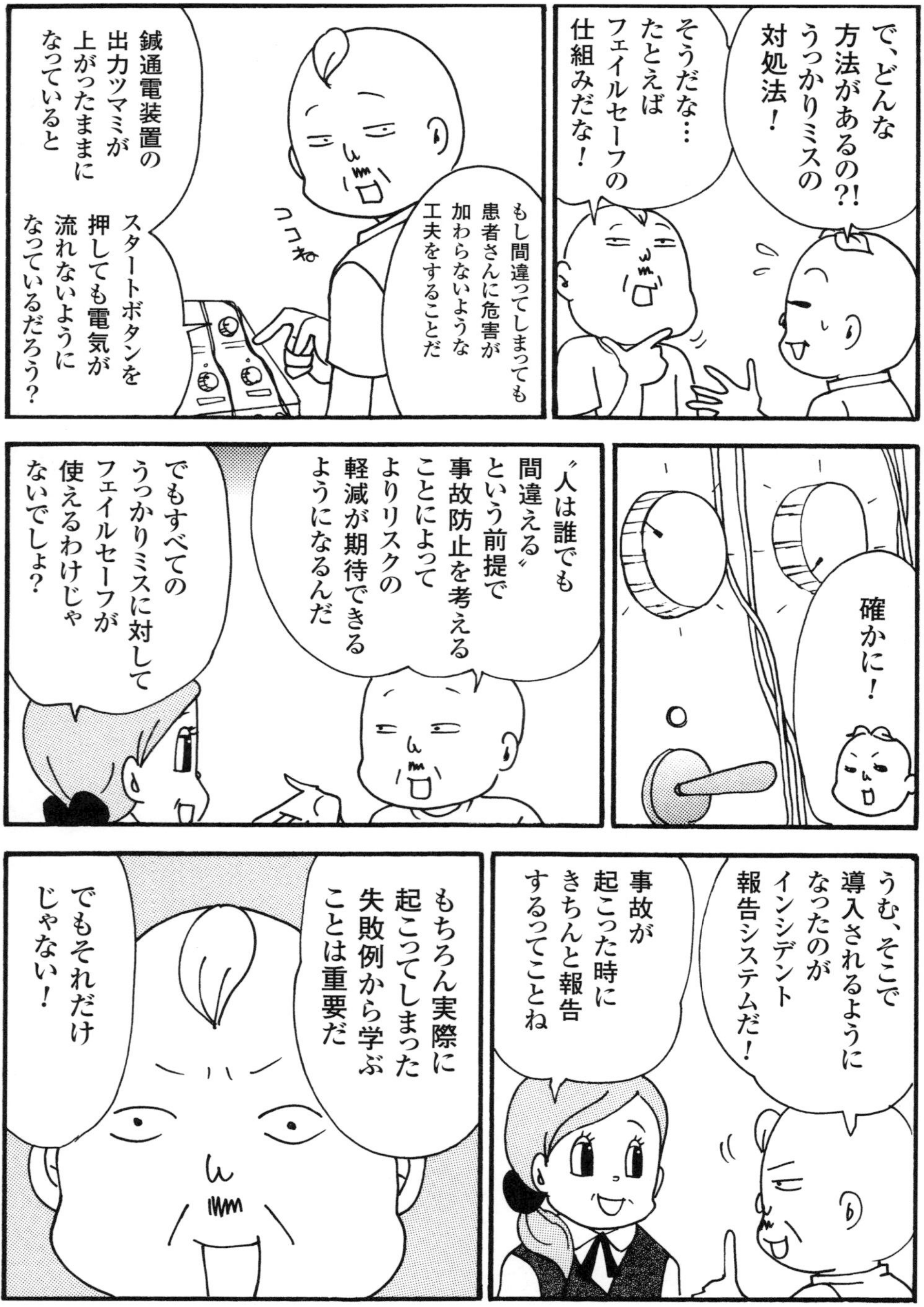

で、どんな方法があるの?! うっかりミスの対処法！
そうだな… たとえばフェイルセーフの仕組みだな！
もし間違ってしまっても患者さんに危害が加わらないような工夫をすることだ
ココね
鍼通電装置の出力ツマミが上がったままになっていると
スタートボタンを押しても電気が流れないようになっているだろう?
確かに！
〝人は誰でも間違える〟という前提で事故防止を考えることによってよりリスクの軽減が期待できるようになるんだ
でもすべてのうっかりミスに対してフェイルセーフが使えるわけじゃないでしょ?
うむ、そこで導入されるようになったのがインシデント報告システムだ！
事故が起こった時にきちんと報告するってことね
もちろん実際に起こってしまった失敗例から学ぶことは重要だ
でもそれだけじゃない！

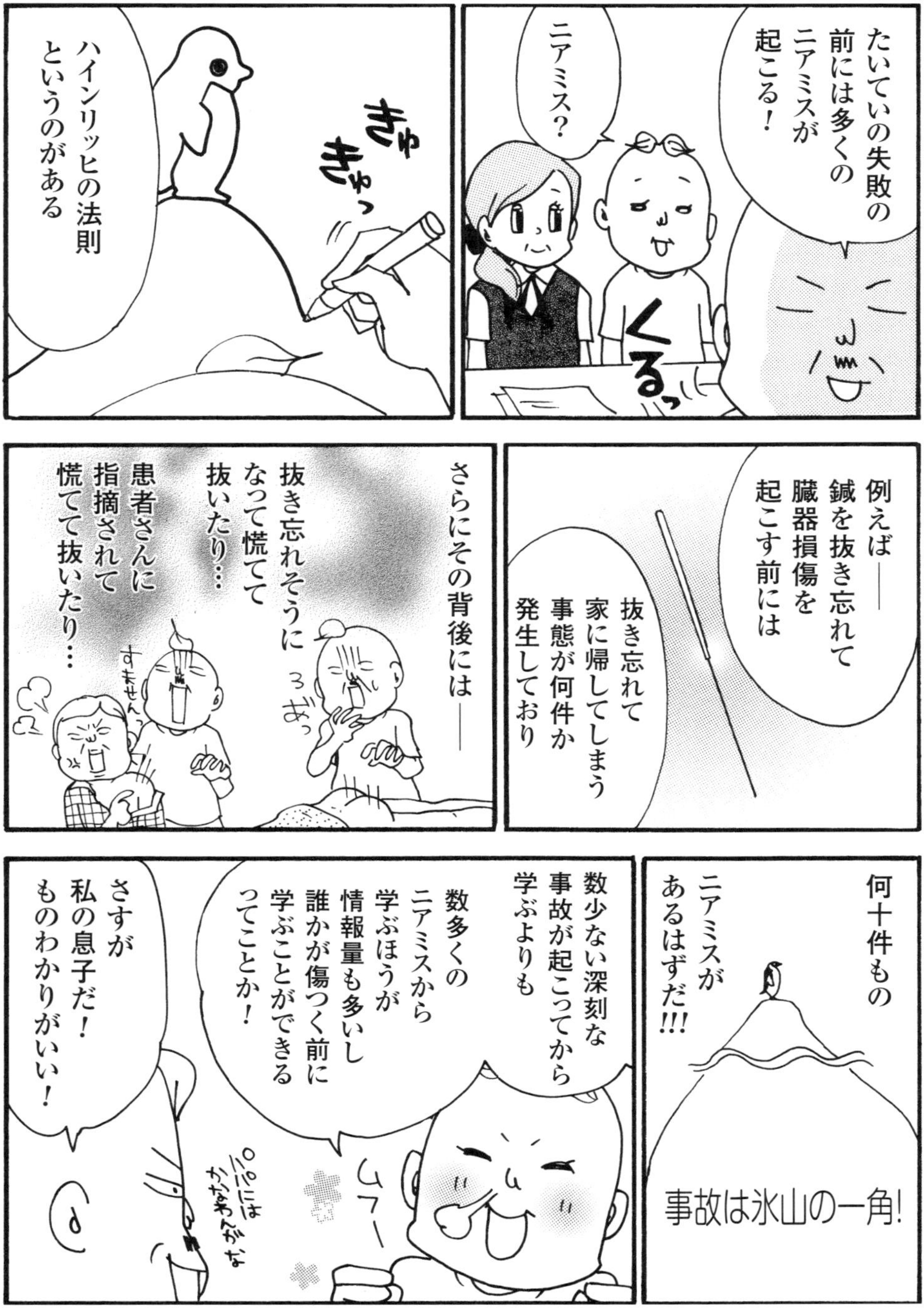
たいていの失敗の前には多くのニアミスが起こる!
ニアミス?
くるっ
きゅ
きゅっ
ハインリッヒの法則というのがある
例えば――鍼を抜き忘れて臓器損傷を起こす前には
抜き忘れて家に帰してしまう事態が何件か発生しており
さらにその背後には――
抜き忘れそうになって慌てて抜いたり…
あっ
患者さんに指摘されて慌てて抜いたり…
すませんっ
何十件ものニアミスがあるはずだ!!!
事故は氷山の一角!
数少ない深刻な事故が起こってから学ぶよりも
数多くのニアミスから学ぶほうが情報量も多いし誰かが傷つく前に学ぶことができるってことか!
さすが私の息子だ! ものわかりがいい!
ムフー
パパにはかなわんがな

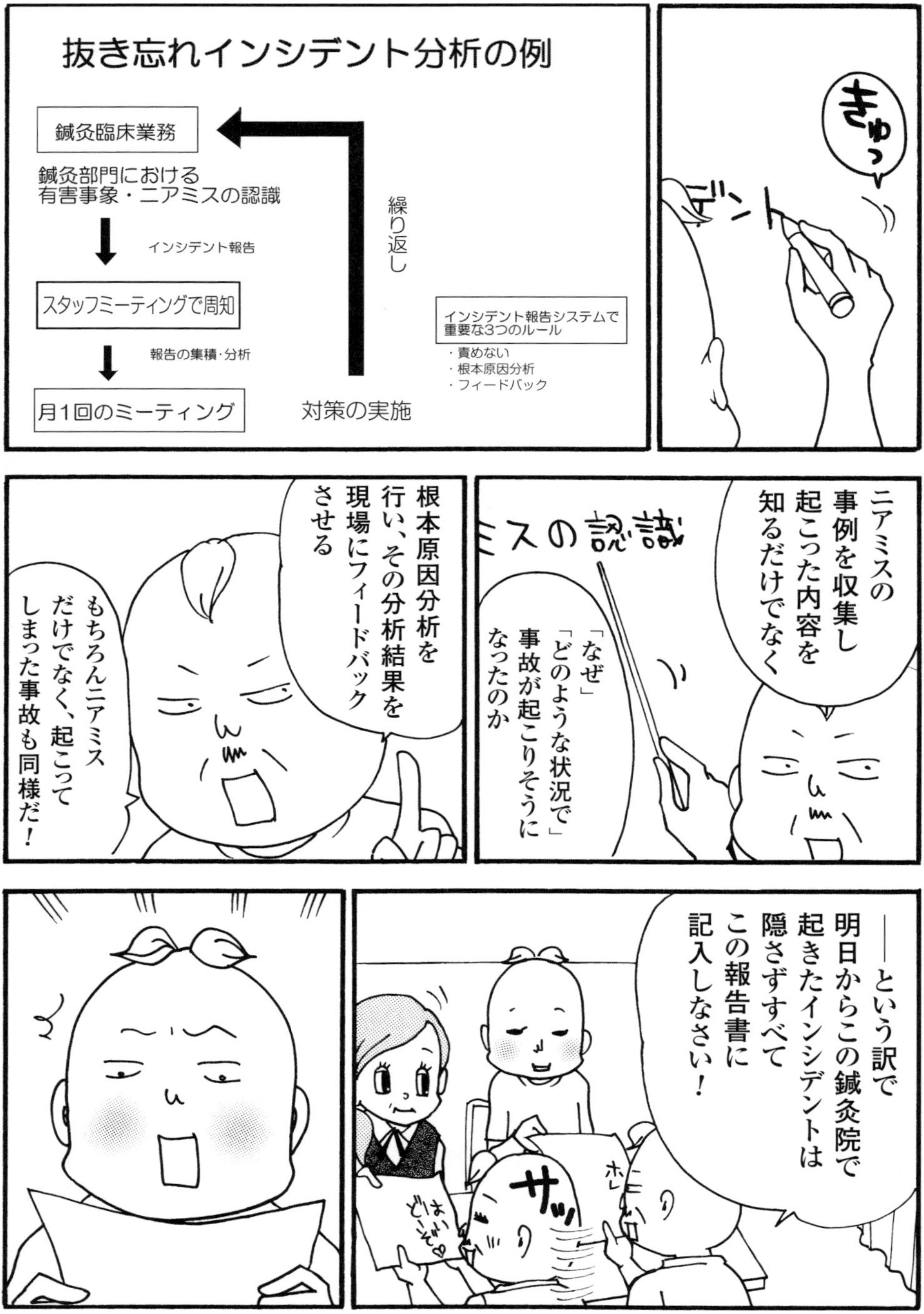

きゅっ
デント
抜き忘れインシデント分析の例
鍼灸臨床業務
鍼灸部門における
有害事象・ニアミスの認識
インシデント報告
スタッフミーティングで周知
報告の集積・分析
月1回のミーティング
対策の実施
繰り返し
インシデント報告システムで
重要な3つのルール
・責めない
・根本原因分析
・フィードバック
ミスの認識
ニアミスの事例を収集し起こった内容を知るだけでなく
「なぜ」「どのような状況で」事故が起こりそうになったのか
根本原因分析を行い、その分析結果を現場にフィードバックさせる
もちろんニアミスだけでなく、起こってしまった事故も同様だ！
——という訳で明日からこの鍼灸院で起きたインシデントは隠さずすべてこの報告書に記入しなさい！
ホレ
サッ
はい どーぞ♡

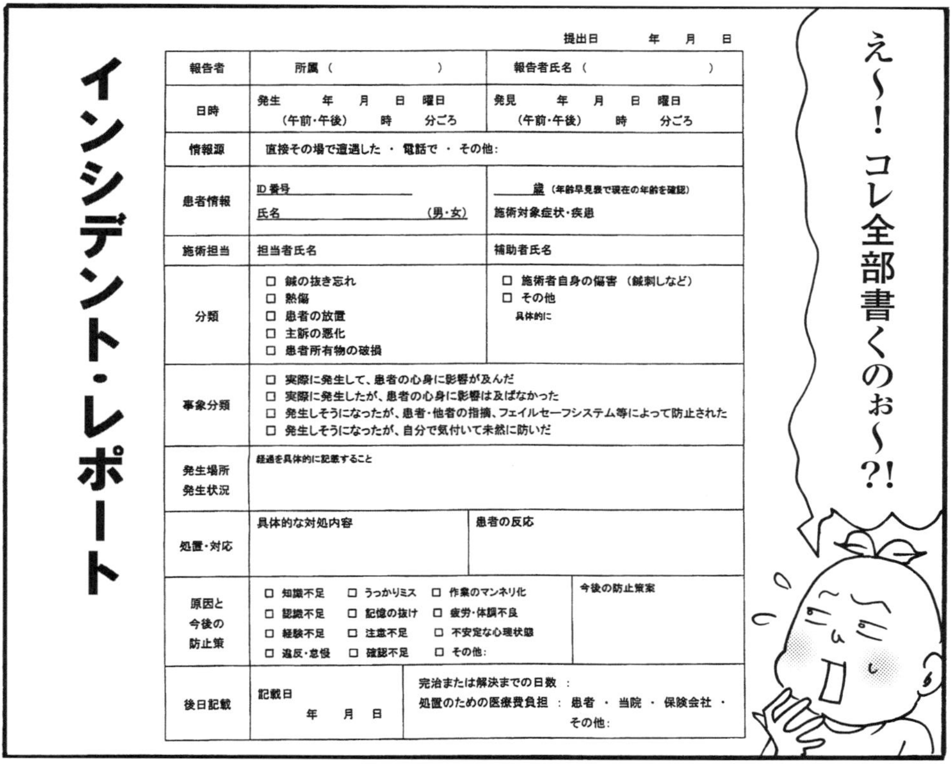

インシデント・レポート

提出日　　年　月　日

報告者	所属（　　　）／報告者氏名（　　　）
日時	発生　年　月　日　曜日（午前・午後）　時　分ごろ／発見　年　月　日　曜日（午前・午後）　時　分ごろ
情報源	直接その場で遭遇した　・　電話で　・　その他:
患者情報	ID番号＿＿＿　氏名＿＿＿（男・女）／＿＿歳（年齢早見表で現在の年齢を確認）　施術対象症状・疾患
施術担当	担当者氏名／補助者氏名
分類	□ 鍼の抜き忘れ □ 熱傷 □ 患者の放置 □ 主訴の悪化 □ 患者所有物の破損／□ 施術者自身の傷害（鍼刺しなど） □ その他　具体的に
事象分類	□ 実際に発生して、患者の心身に影響が及んだ □ 実際に発生したが、患者の心身に影響は及ばなかった □ 発生しそうになったが、患者・他者の指摘、フェイルセーフシステム等によって防止された □ 発生しそうになったが、自分で気付いて未然に防いだ
発生場所 発生状況	経過を具体的に記載すること
処置・対応	具体的な対処内容／患者の反応
原因と今後の防止策	□ 知識不足 □ うっかりミス □ 作業のマンネリ化 □ 認識不足 □ 記憶の抜け □ 疲労・体調不良 □ 経験不足 □ 注意不足 □ 不安定な心理状態 □ 違反・怠慢 □ 確認不足 □ その他:／今後の防止策案
後日記載	記載日　年　月　日／完治または解決までの日数　:　処置のための医療費負担　:　患者　・　当院　・　保険会社　・　その他:

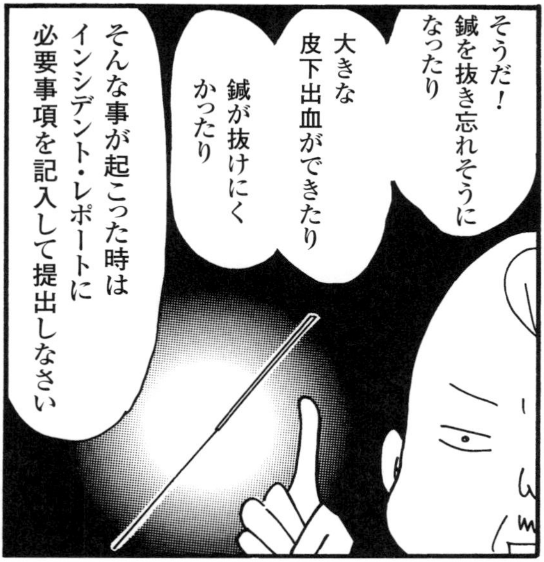

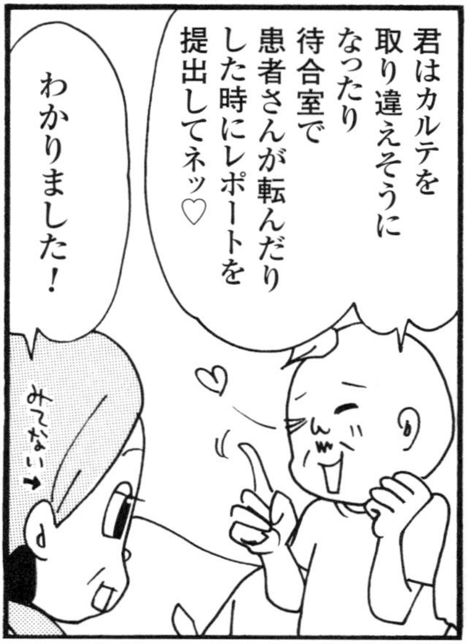

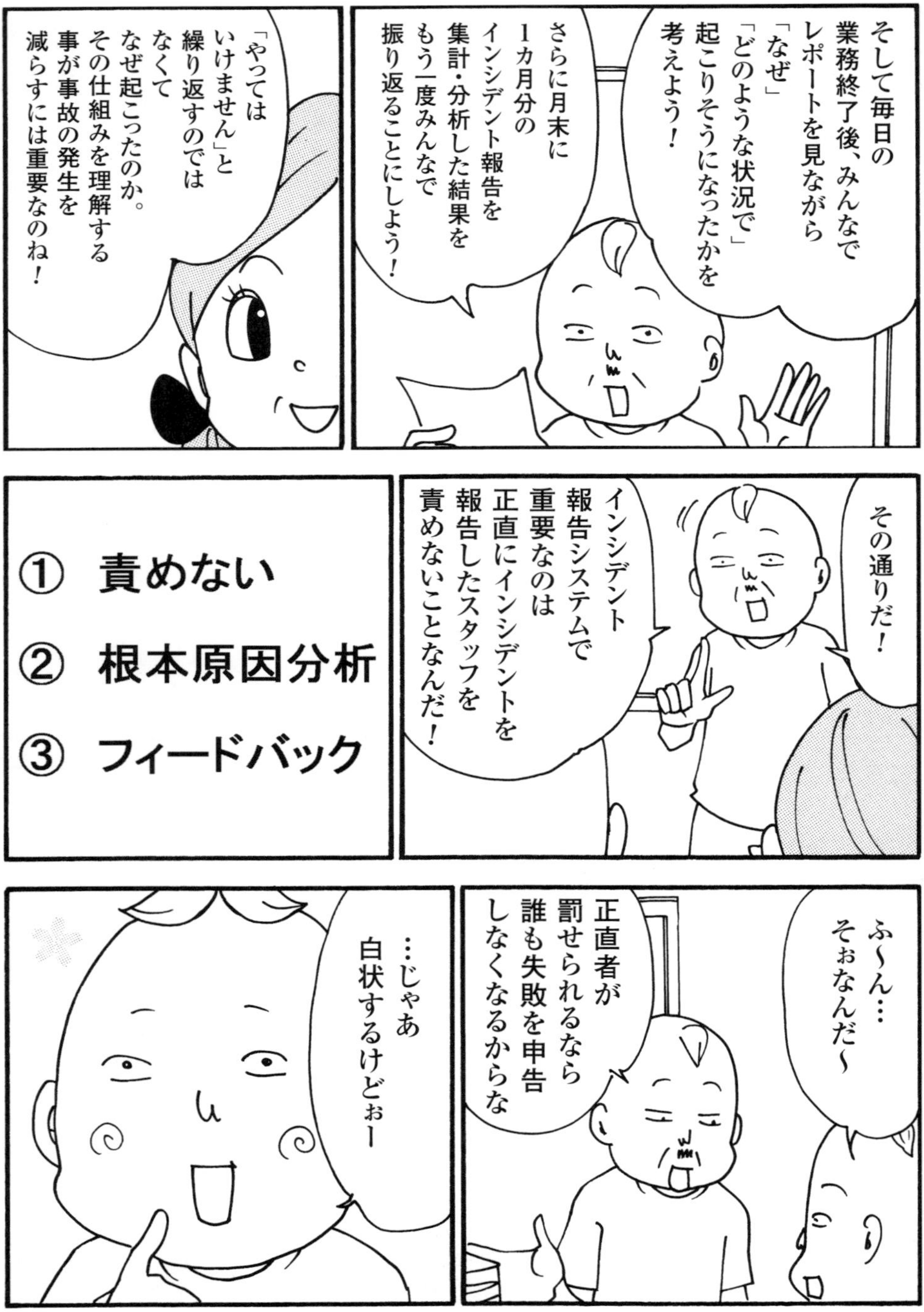
そして毎日の業務終了後、みんなでレポートを見ながら「なぜ」「どのような状況で」起こりそうになったかを考えよう！
さらに月末に1カ月分のインシデント報告を集計・分析した結果をもう一度みんなで振り返ることにしよう！
「やってはいけません」と繰り返すのではなくてなぜ起こったのか。その仕組みを理解する事が事故の発生を減らすには重要なのね！
その通りだ！
インシデント報告システムで重要なのは正直にインシデントを報告したスタッフを責めないことなんだ！
① 責めない
② 根本原因分析
③ フィードバック
ふ〜ん…そぉなんだ〜
正直者が罰せられるなら誰も失敗を申告しなくなるからな
…じゃあ白状するけどぉー

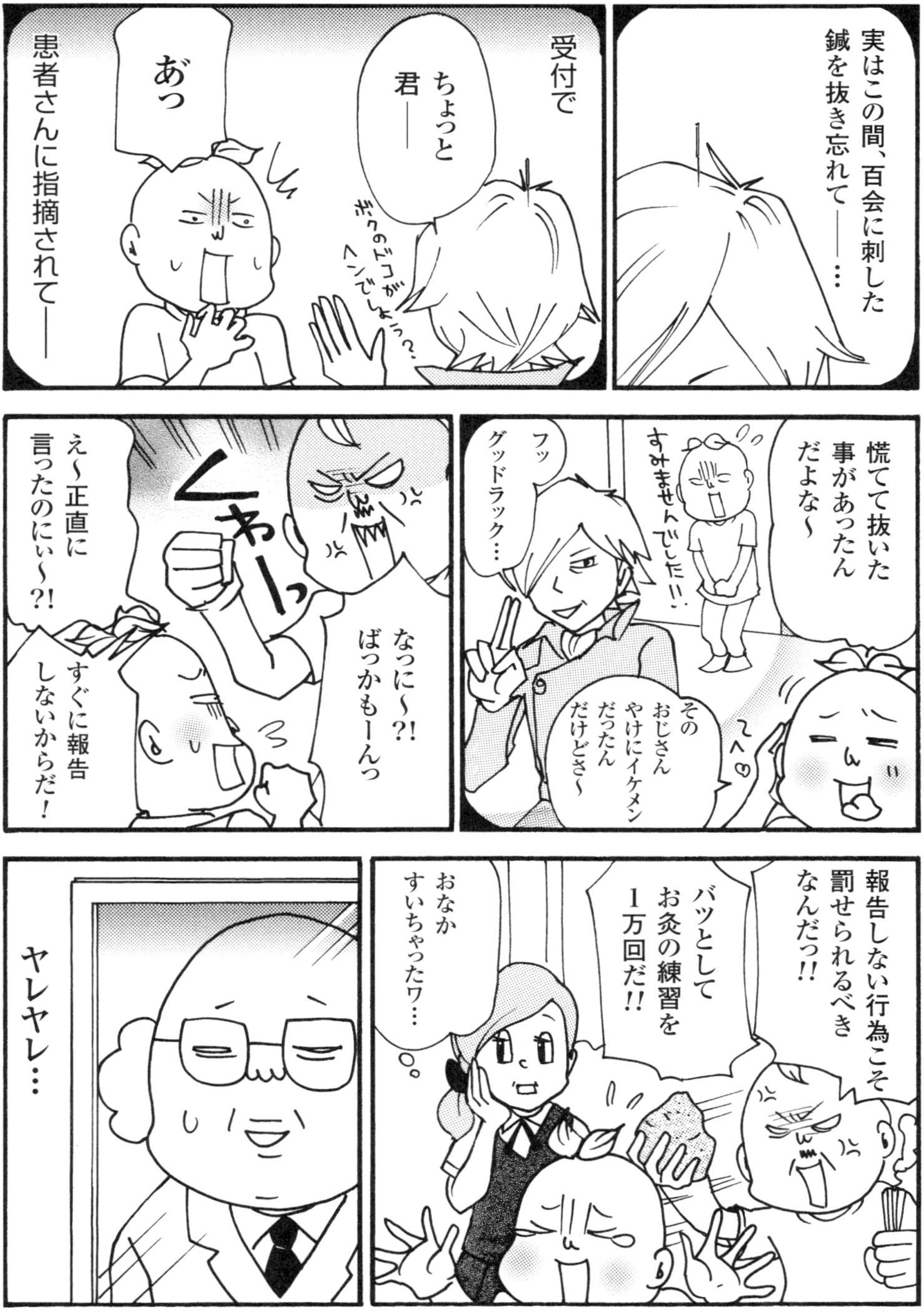
実はこの間、百会に刺した
鍼を抜き忘れて――…
受付で
ちょっと君――
ボクのドコがヘンでしょう？
あっ
患者さんに指摘されて――
慌てて抜いた事があったんだよな～
すみませんでした!!
フッ
グッドラック…
そのおじさんやけにイケメンだったんだけどさ～
てへ♡
くゃーっ
なっに～?!
ばっかもーんっ
すぐに報告しないからだ！
え～正直に言ったのにぃ～?!
報告しない行為こそ罰せられるべきなんだっ!!
バツとしてお灸の練習を1万回だ!!
おなかすいちゃったワ…
ヤレヤレ…

知っておきたい！

鍼灸の安全性に関するデータと資料

ここからは、マンガでは紹介しきれなかった鍼灸の安全性に関するデータと資料を紹介します。

「有害事象」ってなに？

医療における定義を参考にして、ここでは鍼灸の「有害事象」を次のように定義することにします。

「因果関係を問わず治療中または治療後に発生した好ましくない医学的事象」[1)2)]

つまり、明らかに鍼灸治療のために起こったとわかるような物的証拠（折鍼片など）がなく、鍼灸以外の治療や自然経過によって生じたかもしれない症状や疾患も「有害事象」と呼ばれているということです。したがって、「鍼による有害事象＝鍼が原因で起きた事故」ではありません。ここは誤解されやすいところなので、しっかりと押さえておきましょう。

なぜ、そうなっているかというと、多くの事象は明確な因果関係を確定することが困難だからです。もし、治療後に生じた好ましくない症状や疾患について因果関係が確定するまで公表を控えていたら、場合によっては因果関係のある重篤な副作用によって患者が大きな不利益を被る可能性があります。そこで、因果関係がわからなくても「有害事象」として「治療のせいで起きているかもしれない」と注意を喚起するのです。薬剤の副作用のケースを考えたほうがわかりやすいとおもいます。

鍼灸における有害事象については、次のように分類しています[3)]。

①**副作用（有害反応）**：意図せず生じた好ましくない生体反応
②**過誤**：過失、無知、故意などによって発生した事象
③不可抗力による事故：天災など
④鍼灸治療や鍼灸師の行為とは因果関係がない事象

まず、①「**副作用**」については、刺激量の調節など工夫によって軽減することは可能ですが、治療自体が内包しているもの（たとえば鍼を刺すということは何回かに1回は内出血を起こしてしまう）なので基本的には回避することができません。

それに対して、②「**過誤**」は教育や防止策の向上によって理論的には回避可能です。しかし現実には過誤がゼロになることはありません。だからこそ、過誤に対してはヒューマンエラーを前提とした仕組み作りが必要となってきます。

③「不可抗力」による事故については、大地震で患者がベッドから転落したりする場合が該当します。しかし、この場合も、もし小さな地震で物が落下したような場合は、治療院の環境整備を怠った鍼灸師の注意義務違反が問われる可能性もありますので、すべて不可抗力のせいにすることはできません。

そしてすでに述べたように、④「鍼灸治療や鍼灸師の行為とは因果関係がない事象」も、因果関係がないことが明確でない限り有害事象に含まれます。

国内では有害事象がどれくらい起きているの？

では、実際には日本国内でどれくらい鍼灸の有害事象が発生しているのでしょうか。医師等により医学雑誌に報告された鍼灸の有害事象について医学中央雑誌やPubMedなどで検索して分類すると、**表1・表2**のように様々な症例が報告されています[4-7,24,25]（繰り返しになりますが、これらすべてが鍼灸施術によって起こったと確定しているわけではなく、特に感染症などは実際には因果関係がない事象も少なからず含まれていると考えられます）。

ちなみに、灸痕の癌化も報告されていますが、このような症例で行われた透熱灸のほとんどは自己施灸であり、また、近年一般に行われているような灸よりもはるかに大きな艾炷を用いて多壮施灸を何十年も続けた例が多いです。これを一般的な灸の有害事象と同等に扱うことには異論もあります。

表1 国内で発生して医学雑誌に報告された鍼の有害事象（括弧内の数字は症例数）

分類	1980年代後半〜2006年[4-6]	2007〜2015年[7, 24, 25]
臓器損傷または異物	●臓器の損傷 気胸（32例），動脈損傷（3），心タンポナーデ（3: 血胸合併1），腎損傷（2），偽性大動脈瘤（1） ●体内異物 尿路（3），後腹膜腔（2），右心室（2），肺と横隔膜（1），肝（1），上顎（1），頚椎棘間靱帯（1），股関節（1），脊椎周辺・傍脊柱筋（2），腹部大動脈瘤（1），項部（1）	●臓器の損傷 気胸（22: 乳び胸合併1，血気胸1，死亡2），心タンポナーデ（1），腸腰筋血腫（1），膝窩仮性動脈瘤（1），十二指腸壁貫通伏鍼（1） ●体内異物 右心室（1），脾臓（1），頚部（6: 小脳・延髄損傷合併1），傍脊柱筋〜後腹膜内（1），腹部・後腹膜腔（2），伏鍼を核にした膀胱結石（1），腸骨動脈部（1），卵巣嚢腫茎捻転手術時に下腹部広範囲に多数の埋没鍼（1）
感染症	●細菌感染 膿瘍（14: 3例は敗血症と重複），敗血症（8），脊髄感染（4: 敗血症と1例重複），丹毒（3），劇症型A群レンサ球菌感染症（2: 死亡1），膿血胸（2: 死亡1），頭蓋骨結核（1），感染左房粘液腫（1），関節炎（2: 椎間関節および肩関節），髄膜炎（1），刺鍼部の化膿（1）局所発赤（1） ●ウイルス感染 急性B型肝炎（12）	●細菌感染 膿瘍（3: 脳髄膜炎合併1，化膿性多関節炎合併1），人工関節インプラント感染（1），大腿骨・脛骨コンポーネント骨融解（1），菌血症（1） ●ウイルス感染 ジェノタイプCのB型急性肝炎（1）
神経傷害	●中枢神経系 脊髄傷害（21），クモ膜下出血（5），硬膜下血腫（2），硬膜外血腫（1），延髄損傷（2） ●末梢神経系 末梢神経障害（6），後頭神経痛（1）	●中枢神経系 延髄伏鍼（1），くも膜下出血（1），頭蓋内・頚部伏鍼（1），頚部硬膜外血腫（1），頚椎硬膜下血腫（1），解離性感覚障害（1） ●末梢神経系 坐骨神経伏鍼（3），四肢のしびれ・痛み（2），迷走神経損傷による徐脈・不整脈（1:心肺停止で死亡）
皮膚障害	●色素沈着 埋没鍼による局所性銀皮症（17），色素沈着様変化（1），腫瘍の増殖（1） ●接触皮膚炎 接触皮膚炎（または金属アレルギー）（4） ●その他の皮膚疾患 扁平苔癬（1），結節性病変（2），Wells症候群再燃（1），腫瘍の増殖（1），サルコイド反応（1）	●色素沈着 局所性銀皮症（1） ●その他の皮膚疾患
その他	皮下出血（2），ショック症状（1），気管支喘息発作（3: 死亡1），頭痛・嘔気（1），意識障害（1: 15日後に死亡，詳細不明），症状悪化（1），鍼の抜き忘れ（2）	横紋筋融解症（1），脳脊髄液減少症（1），視神経脊髄炎の再発（1）

※自己刺鍼の症例を含む。なお、「有害事象」の定義は因果関係が明確でないものも含む。

表2　国内で発生して医学雑誌等に報告された灸の有害事象（括弧内の数字は症例数）

分類	1980年代後半〜2006年[4-6]	2007〜2015年[7, 24, 25]
皮膚疾患	●悪性腫瘍 基底細胞癌（5），疣状癌（2），有棘細胞癌（3：死亡1） ●その他 増殖性外毛根鞘嚢腫（1），水疱性類天疱瘡（5），ケブネル現象（1：ATL患者の掻痒性皮疹）	●悪性腫瘍 有棘細胞癌（2）
熱傷・潰瘍・感染など	化膿（蜂窩織炎）（3），眼瞼火傷（2），熱傷潰瘍（3），熱傷後感染（?）で入院（1），水疱形成（1：灸頭鍼と遠赤外線併用）	熱傷（1：灸頭鍼），下腿皮膚壊死（1）
症状・体調の悪化	癌末期患者に過度の灸で肺水腫（1）：死亡，喘息発作の誘発（3），関節リウマチの悪化（1），狭心症様の胸痛（1），腰痛（1），頭痛（1）	クローン病腹部症状の増悪（1）
その他	身体各部の疼痛誘発（45），身体各部の運動障害（11）	顆粒球性肉腫（1）

※「有害事象」の定義は因果関係が明確でないものを含む。

鍼で深刻な有害事象は起きるの？

医学雑誌に様々な有害事象が報告されていることはすでに述べたとおりですが、症例報告論文にもとづいて安全性を検討するという方法には、以下のような問題点がありま す。

1．医学雑誌に掲載される有害事象の症例は、両側性気胸や中枢神経傷害など重篤なものが投稿・掲載され、日常的に鍼灸師がしばしば経験する軽度の気分不良などはほとんど報告されていない。逆に、たとえ深刻な有害事象であっても、気胸などはすでに何度も医学論文に掲載されているのでオリジナリティがないとして同様の症例が掲載されない場合がある。

2．症例報告は計画的研究ではないので、有害事象が生じてから記録や記憶をたどって論文執筆する。そのため、因果関係や問題点を検討するために必要な情報が欠けていることが多い。

3．発生頻度の分母が不明である。すなわち、いったい何万回の鍼灸治療のなかで重篤な1症例が観察されたのかがわからないため、ある有害事象がどれくらいの頻度で起こるのかを知ることができない。

鍼灸の安全性に関する議論は、１９９０年代後半まで有害事象の症例報告という弱いエビデンスにもとづいて語られ、「鍼灸は危険だから気を付けたほうがよい」といった示唆を与える論文が多かったのです。しかし、１９９０年代半ば以降は計画性のない有害事象症例報告から脱却していきます。研究計画を立てて現時点から未来に向けてすべてのデータを記録・収集していくという「前向き調査(prospective survey)」を行うことによって、よりエビデンスの強い次元で鍼灸の安全性が議論されるようになったのです。

表3は、鍼管と押手を用いる日本式鍼灸で発生した有害事象（鍼灸治療総数約5万５０００回）[8]、イギリスの現代医学系鍼灸（鍼灸治療総数約3万２０００回）で発生した有害事象[9]、およびイギリスの中医学系鍼灸（鍼灸治療総数約3万４０００回）で発生した有害事象[10]の調査結果です。

ここで注目してほしいのは、互いに独立して行われたこれら3つの調査における「特記すべき有害事象」の発生頻度は、日本式鍼灸治療0・12％[8]、イギリス現代医学系鍼灸治療0・14％[9]、イギリス中医学系鍼灸治療0・13％[10]と、ほぼ一致しているということです。つまり、標準的な鍼灸治療においては国や流派を問わず深刻な有害事象が発生することが稀であるというエビデンスが示されたわけです（ただし、いずれのグループにおいても鍼の抜き忘れと熱傷という、「過誤」に分類される有害事象が発生していることも見過ごしてはいけません）。

表4は、ドイツの3地域の研究グループが独立して調査を行った鍼治療の有害事象調査結果です[11-13]。前掲した日本とイギリスの調査よりもさらに大規模でエビデンスの強いこれらの前向き調査データから、標準的な鍼治療によって深刻な有害事象が発生する頻度は非常に低いということが証明されたと言ってよいでしょう。

インシデント報告システムを導入しよう

大規模な前向き調査によって、標準的な鍼治療によって

表3　日本とイギリスで行われた前向き調査によって記録された特記すべき有害事象(主なもの)

分類	日本式鍼灸(日本)(治療総数約55,000回)	現代医学系鍼灸(英国)(治療総数約32,000回)	中医学系鍼灸(英国)(治療総数約34,000回)
自律神経系の過剰反応	めまい、気分不良(嘔気・嘔吐)、異常発汗 (13)	失神、気分不良 (6) 嘔気、嘔吐 (3)	嘔気・嘔吐、めまい・気分不良・失神、異常発汗 (12)
精神・感情の過剰反応		不安、パニック (2) けいれん(3分間意識消失)(1)	激昂・パニック、不安、うつ (4)
アレルギー(接触皮膚炎)	刺鍼部掻痒・発赤 (3)	刺鍼部アレルギー (2)	
過誤(因果関係が不明な例を含む)	鍼の抜き忘れ (16) 熱傷(鍼と同時に行われた温熱療法や温灸などによる) (7)	抜き忘れ・鍼紛失 (5) 灸施術後の水疱 (1) 蜂窩織炎(下腿浮腫部) (1)	鍼の抜き忘れ (2) 灸による熱傷 (1) 血尿 (1)

※括弧内の数字は報告された件数を示す

表4　ドイツで実施された鍼治療に関する大規模な有害事象調査

(人数に対する%)	ベルリン(2009) 229,230人(00-04年) (のべ220万回)	ミュンヘン(2004) 97,733人(-02年) (のべ76万回)	ボーフム(2004) 190,924人(01-02年) (のべ177万回)
頻度の高い事象	微小出血・血腫　6.1% 頭痛　0.5% 他の疼痛　1.2% 症状悪化　0.3% 局所の炎症　0.3% 疲労　0.2% めまい　0.2% むくみ　0.15% 嘔気　0.1%	刺鍼痛　3.3% 血腫　3.2% 出血　1.4% 起立性障害　0.5%	血腫　5.2% 症状悪化　1.3% めまい・嘔気・転倒などの自律神経障害　0.7% 治療中の知覚障害　0.08% 刺激部の強い痛み　0.05%
過誤性の高い有害事象	灸の火傷　0.006% 抜き忘れ　0.005% 折鍼　0.001% 気胸　0.001%(2人)	抜き忘れ　0.25% 気胸　0.001%(1人)	灸の水疱　0.0005%(1人) 折鍼　0.0005%(1人)
その他	局所の感染　0.01% 意識消失　0.03% 神経傷害/麻痺　0.03%	血圧上昇、自殺企図、喘息と狭心症発作、低血圧と意識消失(1人ずつ)	局所の皮膚感染　0.045%
備考	有害事象に関連して4,963人(2.2%)が治療を受けたが、死亡例はなかった。	死亡例はなかった。	調査期間中に9人死亡(心臓病4、癌2、脳卒中1、肺炎1、交通事故1)したが、鍼との直接の関連はないと考えられ、当該集団の中で調査期間内に死亡すると人口統計的に推定される人数180人を大きく下回っていた。

深刻な有害事象が発生する頻度は非常に低いということが証明されたものの、鍼灸師の過失などによって毎年何例かの深刻な有害事象が発生していることは否定できません。

ある鍼灸マッサージ賠償責任保険で取り扱われた「医療過誤」（原文まま）のデータにおいても、気胸、折鍼、化膿感染、症状増悪、神経損傷・麻痺などが挙げられています（**図1**）[14]。公益社団法人日本鍼灸師会系の鍼灸師賠償責任保険の医事紛争件数および支払い金額（**表5**）を見ても同様です。したがって、手術や注射などの医療手段と同じように、鍼灸にも幾らかのリスクが発生すること、そしてその中には防止することができたであろう過誤症例も存在するのは事実です。

マンガでも紹介した「ハインリッヒの法則」のように、たとえば1回の鍼の抜き忘れによる折鍼が起こるまでには、抜き忘れたが無事に抜鍼できた数多くのケースがあるはずです。また、1回の気胸事故の裏には、胸膜まで鍼先が達していたにもかかわらず運良く気胸を起こさなかったケースが多数あると推測できます。そう考えると、数少ない深刻な事故が起こってから検討するよりも、数多くのニアミスから学ぶほうが情報量も多いし、実際の過誤が発生する前に「失敗から学ぶ」ことができることが理解できると思います。

ニアミスのケースを見逃さないで情報収集し、「なぜ」「どのような状況で」事故が起こりそうになったのか根本原因分析（root cause analysis）を行い、その分析結果を現場にフィードバック（feedback）させる。そのことによって、事故が起こりやすい状況を作らせないという防止策を講じることができます。

ここでは、ニアミス（ヒヤリ・ハットともいう）と実際に発生してしまった有害事象とを合わせて「インシデント」と呼ぶこととしましょう。インシデント報告システムを実施することによって鍼の抜き忘れなど一部の有害事象を減らすことが可能です[15)-17)]。**表6**のような書式で鍼灸インシデント報告を行うことをお勧めします[18)19)]。

気を付けなければならないのは、インシデント報告システムにおいては正直にインシデント報告をしたスタッフを責めない（blame-free）ということです。正直者が罰せられるなら誰も申告しなくなりますよね。むしろインシデン

図1　ある鍼灸マッサージ賠償責任保険会社で1989〜2002年に取り扱われた「医療過誤」※

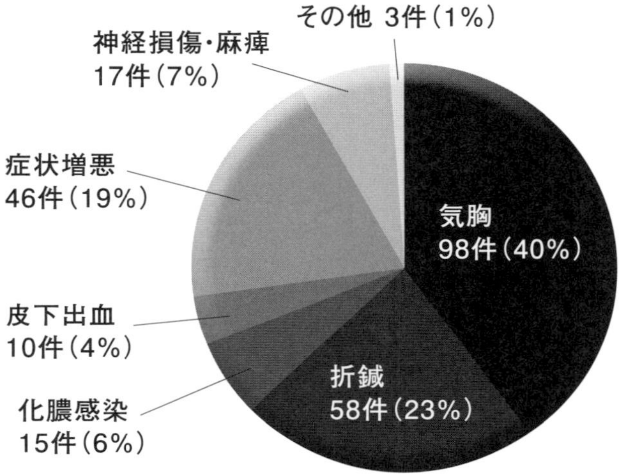

※藤原義文. 鍼灸マッサージに於ける医療過誤 現場からの報告. 山王商事. 2004:18.

表5　（公社）日本鍼灸師会系の鍼灸師賠償責任保険の医事紛争件数および支払い金額

			22年	23年	24年	25年	26年	27年
診察中	鍼灸	折　鍼	2 件	5 件	1 件	0 件	0 件	1 件
		気　胸	16	7	6	7	6	11
		火　傷	6	6	6	3	8	4
		化　膿	0	1	0	1	0	0
		その他	11	6	4	5	6	2
		小　計	35	25	17	16	20	18
	マッサージ	骨　折	14	4	1	3	1	0
		その他	42	1	0	0	0	1
		小　計	56	5	1	3	1	1
	合　計		91	30	18	19	21	19
管　理　上			10	4	6	1	0	0
総　計			101	34	24	20	21	19
支払金額（円）			20,508,274	6,792,466	3,610,749	4,752,813	2,687,948	10,577,524

（データ提供:公益社団法人日本鍼灸師会）

表6　インシデント報告の書式例

鍼灸インシデントレポート

※個人情報が含まれていますので取り扱いには十分注意してください。

提出日　　　　年　　月　　日

報告者	所属　（　　　　　　　　）	報告者氏名　（　　　　　　　　）
日時	発生　　年　　月　　日　　曜日 （午前・午後）　　時　　分ごろ	発見　　年　　月　　日　　曜日 （午前・午後）　　時　　分ごろ
情報源	直接その場で遭遇した　・　電話で　・　その他:	
患者情報	ID番号 氏名　　　　　　　（男・女）	歳（年齢早見表で現在の年齢を確認） 施術対象症状・疾患
施術担当	担当者氏名	補助者氏名
分類	□ 鍼の抜き忘れ □ 熱傷 □ 患者の放置 □ 主訴の悪化 □ 患者所有物の破損	□ 施術者自身の傷害　（鍼刺しなど） □ その他 具体的に
事象分類	□ 実際に発生して、患者の心身に影響が及んだ □ 実際に発生したが、患者の心身に影響は及ばなかった □ 発生しそうになったが、患者・他者の指摘、フェイルセーフシステム等によって防止された □ 発生しそうになったが、自分で気付いて未然に防いだ	
発生場所 発生状況	経過を具体的に記載すること	
処置・対応	具体的な対処内容	患者の反応
原因と 今後の 防止策	□ 知識不足　□ うっかりミス　□ 作業のマンネリ化 □ 認識不足　□ 記憶の抜け　□ 疲労・体調不良 □ 経験不足　□ 注意不足　□ 不安定な心理状態 □ 違反・怠慢　□ 確認不足　□ その他:	今後の防止策案
後日記載	記載日 年　　月　　日	完治または解決までの日数： 処置のための医療費負担：患者・当院・保険会社・ その他：

トに遭遇したのに報告しなかった者にペナルティを科さなければなりません。なお、インシデントの収集・分析・フィードバックというプロセスにはマンネリ化が生じやすいので、一定期間ごとにデータやケースの提示の仕方を変えるといった工夫も忘れずに。

どんな副作用があるの？

鍼灸の副作用（または副反応）についても、データで知っておく必要があるでしょう。鍼治療において頻繁に遭遇する副作用については、ほとんどが軽症であることが前向き調査によって確認されています。**表7**に全身性の副作用、**表8**に局所性の副作用でしばしば観察されるものを示します[20]。

治療後の疲労・倦怠感や眠気は初診時に最も多く発現します。出血や皮下出血は鍼通電を行った場合に発生頻度が高く、刺鍼時痛は若年者あるいは女性において多く発生します[21]。いずれの副作用も一過性であり、表に示したケースにおいて医学的処置は行われていません。

表7　しばしば遭遇する鍼の全身性の副作用（または副反応）

症状	発生患者率※ （発症患者数/鍼受療患者数）	備考
疲労感・倦怠感	8.2%　(32/391)	初回施術時に最も多い
眠気	2.8%　(11/391)	初回施術時に最も多い
主訴の悪化	2.8%　(11/391)	坐骨神経痛,頚肩痛,腰痛,耳鳴など
刺鍼部掻痒感	1.0%　(4/391)	
めまい・ふらつき	0.8%　(3/391)	
気分不良・嘔気	0.8%　(3/391)	立位または座位での刺鍼で起こりやすい
頭痛	0.5%　(2/391)	

※100人の違う患者が受療した場合に何人に起こるかの目安

表8　しばしば遭遇する鍼の局所性の副作用(または副反応)

局所症状	発生刺鍼率※ (発症刺鍼数/総刺鍼数)	備考
微量の出血	2.6%　(781/30,338)	全出血例の86%が1滴未満,2滴以上が1%。 全例が5分以内に止血
刺鍼時痛	0.7%　(219/30,338)	81%は抜鍼後すぐに消失,7%はしばらく残存
皮下出血	0.3%　(100/30,338)	68%は直径20mm未満,8%は20〜30mm
施術後の刺鍼部痛	0.1%　(38/30,338)	
皮下血腫	0.1%　(31/30,338)	74%は直径10mm未満で無痛, 13%は10〜20mm,有痛は血腫全体の6%

※100回刺鍼した場合に何回起こるかの目安

インフォームド・コンセントと個人情報保護

施術後に見られる反応、たとえば眠気や集中力の低下は、車の運転や精密機械の操作を行う患者にとって大きなリスクとなり得ます。したがって、施術後に発生するかもしれない反応については、それが事故につながらないよう注意して運転や操作を行うべきであることを伝えておく必要があります。

また、副作用・副反応の詳細な情報提供は、患者を守ると同時に鍼灸師自身を守ることでもあります。患者から「施術後に○○が起こるなんて聞いてなかった」と責められるのを回避することができるからです。近年急速に拡大しつつある美容鍼灸の領域においては、過去には当然と受け止められていた刺鍼後の皮下出血も、情報提供なしに発生させてしまえば損害賠償や訴訟に発展する可能性があるのです。

表9は、森ノ宮医療大学附属鍼灸施術所で初診患者に対して実施している情報伝達および同意の文書です。料金設定・施術内容・個人情報保護方針・副作用などについて文書を見せながら口頭で情報伝達を行い、さらに「説明を聞いて理解したうえで鍼灸治療を希望します」というサインを頂いています。文書による同意を得てから施術を行っているということです。本格的なインフォームド・コンセントを行う

表9　森ノ宮医療大学附属鍼灸施術所における初診患者への情報提供と同意文書（一部省略）

料金設定

施術料金は、1回（約40〜60分間）につき通常料金3,000円です。初診時のみ初診料1,000円が追加されます。ただし、学生実習協力をご承諾いただいた方は1,500円になります。

施術内容

鍼灸治療内容は、施術者により若干の違いがあります。施術者はあなたに合うと思われる治療法を初回治療日に説明し、あなたの承諾を得た上で行います。疑問等がある時は、その都度ご遠慮なく質問してください。

個人情報保護

当治療院は、個人情報保護法に従って、あなたの個人情報を厳重に保護します。個人情報の利用目的と保護方針の詳細については、院内に掲示してあります。

副作用など

鍼灸治療が初めての方は、治療後に一時的に眠気や全身のだるさなど気分不良が起こることが稀にあります。そのような場合は、治療後の車の運転や危険な機械の操作などはなるべく避けて下さい。鍼を刺した部位に内出血が起こることがありますが、1〜2週間程で消失します。灸を直接すえる場合はお灸の痕に水ぶくれ（水疱）ができることがあります。その場合はつぶしたりせず清潔に保つようにして下さい。直接すえる灸は、すべての患者さんに行うわけではありません。希望しない場合はその旨を治療者に伝えて下さい。
心臓ペースメーカー、肝炎、糖尿病その他重大な疾患をお持ちの方は治療前に必ず施術者にお知らせ下さるようお願いします。

私は上記の内容について理解した上で、治療を受けることを希望します。

年　　月　　日

サイン　＿＿＿＿＿＿＿＿＿＿＿＿＿＿＿＿

ためには、有効性・リスク・コストなどに関するさらに強いエビデンスにもとづく情報が必要ですが、現在はそこまでには至っていません。

また、インフォームド・コンセントと同様、鍼灸施術を行う前に丁寧に説明して文書で同意を得るべき事項として、個人情報の利用範囲の伝達があります。事前に同意を得ていないのに勝手に自宅にダイレクトメールを送り付けることは約束違反になりますので気をつけましょう。最後に、個人情報の保護方針と利用目的を明確にするために院内に掲示すべき文書の例を**表10**に示しますので、参考にしていただければと思います[22,23]。

表10　個人情報の保護方針と利用目的に関する掲示の例

〈当院における個人情報の利用目的と保護方針〉

当院は患者さんの権利・利益を保護するために個人情報を適切に管理することに努めます。

1.個人情報の収集・利用・提供

個人情報の保護に関する法律を遵守し、以下にお示しした利用目的の範囲内で個人情報の収集、利用および提供をさせていただきます。

1）患者さんへの鍼灸施術に必要な利用目的

〔当院での利用〕

・鍼灸施術および生活アドバイス
・施術料の請求に関する事務
・サービスの質の向上、安全確保、医療事故等の分析・報告

〔他の事業者等への情報提供〕

・他の医療機関等への紹介または照会に対する回答（御本人同意のうえで）
・患者さんの施術に関して外部の医師等の意見・助言を求める場合
・ご家族等への病態や施術内容の説明（御本人同意のうえで）
・審査支払機関または保険者のレセプト提出、および照会に対する回答
・賠償責任保険などに係る専門団体や保険会社等への相談または届出等

2）上記以外の利用目的

〔当院での利用〕

・医療・介護サービスや業務の維持・改善のための基礎資料
・医療従事者養成のための学生実習への協力
・臨床研究（関係する法令や指針に従います）
・治療経過の調査、満足度調査、および業務改善のためのアンケート調査

〔その他〕

・学会・医学雑誌等への発表（御本人同意のうえ匿名化して）
・法令にもとづく情報提供、あるいは緊急事態における照会に対する回答等

2.個人情報の安全対策

個人情報への不正アクセス、個人情報の紛失、破壊、改ざんおよび漏洩などに関する万全の予防措置を講じます。万一の問題発生時には速やかな是正対策を実施します。

3.個人情報の確認・訂正・利用停止

当該本人（患者さん）等から内容の確認・訂正あるいは利用停止を求められた場合には、調査のうえ適切に対応します。

4.個人情報保護に関する教育および継続的改善

個人情報保護体制を適切に維持するため職員の教育を徹底し、体制を継続的に改善します。

5.診療情報の開示

ご本人の申し出により診療情報の開示を行います。

平成XX年XX月XX日
○○治療院　院長 □□　□□　　（お問合せ先　〒XXX-XXXX ○○市○○町X-XX-XX　電話 XX-XXXX-XXXX）

1） International Conference on Harmonisation of Technical Reqirements for Registration of Pharmaceuticals for Human Use：Clinical safety data management: Definitions and standards for expedited reporting E2A. ICH Guideline. 1994.

2） 医薬品の臨床試験の実施の基準に関する省令. 最終改正平成21年3月31日厚生労働省令第68号. 2009.

3） 山下仁. 現代臨床鍼灸学概論4. 鍼灸の有害事象と安全性. 理療 2010; 40（2）：9-14.

4） Yamashita H, Tsukayama H, White AR, Tanno Y, Sugishita C, Ernst E. Systematic review of adverse events following acupuncture: the Japanese literature. Complement Ther Med 2001; 9: 98-104.

5） 山下仁, 江川雅人, 楳田高士, 宮本俊和, 石崎直人, 形井秀一. 国内で発生した鍼灸有害事象に関する文献情報の更新（1998～2002年）および鍼治療における感染制御に関する議論. 全日本鍼灸学会雑誌 2004; 54: 55-64.

6） 石崎直人, 江川雅人. 国内で発生した鍼灸有害事象報告論文に関する文献（2003～2006年）. 全日本鍼灸学会雑誌 2008; 58: 180-182.

7） 古瀬暢達, 山下仁, 増山祥子, 江川雅人, 楳田高士. 鍼灸安全性関連文献レビュー2007～2011年. 全日本鍼灸学会雑誌 2013; 63（2）：100-114.

8） Yamashita H, Tsukayama H, Tanno Y, Nishijo K. Adverse events related to acupuncture. JAMA 1998; 280: 1563-1564.

9） White A, Hayhoe S, Hart A, Ernst E. Adverse events following acupuncture: prospective survey of 32,000 consultations with doctors and physiotherapists. BMJ 2001; 323: 485-486.

10） MacPherson H, Thomas K, Walters S, Fitter M. The York acupuncture safety study: prospective survey of 34,000 treatments by traditional acupuncturists. BMJ 2001; 323: 486-487.

11） Witt CM, Pach D, Brinkhaus B, Wruck K, Tag B, Mank S, et al. Safety of acupuncture: results of a prospective observational study with 229,230 patients and introduction of a medical information and consent form. Forsch Komplementmed 2009; 16: 91-97.

12） Melchart D, Weidenhammer W, Streng A, Reitmayr S, Hoppe A, Ernst E, et al. Prospective investigation of adverse effects of acupuncture in 97733 patients. Arch Intern Med 2004; 164: 104-105.

13） Endres HG, Molsberger A, Lungenhausen M, Trampisch HJ. An internal standard for verifying the accuracy of serious adverse event reporting: The example of an acupuncture study of 190,924 patients. Eur J Med Res 2004; 9: 545-551.

14） 藤原義文. 鍼灸マッサージに於ける医療過誤 現場からの報告. 山王商事. 2004: 18.

15） Yamashita H, Tsukayama H. Safety of acupuncture: incident reporting and feedback may reduce risks. BMJ 2002; 324: 170-171.

16） Yamashita H, Tsukayama H. Safety of acupuncture practice in Japan: Patient reactions, therapist negligence and error reduction strategies. Evid Based Complement Alternat Med 2008; 5: 391-398.

17） 山下仁. インシデント報告システムの効果. 全日本鍼灸学会研究部安全委員会編. 臨床で知っておきたい鍼灸安全の知識. 医道の日本社. 2009: 102-105.

18） 山下仁. インシデントレポート. 尾崎昭弘・坂本歩・鍼灸安全性委員会編：鍼灸医療安全対策マニュアル. 医歯薬出版株式会社. 2010: 11-15.

19） 山下仁. 現代臨床鍼灸学概論5. 鍼灸の過誤とその防止策. 理療 2010; 40（3）：7-13.

20） Yamashita H, Tsukayama H, Hori N, Kimura T, Tanno Y. Incidence of adverse reactions associated with acupuncture. J Altern Complement Med 2000; 6（4）：345-350.

21） Yamashita H, Tsukayama H, Sugishita C. Local adverse reactions commonly seen in Japanese-style medical acupuncture practice. Clin Acupunct Orient Med 2001; 2（2）：132-137.

22） 山下仁. 患者中心の医療. 尾崎昭弘・坂本歩・鍼灸安全性委員会編. 鍼灸医療安全ガイドライン. 医歯薬出版. 2007: 83-87.

23） 山下仁. 現代臨床鍼灸学概論 6.鍼灸の副作用と情報伝達. 理療 2011; 41（2）：11-16.

24） 古瀬暢達, 上原明仁, 菅原正秋, 山﨑寿也, 新原寿志, 山下仁. 鍼灸安全性関連文献レビュー2012～2015年および安全性向上策の検討. 全日本鍼灸学会雑誌 2016; 66（3）：149-156.

25） 古瀬暢達, 上原明仁, 菅原正秋, 山﨑寿也, 新原寿志, 山下仁. 鍼灸安全性関連文献レビュー2012～2015年. 全日本鍼灸学会雑誌 2017; 67（1）：29-47.

付録 1

危険予知トレーニング（ＫＹＴ）

ＫＹＴとは

ベルギーの工場で絵を使って安全教育が行われていたのを参考にして、１９７４年、住友金属工業で創出した危険予知訓練手法に略称をつけたのが始まりとされています。

ＫＹＴの目的は、起きてしまっている危険に気づくことではなく、まだ起きていないエラーや事故の可能性を察知し、事前に防止する手立てを講じる能力を身につけることにあります。

ＫＹＴの実際

①職場や作業の状況を描いたイラストシートを使い、また、現場で現物を見たり作業をしてみたりしながら、小グループで職場や作業の状況に潜む危険要因とそれが引き起こす事故を組合せた「危険ストーリー」という文型で表現します。たとえば「○○のため、△△すると、××になる。」といった具合です。ここでは危険要因についてしっかり掘り下げるとともに、危険ストーリーを抽象的でなく具体的に表現します。

②みんなの合意で納得できるような「これが問題のある最も重要な危険」すなわち危険ポイントを１つか２つに絞り込みます。

③絞った危険ポイントの具体的な対策を立てます。その対策は「〜しない」という否定的・禁止的なものではなく、「〜する」という肯定的な前向きの具体的行動内容にします。

④みんなの合意で、事故を避けるための「重点実施項目」（行動目標）を絞り込みます。

※ＫＹＴは、幅広い経験や理解、確かな知識や洞察力、そして豊かな想像力に支えられています。

（以上は、杉山良子編著「ナースのための危険予知トレーニングテキスト」〔メディカ出版・２０１０〕より引用・抜粋）

KYT

scene:1

どんな危険ストーリーが作れますか？

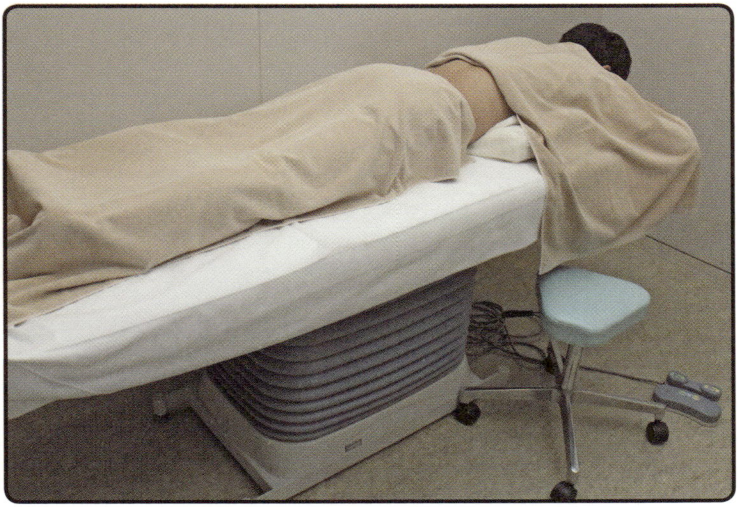

答えは次ページ

患者さんが脱衣して電動ベッドに腹臥位になり、鍼灸施術を受ける準備ができました。

ここに潜む危険要因から、どのような危険ストーリーが作れますか？

危険ストーリー例

- ベッドを下降させたとき、椅子が挟まる。
- 刺鍼中に施術者の足がペダルに当たって、予定外のベッド昇降により深刺してしまう。

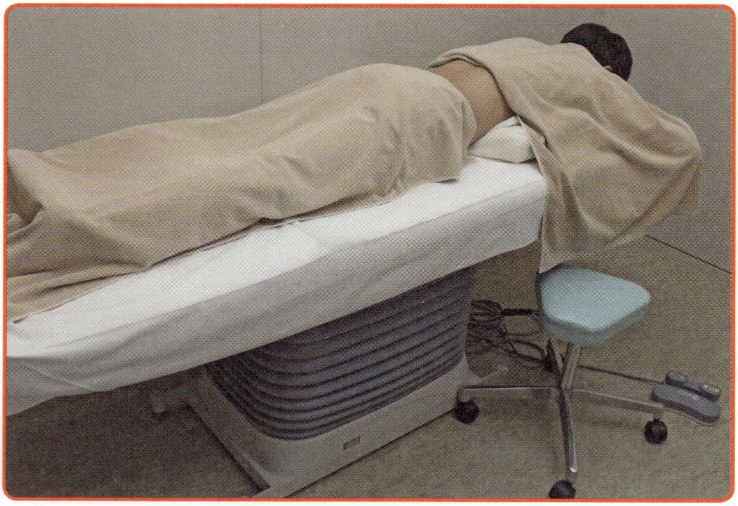

電動ベッドの昇降範囲に椅子が位置しているのは危険です。写真の場合、椅子を挟み込んだままベッドが下がり続けて、ベッドごとひっくり返ってしまう可能性があります。椅子は電動ベッドから距離を置く習慣をつけましょう。

また、昇降ペダルは感度がよすぎて足が当たっただけでベッドが動き出す場合があります。もし背部や後頭部の刺鍼中に施術者の足がペダルに当たってベッドが急に上がると、予期しない深刺をしてしまうかもしれません。昇降ペダルは、施術者が一歩踏み出さなければ届かないところに配置すべきです。

KYT

scene:2

どんな危険ストーリーが作れますか？

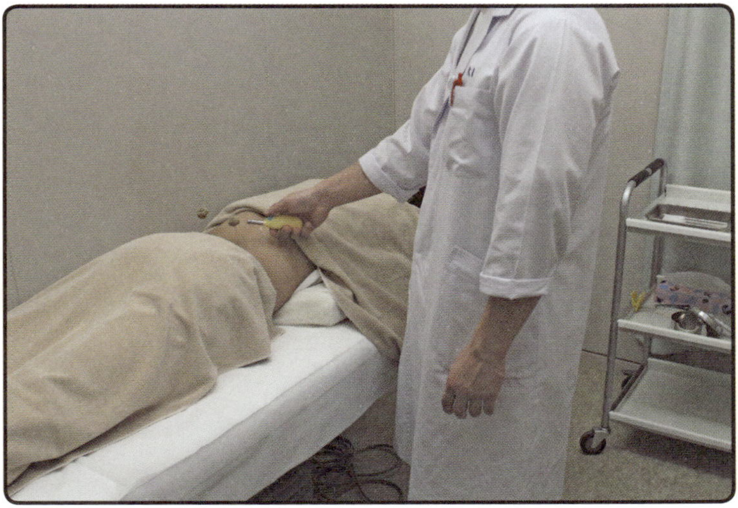

答えは次ページ

患者さんの腰部に灸頭鍼を行う準備ができて、施術者が艾に着火し始めました。

ここに潜む危険要因から、どのような危険ストーリーが作れますか？

危険ストーリー例

・灰皿が遠くにあるため、燃焼中の艾が落下した時すぐに拾えず、患者が火傷してしまう。

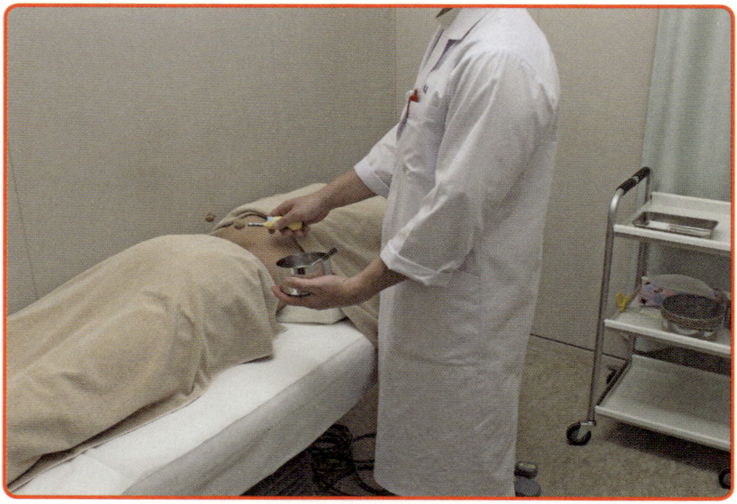

灰皿をワゴンの二段目に置いたまま灸頭鍼に着火しようとしていました。燃焼した艾球が落下した場合、即座に拾い上げて灰皿に入れなければなりませんが、近くに灰皿がなくて施術者が躊躇している間に患者さんが火傷してしまう可能性があります。

また、落下した燃焼中の艾の熱さを感じて患者さんが反射的に動いてしまうと、折鍼する危険性もあります。灰皿を保持するか、手元に置いてから着火すべきです（写真は正しい例）。

KYT

scene:3

どんな危険ストーリーが作れますか？

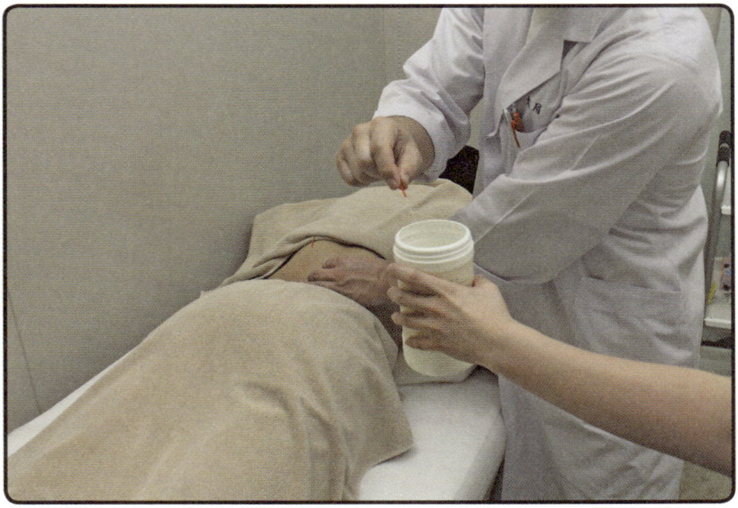

答えは次ページ

施術助手の補助を受けながら置鍼後の抜鍼をしています。

ここに潜む危険要因から、どのような危険ストーリーが作れますか？

危険ストーリー例

・誤って施術助手の手を刺してしまう。

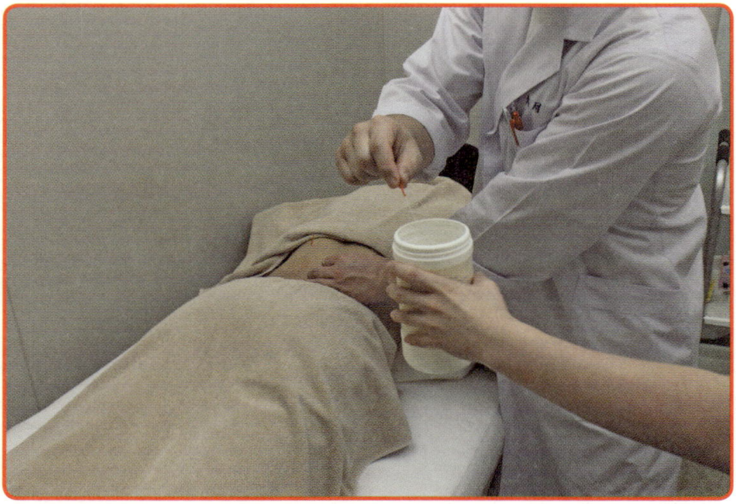

補助者や見学者は、施術者に気を遣って抜いた鍼を廃鍼容器で受けようとしてくれるかもしれません。しかしこの行為は危険です。施術者はしばしば患者さんの刺鍼部位を見ており、容器をもつ補助者の手元は施術者が伸ばした手を追いかけます。タイミングがずれると誤刺につながり、廃鍼に付着している血液・体液から感染してしまう可能性が否定できません。

抜いた鍼を廃棄する際は、廃鍼容器を置いたワゴンを手元に引き寄せて、施術者自身が一人で廃棄すべきです。

KYT

scene:4

どんな危険ストーリーが作れますか？

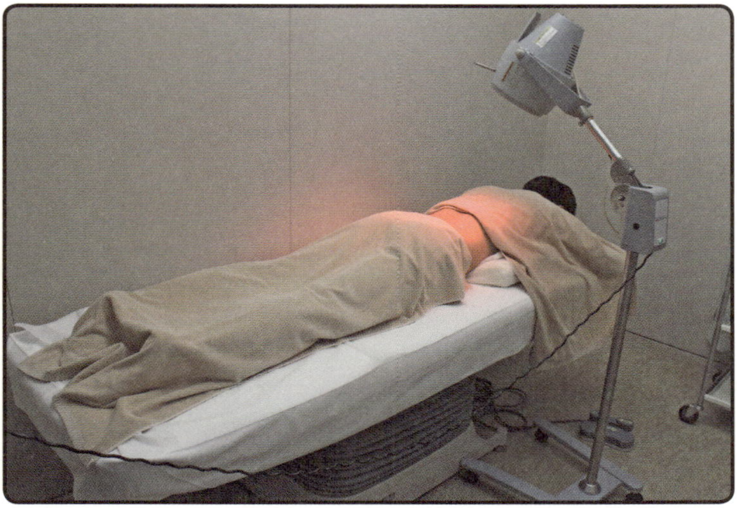

答えは次ページ

患者さんの腰部に置鍼しながら赤外線を照射しています。

ここに潜む危険要因から、どのような危険ストーリーが作れますか？

危険ストーリー例

・施術者が赤外線のコードに足を引っかけて倒してしまい、患者さんを怪我させてしまう。

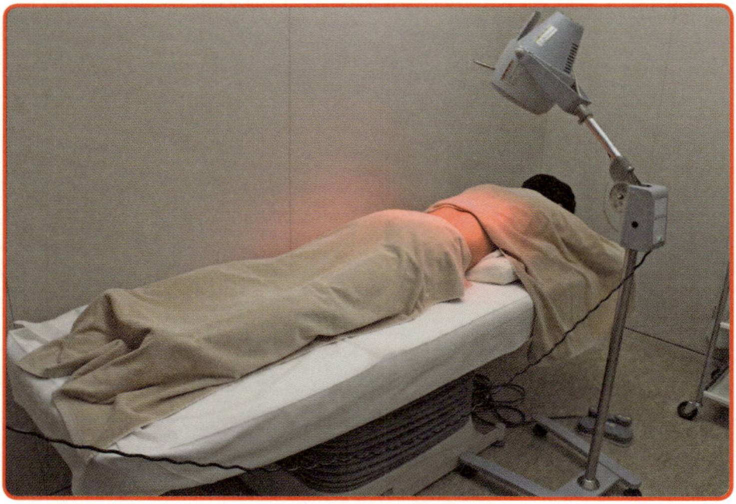

使用している赤外線照射器の電源コンセントは遠くにあり、コードに余裕がないようです。このような場合、施術者の足や胴体がひっかかってしまうと、赤外線照射器は容易に倒れてしまいます。倒れた機器あるいは破損した部品によって患者さんに外傷を負わせたり、過熱している部分が患者さんの身体に触れて火傷をさせたりしてしまうかもしれません。

近くのコンセントから電源を取ったり延長コードを使うなどしてコードに余裕をもたせ、万が一ひっかかっても容易に機器が倒れたり動いたりしない工夫をしましょう。

KYT

scene:5

どんな危険ストーリーが作れますか？

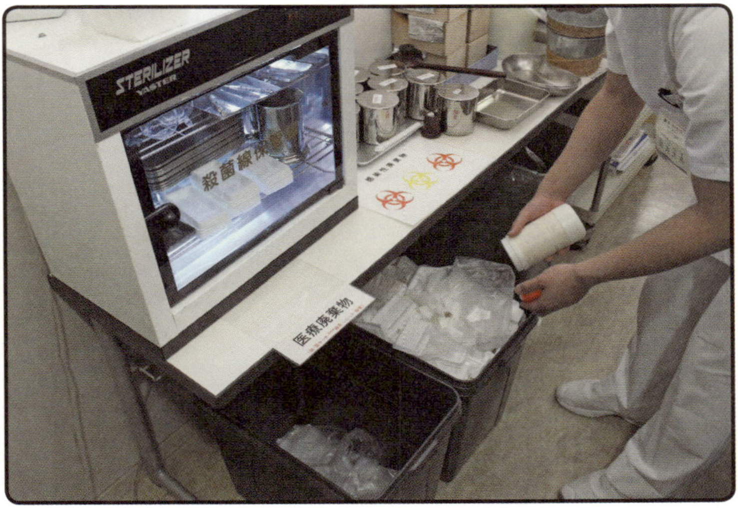

答えは次ページ

廃鍼容器がいっぱいになったので、廃棄物処理業者に引き渡す大きな医療廃棄物容器に移しています。

ここに潜む危険要因から、どのような危険ストーリーが作れますか？

危険ストーリー例

・廃鍼で手指を傷つけて感染してしまう。

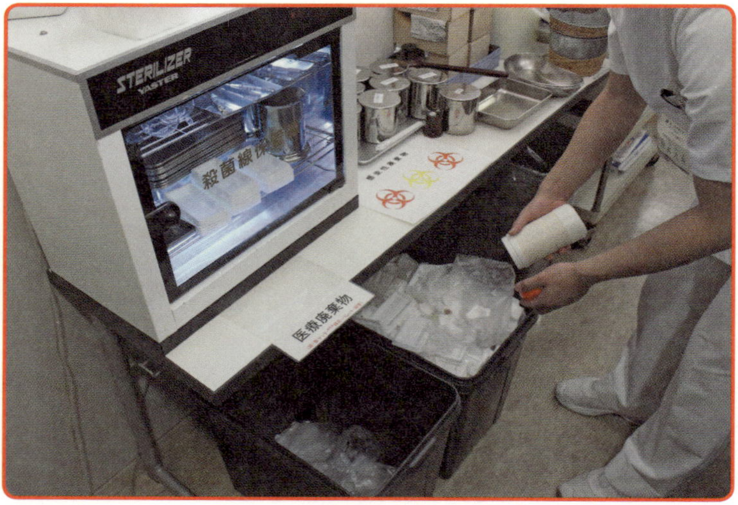

廃鍼容器の蓋を開けて、たまった鍼を捨てています。この際、鍼があらぬ方向に飛び出たり散らかったりして、スタッフの手指などを誤刺してしまう危険性があります。使用済みの鍼はすべて感染性廃棄物であり、誤刺すれば感染してしまう危険性があります。

鋭利な感染性廃棄物は「移し替えない」が原則です。廃鍼容器は容器ごとそのまま廃棄すべきです。このようなところで経費を削減してしまっては、医療界における信頼を失うだけでなく、最悪の場合には、スタッフが血液媒介感染の被害者になってしまいます。

KYT

scene:6

どんな危険ストーリーが作れますか？

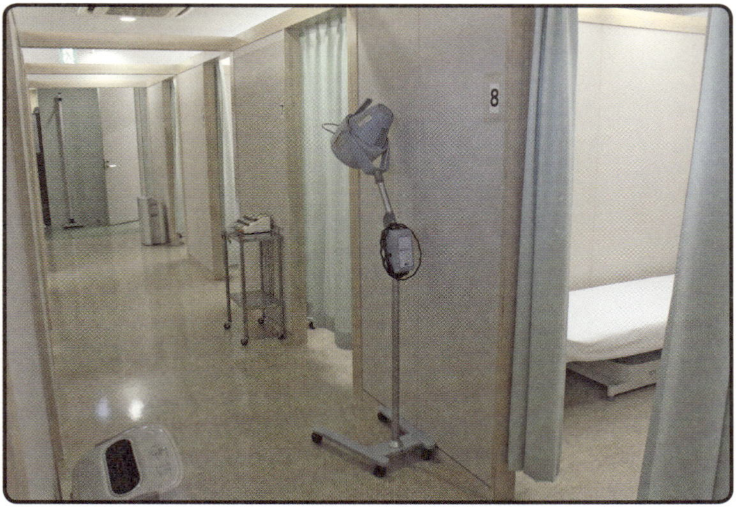

答えは次ページ

ある鍼灸治療院の患者さんの通路と治療ブースの風景です。奥に受付があり、患者さんは向こう側から歩いてきて治療ブースに入って鍼灸施術を受けます。

ここに潜む危険要因から、どのような危険ストーリーが作れますか？

危険ストーリー例

・赤外線照射器やワゴンにぶつかったりつまずいたりして、患者さんが打撲あるいは転倒してしまう。

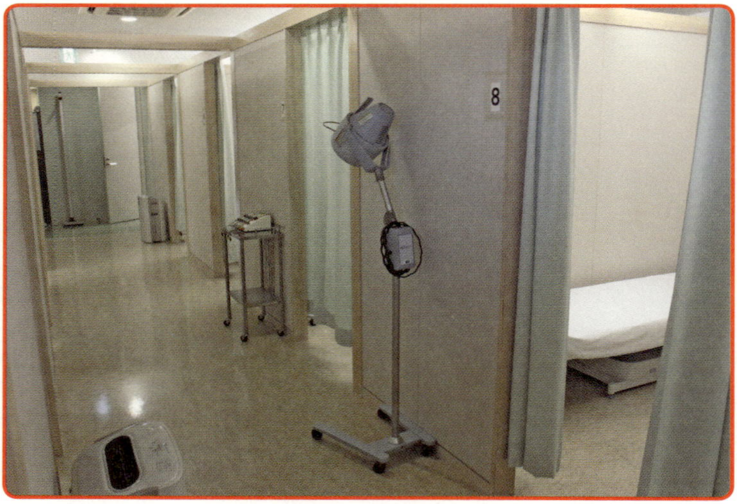

鍼灸院を訪れる患者さんは、高齢や疾患のせいで歩行、視野、あるいは反射的な回避動作が十分でない方が少なくありません。そのような患者さんの動線上に障害物を置くことは危険です。特に治療を終えて着衣した患者さんがカーテンを開けて出てきた途端、目の前に治療機器やワゴンが置いてあったら、ぶつかったり倒したりする事故が発生する可能性があります。

治療機器やワゴンは、治療ブース内の決められた位置に戻すか、患者さんの動線上でないところに配置するようにしましょう。

KYT

scene:7

どんな危険ストーリーが作れますか？

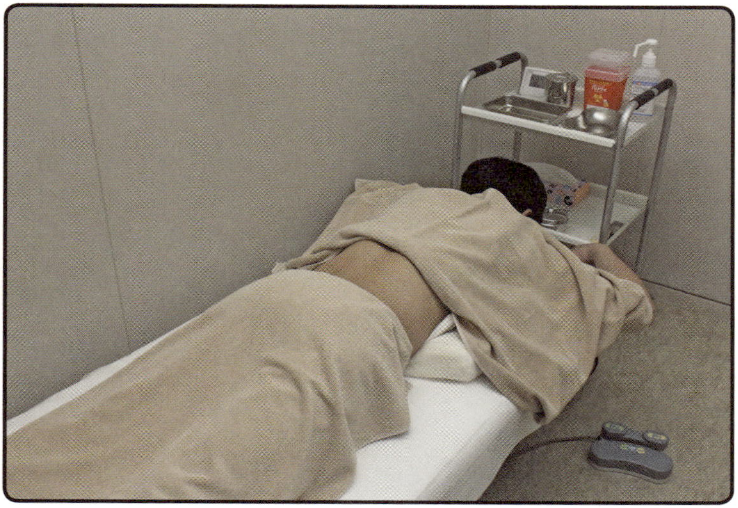

電動ベッドに患者さんが腹臥位になり、施術の準備が整いました。ここに潜む危険要因から、どのような危険ストーリーが作れますか？

答えは次ページ

危険ストーリー例

- 患者さんの頭部が電動ベッドとワゴンに挟まれ、怪我をさせてしまう。

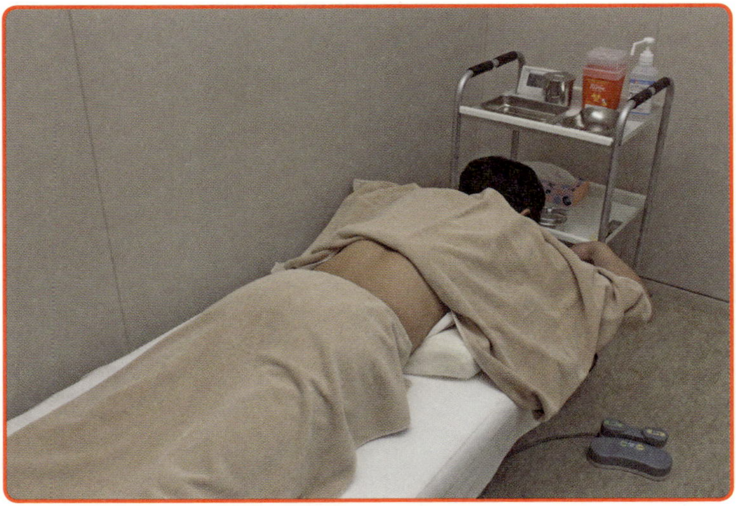

身長の高い患者さんは電動ベッドから頭や足がはみ出すことがあります。そのことに配慮しないまま治療ワゴンと電動ベッドを近接させていると、ベッドを上昇させた際に患者さんの頭や足を挟んでしまう危険性があります。「第22回　電動ベッドの事故」(92ページ) においても池目君が大変な目に遭っています。

治療ワゴンや脱衣カゴは、電動ベッドと十分な距離を保って配置してください。また、シーン1でも述べたように、予期しないベッドの昇降を避けるため、ペダルは施術者が一歩踏み出さなければ届かないところに配置すべきです

KYT

scene:8

どんな危険ストーリーが作れますか？

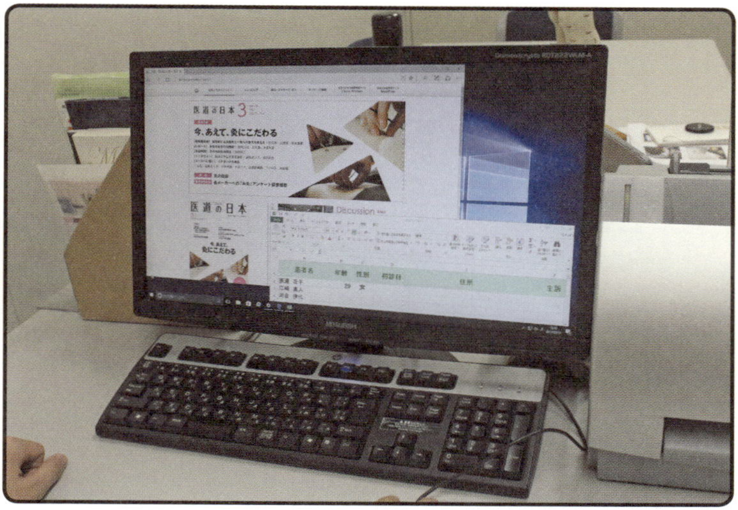

　この鍼灸院では患者情報をパソコンに入力して管理しているようです。

　ここに潜む危険要因から、どのような危険ストーリーが作れますか？ ここでは患者さんの身体に及ぼす危険以外の問題点に着目しましょう。

答えは次ページ

危険ストーリー例

・インターネットを通して患者情報が漏えいしてしまう。

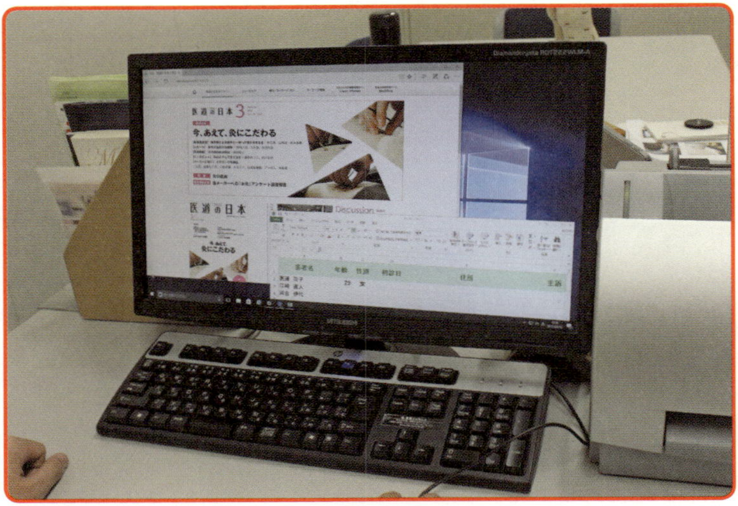

よく見ると、このパソコンでは患者情報の表計算とともにインターネットのブラウザが立ち上げられています。どうやら施術者はこのパソコンで医道の日本社のサイトを見ているようです。もしこのパソコンが悪意あるウイルスに感染したりハッキングに遭ったりすれば、患者さんの個人情報が外部に漏れてしまうかもしれません。

患者情報管理には専用のパソコンを設け、インターネットにはつながないことが原則です。また、アクセスできる人物を制限するためにパソコンやファイルにパスワードを設定し、不特定多数の人物が患者情報をのぞくことを防止しなければなりません。

付録
2

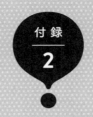

こんなことに注意しよう！

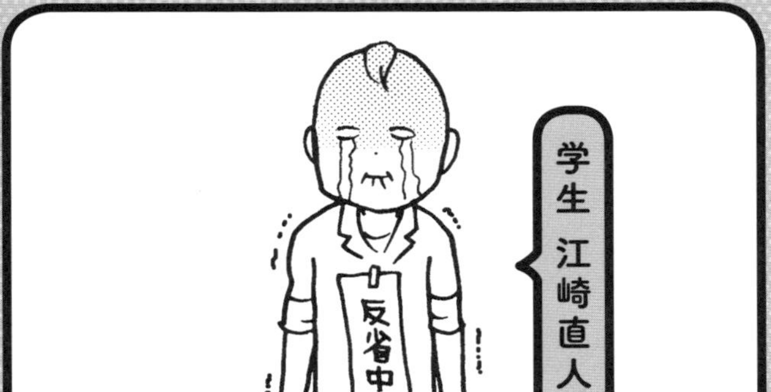

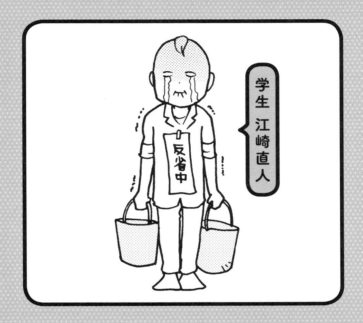

治療院を舞台に、さまざまな鍼灸臨床におけるインシデントを取り上げてきましたが、学校の授業などにおいても、注意すべき点があります。

学生の頃から、失敗ばかりだった江崎直人君。彼の失敗から何がいけなかったのかを学びながら、学生の読者の方は信頼できる治療家になるための第一歩として、治療家の読者の方は学生時代を懐かしく振り返りながら、スタッフへの指導などにも活かしてもらえればと思います。

〔医道の日本2015年8月号「夏の鍼灸学生向け企画マンガ こんなことに注意しよう！」より〕

第1話　鍼でふざけない

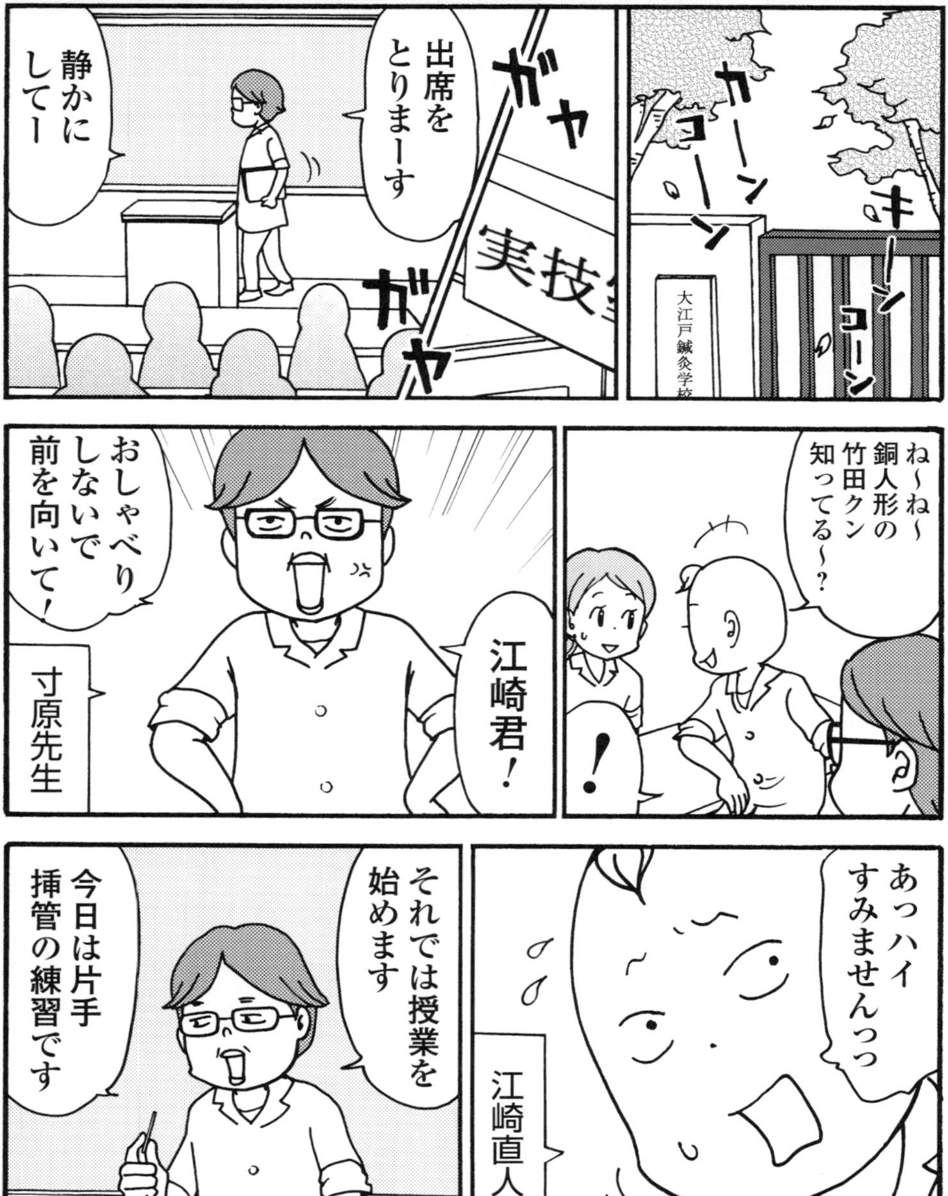

キーンコーン
カーンコーン
大江戸鍼灸学校
ガヤガヤ
実技
出席をとりまーす
静かにしてー
ね~ね~銅人形の竹田クン知ってる~?
!
江崎君!
おしゃべりしないで前を向いて!
寸原先生
あっハイすみませんっっ
江崎直人
それでは授業を始めます
今日は片手挿管の練習です

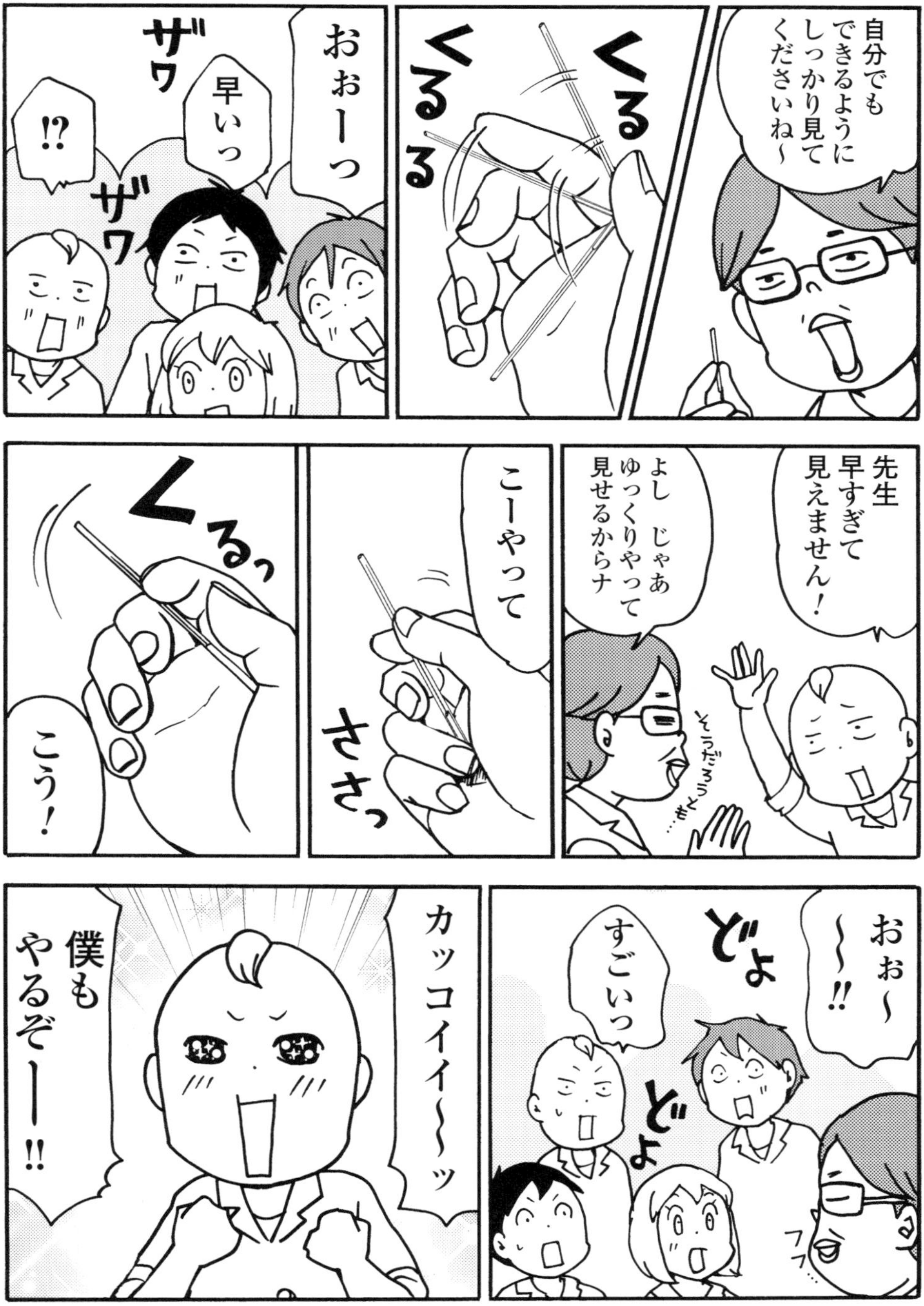
自分でも
できるように
しっかり見て
くださいね～
くる
くるる
おおーっ
早いっ
!?
ザワ
ザワ
先生
早すぎて
見えません！
よし　じゃあ
ゆっくりやって
見せるからナ
こーやって
ささっ
くるっ
こう！
おぉ～
～!!
どよ
すごいっ
どよ
フフ…
カッコイイ～～ッ
僕も
やるぞーー!!

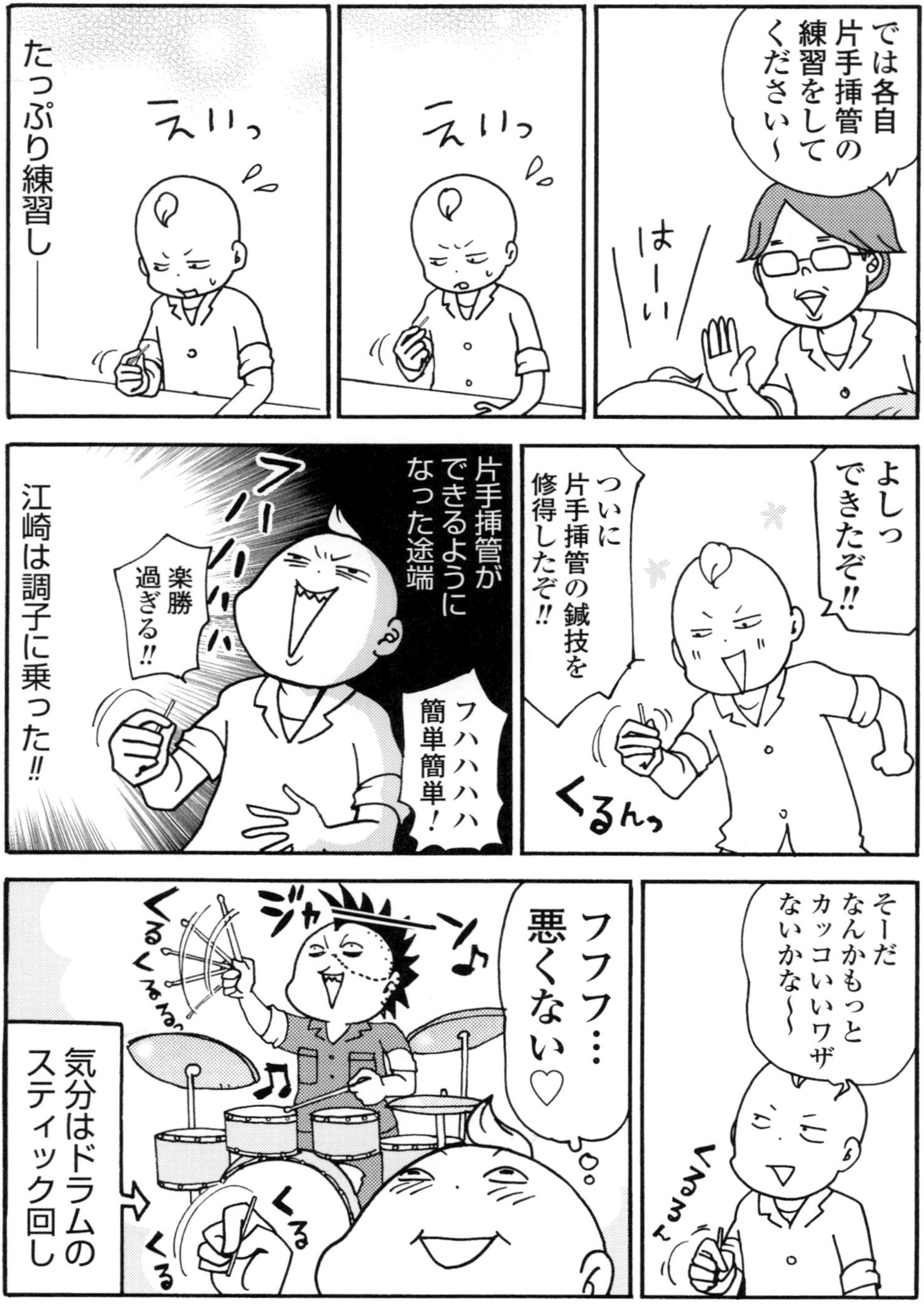
では各自片手挿管の練習をしてくださいー
はーい
えいっ
たっぷり練習し――
えいっ
よしっ できたぞ!!
ついに片手挿管の鍼技を修得したぞ!!
くるんっ
片手挿管ができるようになった途端
江崎は調子に乗った!!
フハハハハ
楽勝過ぎる!!
フハハハハ 簡単簡単!
そーだ なんかもっとカッコいいワザないかな～
くるるっ
フフフ… 悪くない♡
ジャーン♪
くるくるるるっ
くる
くる
くる
気分はドラムのスティック回し

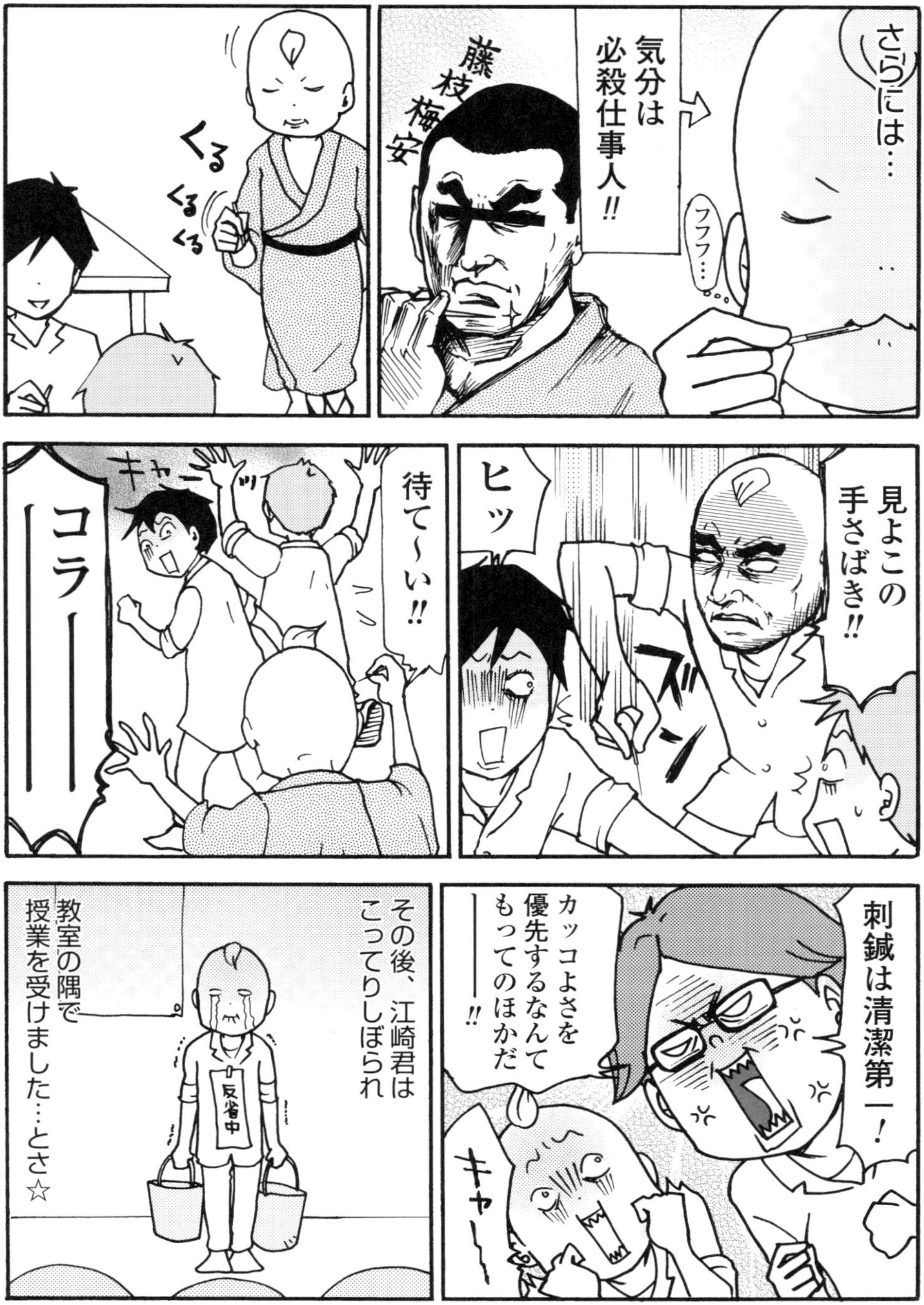
さらには…
フフフ…
気分は必殺仕事人!!
藤枝梅安
くる
くる
くる
見よこの手さばき!!
ヒッ
ズッ
待て～い!!
キャー
コラーーー
刺鍼は清潔第一!
カッコよさを優先するなんてもってのほかだーー!!
キャー
その後、江崎君はこってりしぼられ
教室の隅で授業を受けました…とさ☆
反省中

・第1話・　鍼でふざけない

Point

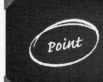

- 刺鍼技術は清潔第一で
- カッコよさや手際のよさよりも安全を念頭に
- 伝統的な技術であっても医療の観点から適切か再検討すべき

新年度が始まると、鍼灸学校では学生たちの「片手挿管が難しい」とか「半米粒大の艾炷を早くきれいに作るのが難しい」といった声が聞かれます。練習すればやがてできるようになるのですが、初心者にとっては高い壁に思えるものです。同時に、それらを難なくこなす教員のお手本を見ると、「さすが！」とか「カッコいい！」と感じることもしばしばでしょう。しかし、そこばかりに注目してはいけません。その刺鍼技術が安全かどうかをまずは考えるべきです。すぐ調子に乗ってしまう江崎君は手先だけ（？）は器用で、それなりに短期的な努力はするようです。片手挿管をあっという間にマスターしましたが、重視すべき部分を間違えてしまいました。

刺鍼の一連の流れの中に、伝統芸能に劣らぬ美しい所作と技術があることは否定しません。しかし、刺鍼という行為は医療である限り安全が最優先されなければなりません。いくら美しい所作やカッコいい技術であったとしても、鍼体部分を汚染する、あるいは汚染しかねない行為は決して許されるものではありません。同時に、自分の手指を刺してしまう恐れのある作法は再考すべきでしょう。江崎君の悪ふざけは論外ですが、見栄えのよさに憧れて、そちらをマスターすることに心を奪われる鍼灸学生は実在するのではないでしょうか。

最初は下手なのが当たり前。ぎこちなくても、ゆっくり慎重に、一つひとつの技術を安全に行うことができるよう繰り返し練習しましょう。また、今まで鍼灸界でずっとやってきたことが安全面から適切なのかどうかについては、時代とともに再検討する態度が必要です。1年生の新鮮な先入観のない眼で見た意見を聞くことは、鍼灸師養成施設とその教員にとってもよい機会です。学生さんは臆することなく、安全性の面から疑問があるならば教員に投げかけてみましょう。

医療現場において、素手で一度触れた部分は汚染されているという認識です。その汚染された部分が身体に挿入されることは許されません。その意味で、押手や指サック使用も鍼灸安全管理教育においては議論が続いています。また、ディスポーザブル鍼あるいはシングルユース鍼は「一度刺したら捨てる」ことを意味しているので、片手挿管そのものが不要という意見もあります。これらのことは念入りな調査と徹底的な議論が必要なので、ここでこれ以上は言及しませんが、伝統にとらわれないで医療安全の観点から妥当性・適切性について再考する態度が重要であることだけは強調しておきます。

新入生に薦めたい本・サイト

①尾崎昭弘・坂本歩・鍼灸安全性委員会編『鍼灸医療安全ガイドライン』（医歯薬出版）
②公益社団法人全日本鍼灸学会安全性委員会「鍼灸の安全対策」ウェブサイト（http://safety.jsam.jp/）

第2話　解剖学を軽視しない

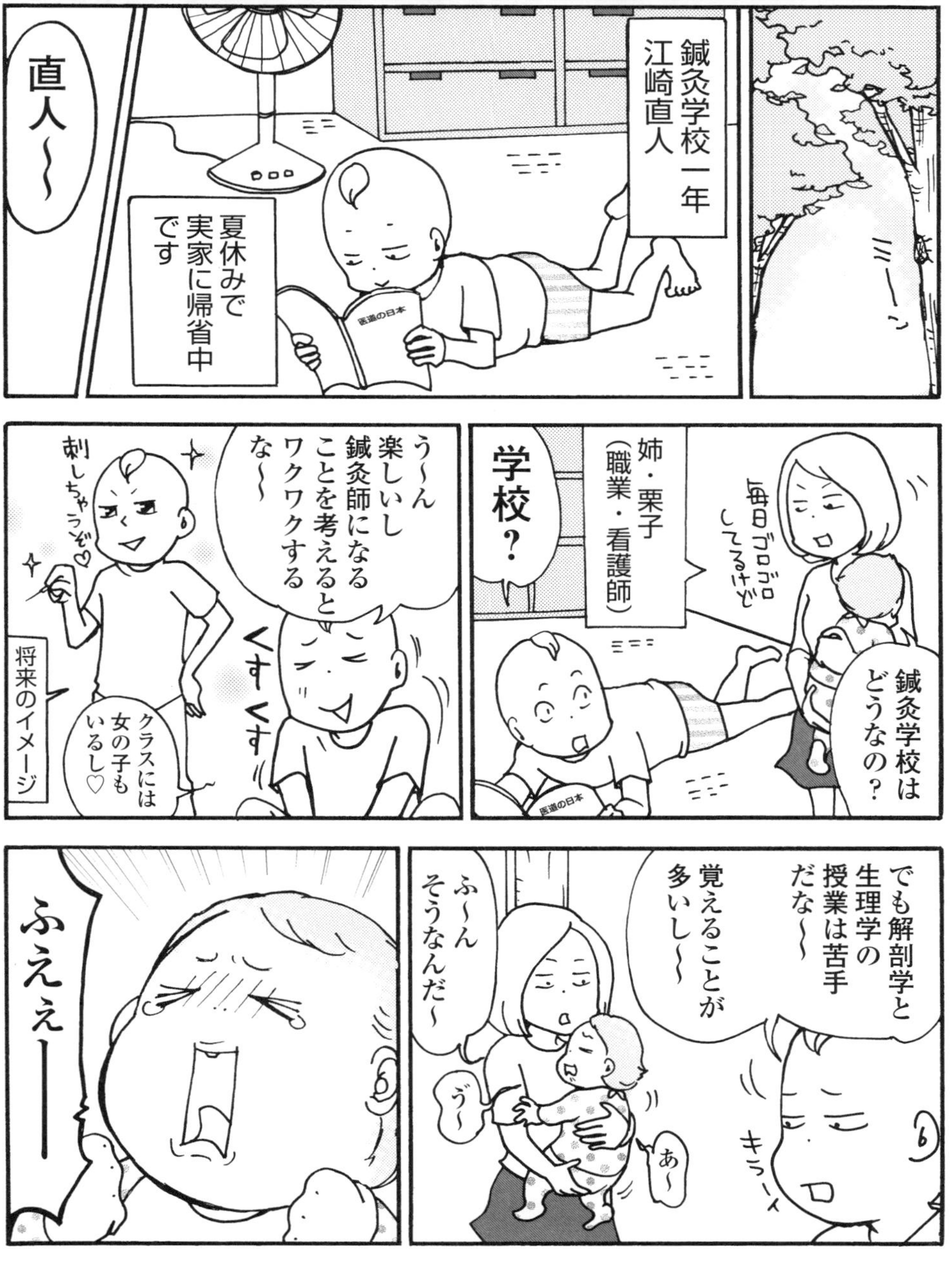
ミーーン
鍼灸学校一年
江崎直人
夏休みで実家に帰省中です
医道の日本
直人〜〜
毎日ゴロゴロしてるけど
鍼灸学校はどうなの？
姉・栗子
（職業・看護師）
学校？
医道の日本
う〜ん楽しいし鍼灸師になることを考えるとワクワクするな〜
くすくす
刺しちゃうぞ♡
将来のイメージ
クラスには女の子もいるし♡
でも解剖学と生理学の授業は苦手だな〜
覚えることが多いし〜
ふ〜んそうなんだ〜
う〜
あ〜
キラーイ
ふえぇーーー

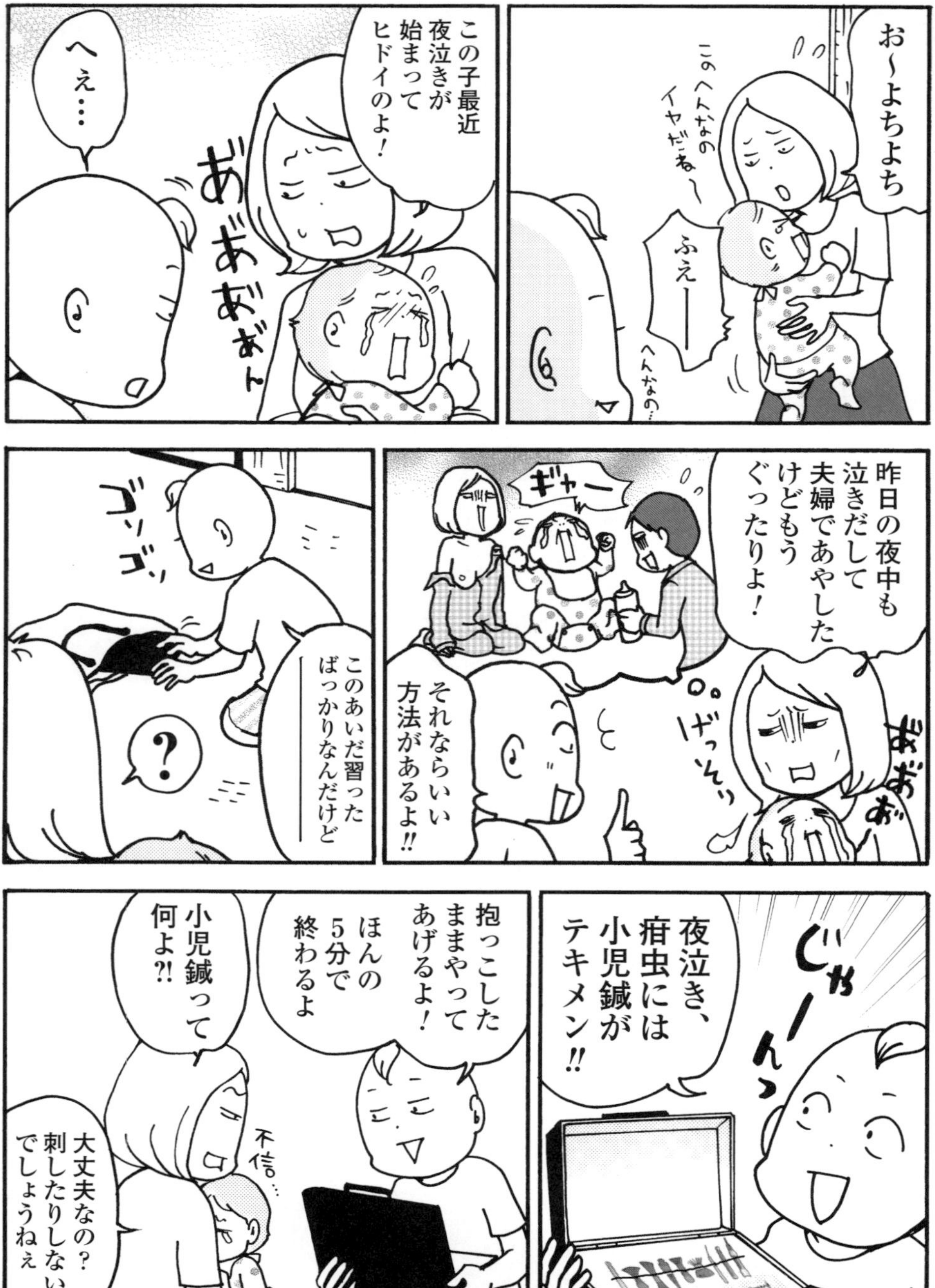
お～よちよち
このへんなのイヤだね～
ふえ——
へんなの…
この子最近夜泣きが始まってヒドイのよ！
あぁあぁあん
へえ…
昨日の夜中も泣きだして夫婦であやしたけどもうぐったりよ！
ギャー
げっそり
おぉぉ
それならいい方法があるよ!!
ゴソゴソ
このあいだ習ったばっかりなんだけど
?
夜泣き、疳虫には小児鍼がテキメン!!
じゃーんっ
抱っこしたままやってあげるよ！ほんの5分で終わるよ
小児鍼って何よ?!
不信…
大丈夫なの？刺したりしないでしょうねぇ

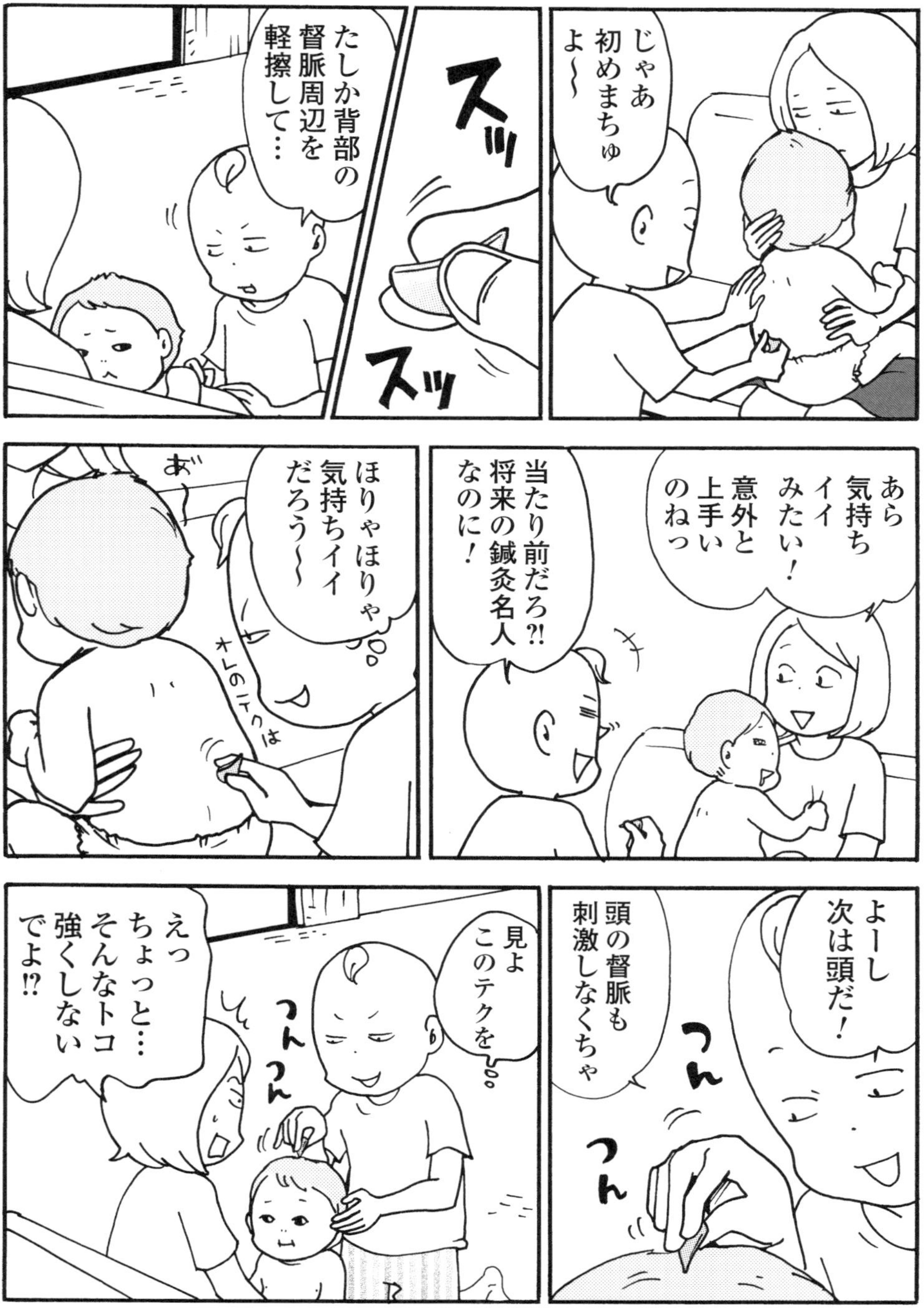
じゃあ初めまちゅよ～
スッ
スッ
たしか背部の督脈周辺を軽擦して…
あら気持ちイイみたい！意外と上手いのねっ
当たり前だろ?! 将来の鍼灸名人なのに！
ほりゃほりゃ気持ちイイだろう～～
オレのテクは
あ～
よーし次は頭だ！
頭の督脈も刺激しなくちゃ
つん
つん
見よこのテクを
つん
つん
えっちょっと…そんなトコ強くしないでよ!?

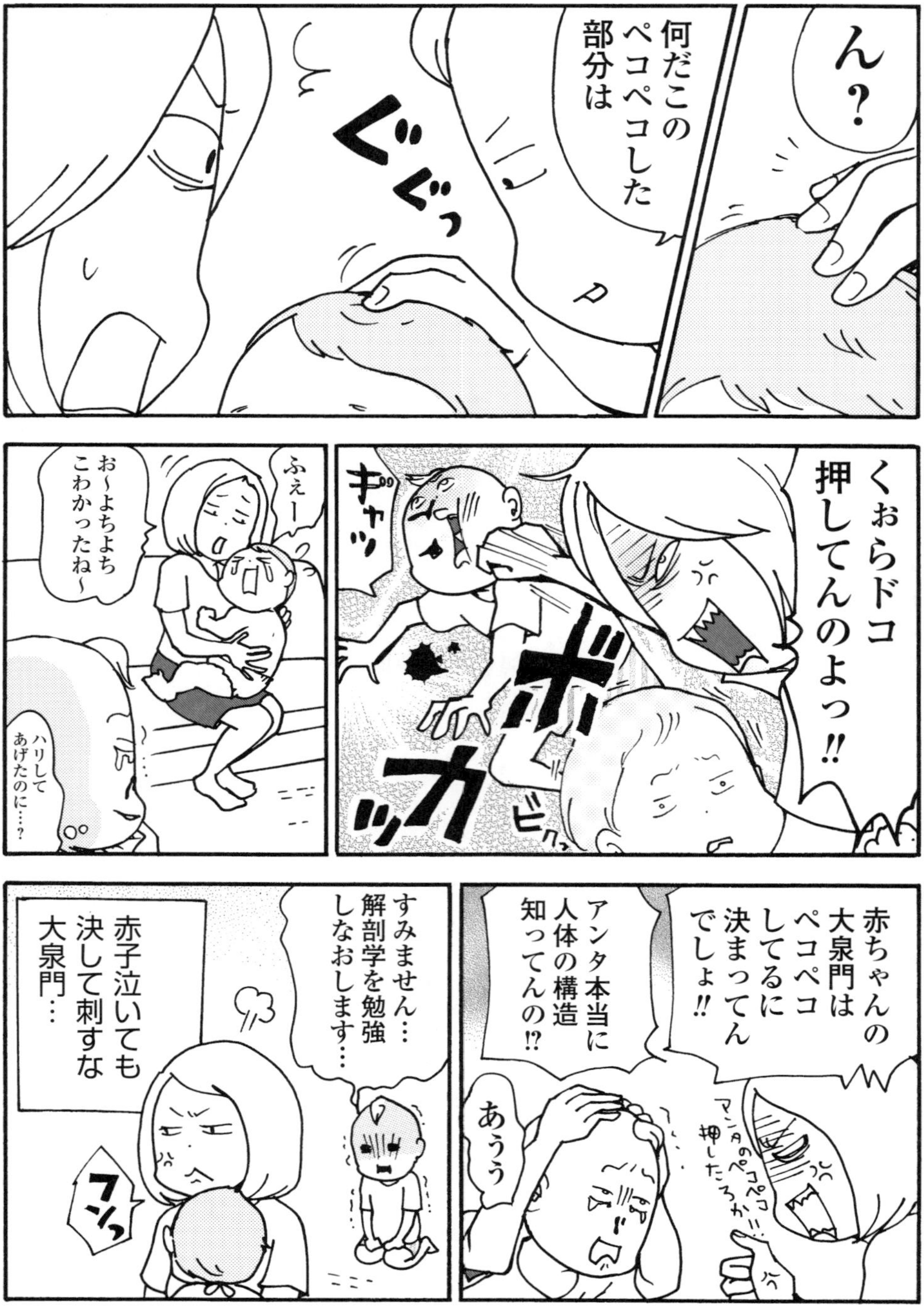
ん？
何だこのペコペコした部分は
ぐぐっ
くぉらドコ押してんのよっ‼
ギャッ
ボカッ
ビクッ
ふぇー
お〜よちよちこわかったね〜
ハリしてあげたのに…？
赤ちゃんの大泉門はペコペコしてるに決まってんでしょ‼
アンタ本当に人体の構造知ってんの⁉
アンタのペコペコ押したろか‼
あううう
すみません…解剖学を勉強しなおします…
赤子泣いても決して刺すな大泉門…
フンッ

・第2話・　解剖学を軽視しない

Point

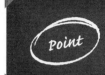

- 解剖学を知らなければ練習台になった相手を危険にさらすことになる
- 級友には問題ない鍼刺激が高齢者や小児では不適切な場合がある
- 外観や触察で泉門が確認できなくても乳児の頭部への刺鍼は避ける

実技の授業で鍼や灸の技術が少し身につくと、家族や親しい友人に練習台になってもらって施術をする学生さんは結構いるのではないでしょうか。しかし、ちょっと待ってください。身体のどこにどれくらい刺したら内臓や神経や脳に到達するのか知っていますか？　どのような角度で刺すと危険なのか知っていますか？　法律的にどうかということは別にしても、学生が身内に対して行う鍼灸施術はあくまでも練習レベルです。解剖学や経穴学を一通り修得していない鍼灸学生が本格的な治療行為のつもりで施術をするとしたら勘違いも甚だしく、身内を危険にさらすことになります。

鍼灸学校の実技授業では、若くて健康な友人同士で練習を行う場合がほとんどだと思います。しかし、身内だと年齢はさまざまかもしれません。高齢者や小児はたとえ健康状態がよくても、構造的・機能的に鍼灸学校の級友とは異なります。高齢者であれば骨粗鬆症があったり（強く圧迫すると骨折するかも）、胸壁の筋が薄かったり（成人よりも浅い刺鍼で気胸になるかも）、血管が脆かったり（皮下出血や血腫になりやすいかも）します。乳児であれば、大泉門が閉じてなかったり（刺鍼すると脳に達するかも）、皮膚刺激に敏感だったり（強めの小児鍼でぐったりするかも）します。

WHOによる鍼治療の基礎教育と安全性に関するガイドラインには、新生児の大泉門、外生殖器、乳頭、臍部、眼球などへの刺鍼は避けるべきだと記載してあります[1,2]。これらの部位は過敏で傷つきやすいので刺鍼でなくとも当然慎重に扱うべきですが、大泉門以外は別の意味でもむやみに触れてはいけませんね。

大泉門は冠状縫合と矢状縫合の交わる場所であり、乳児の大泉門は閉じていません。常識的な触れ方で問題が生じることはありませんが、指や器具で強く押し込むような行為は厳禁です。また、日本人の場合、大泉門は生後２年の終わりから満３年前後、小泉門および前側頭泉門は６カ月～満１年、後側頭泉門は１年～１年半で閉じるとされているので[3]、それらの時期よりも前に外観や触察で確認しにくくなっていても、乳児の頭部への刺鍼は避けたほうが無難です。たとえ鍼を刺入しない小児鍼であっても、親の承諾があったとしても、解剖学や適正刺激の知識も子どもを扱った経験もない鍼灸学生がいきなり乳幼児に施術することはお勧めできません。

1）WHO. Guidelines on basic training and safety in acupuncture. 1999.

2）世界保健機関. 川喜田健司ほか訳. 鍼治療の基礎教育と安全性に関するガイドライン（翻訳改訂版2000. 4. 7）. 全日本鍼灸学会雑誌. 2000; 50（3）: 505-25.

3）金子丑之助. 日本人体解剖学 第一巻（第18版）. 南山堂, 1982. p. 159.（日本人小児の泉門の閉塞については横尾文献の引用）

第3話　必要以上に深く刺さない

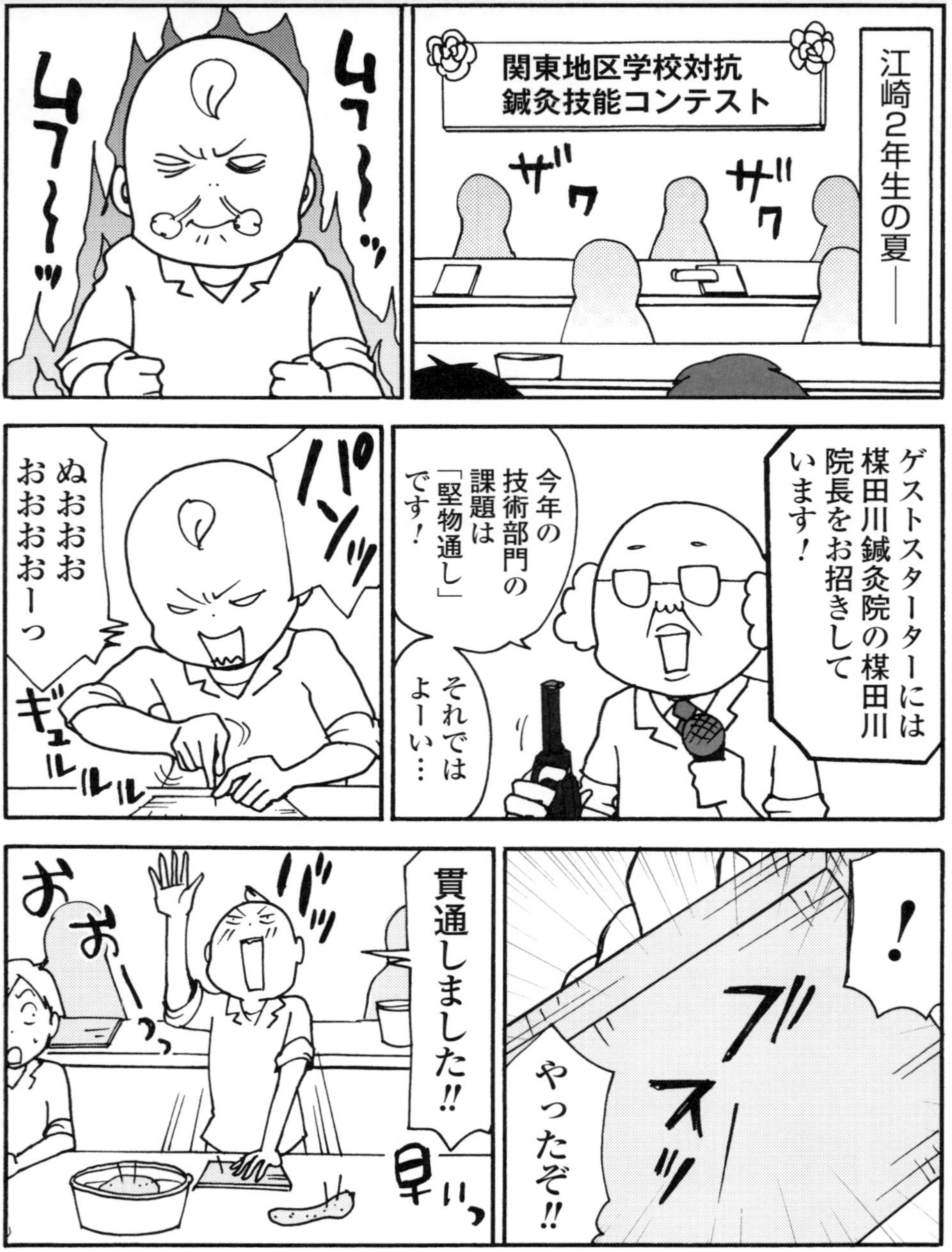

江崎2年生の夏——
関東地区学校対抗
鍼灸技能コンテスト
ザワ
ザワ
ムフ〜〜ッ
ムフ〜〜ッ
ゲストスターターには楳田川鍼灸院の楳田川院長をお招きしています！
今年の技術部門の課題は「堅物通し」です！
それではよーい…
パンッ
ぬおおおおおおおーっ
ギュルルルル
！
ブスッ
やったぞ!!
貫通しました!!
バッ
おおーっ
早いっ

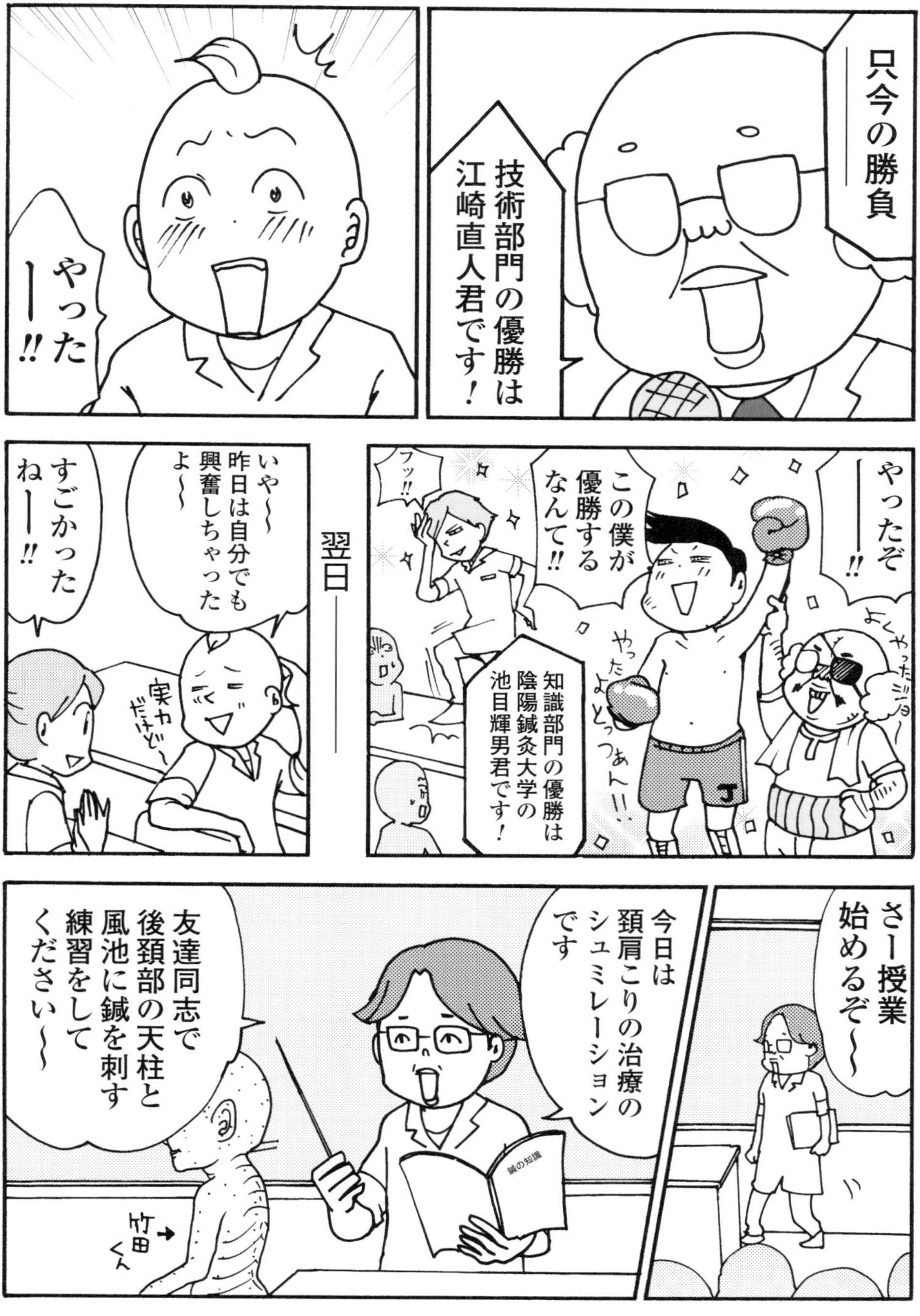
只今の勝負
技術部門の優勝は江崎直人君です！
やった――!!
やったぞ――!!
この僕が優勝するなんて!!
フッ!!
よくやったジョ～
やったよとっつぁん!!
知識部門の優勝は陰陽鍼灸大学の池目輝男君です！
翌日――
いや～昨日は自分でも興奮しちゃったよ～
実力だけど～
すごかったねー――!!
さー授業始めるぞ～
今日は頚肩こりの治療のシュミレーションです
友達同志で後頚部の天柱と風池に鍼を刺す練習をしてください～
鍼の知識
竹田くん

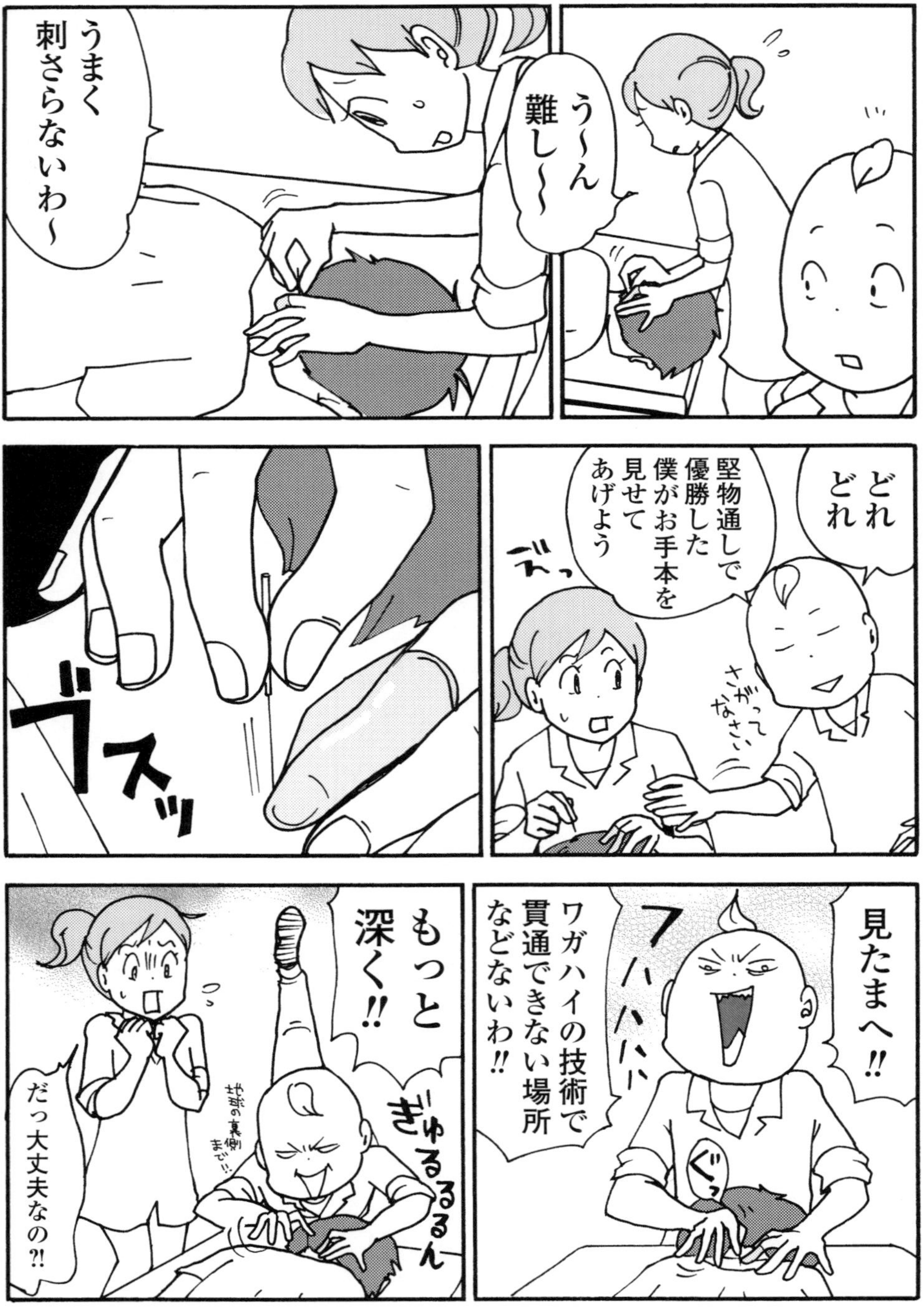
う〜ん
難し〜〜
うまく
刺さらないわ〜
どれ
どれ
堅物通しで
優勝した
僕がお手本を
見せて
あげよう
ズッ
さがってなさい
ブスッ
見たまへ!!
ワガハイの技術で
貫通できない場所
などないわ!!
ファハハハ
ぐっ
もっと
深く!!
ぎゅるるるるん
地球の裏側まで!!
だっ大丈夫なの?!

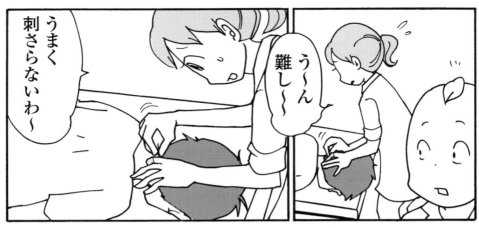

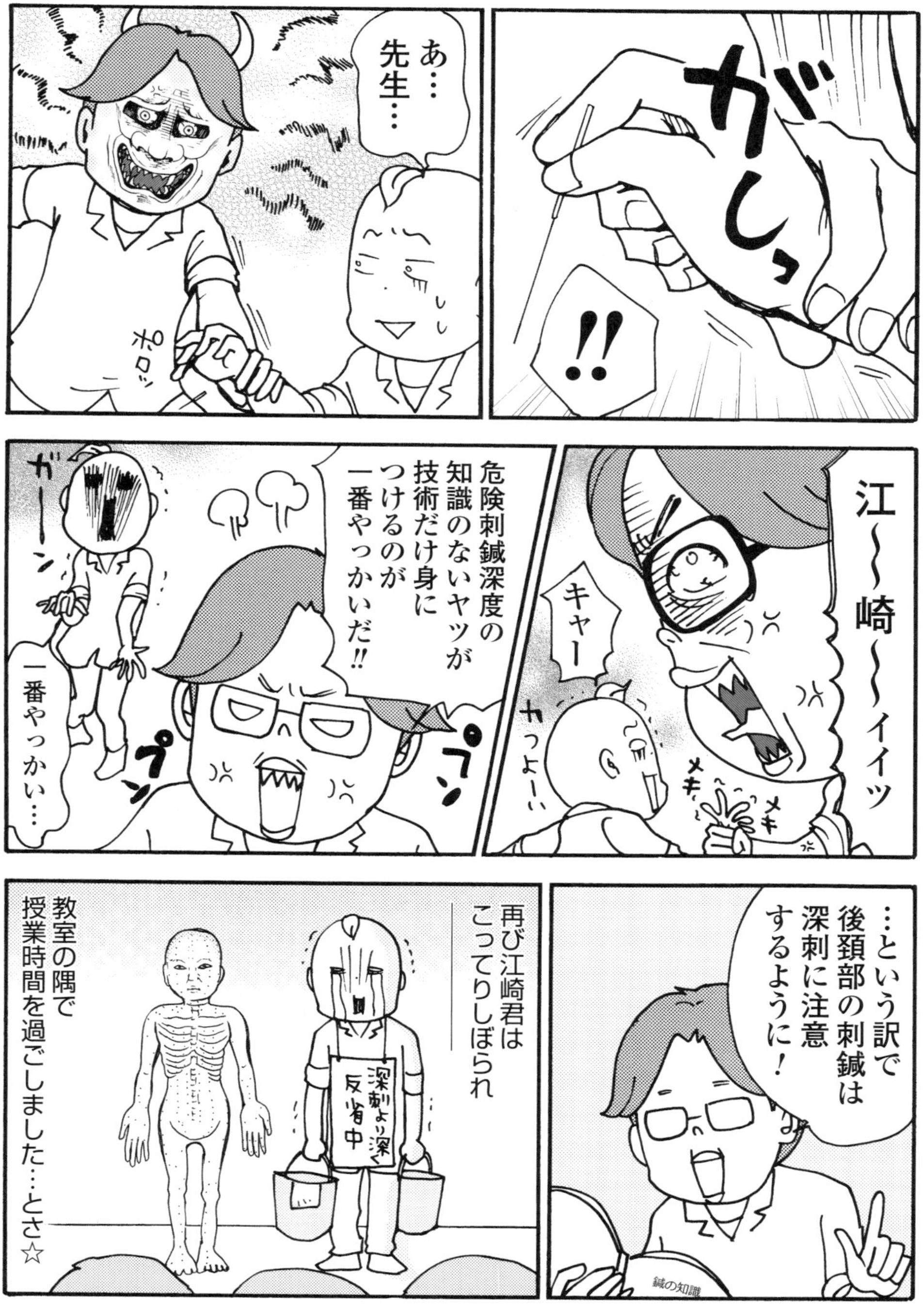
あ…先生…
ポロッ
がしっ
!!
江〜〜崎〜〜〜イイッ
キャー
カっよー
危険刺鍼深度の知識のないヤツが技術だけ身につけるのが一番やっかいだ!!
ガーン
プン
プン
一番やっかい…
…という訳で後頚部の刺鍼は深刺に注意するように！
鍼の知識
再び江崎君はこってりしぼられ
深刺より深く反省中
教室の隅で授業時間を過ごしました…とさ☆

・第3話・　必要以上に深く刺さない

Point

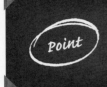

- どんなに刺鍼技術が上達してもそれだけで鍼灸臨床はできない
- 知識のない者が技術だけ身につけるのが一番やっかいである
- 解剖学的な危険刺鍼深度と臨床的な至適刺鍼深度の両方を考える

鍼灸学生が高校時代の友人と久しぶりに会ったときに、肩こりに鍼をしてあげると言って施術をして気胸を起こした実例があります。人体に鍼が刺せるようになると、江崎君でなくともつい得意になって上手にできることを人に見せたくなる、その心情は理解できなくもないです。しかし、どんなに刺鍼技術が上達しても無免許は無免許です。無資格者の鍼施術は法律違反であり、授業の中で教員の監視の下に慎重に練習を繰り返すにとどめるべきです。

さて、堅物通しは何でも鍼で貫通するためのものではなく、浮物通しと併せて練習することにより、対象物と鍼先の手ごたえを押手と刺手で感じ取りながら、手元を微妙に調節して効率的・安定的に刺鍼するための練習過程であり、ゴールではありません。今時はこのような訓練をする養成施設は少ないでしょうが、これが鍼枕やシリコン製練習器に変わったとしても、その意味するところは同じです。鍼を上手に貫通させることができるようになったとしても、それは鍼灸臨床技術を支える一構成要素を修得したに過ぎません。

必要以上に鍼を深く刺さないということには二つの意味があります。一つは、鍼先が臓器に到達して傷害してしまう事態を避けるという意味です。主要な経穴の安全刺鍼深度あるいは危険刺鍼深度については、遺体解剖や画像診断などによって得られた知識が蓄積されつつあります（本頁末の参考書やP20の「第４回　深刺し」などもご参照ください）。もう一つは、疾患や病態ごとに至適な刺鍼深度があるという意味です。浅刺のほうがよく効いたという臨床研究報告も見かけますし、東洋医学的にも病位によって鍼先を届けるべき深さは異なります。残念ながらすべての病態について統一された明確なエビデンスがあるわけではなく、流派によっても推奨される刺鍼深度はさまざまですが、少なくとも深ければ深いほど効くというわけではないことは鍼灸臨床家の誰もが知っています。

寸原先生の「知識のない者が技術だけ身につけるのが一番やっかいだ」という言葉は、鍼灸だけでなく武道、射撃、理容、調理など、あらゆる「道」を究めようとしている人に通ずることではないでしょうか。自分が与えられた道具や技術や資格が、使いようによっては人の命をも奪ってしまうという自覚が必要なのです。鍼は人を救う道具であるとともに凶器にもなり得ます。安全な刺鍼のために経穴局所解剖学をしっかり学ぶことはもちろんですが、これに加えて、鍼を持つ資格がある医療者の心構えや倫理観についても学生の間によく考えてみてください。

刺鍼深度が学べる参考書

①厳振国ほか『危険経穴の断面解剖アトラス』（医歯薬出版）
②白石尚基・上原明仁『臨床経穴局所解剖学カラーアトラス』（文光堂）
③北村清一郎編『鍼灸師・柔道整復師のための局所解剖カラーアトラス』（南江堂）

第4話　見学マナーを守る

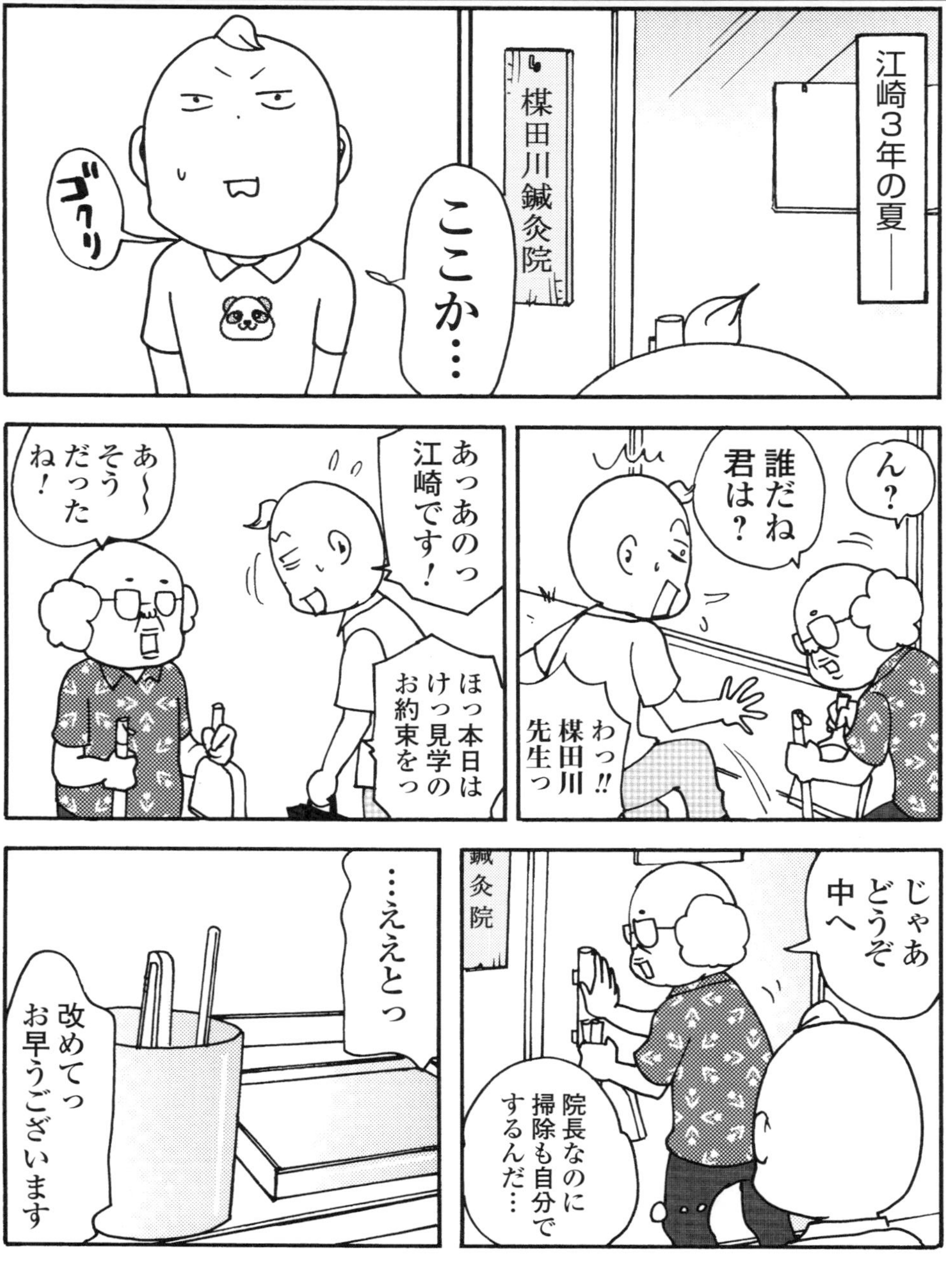
江崎3年の夏――
楳田川鍼灸院
ここか…
ゴクリ
ん？
誰だね君は？
わっ!!楳田川先生っ
あっあのっ江崎です！
ほっ本日はけっ見学のお約束をっ
あ～そうだったね！
じゃあどうぞ中へ
院長なのに掃除も自分でするんだ…
…ええとっ
改めてっお早うございます

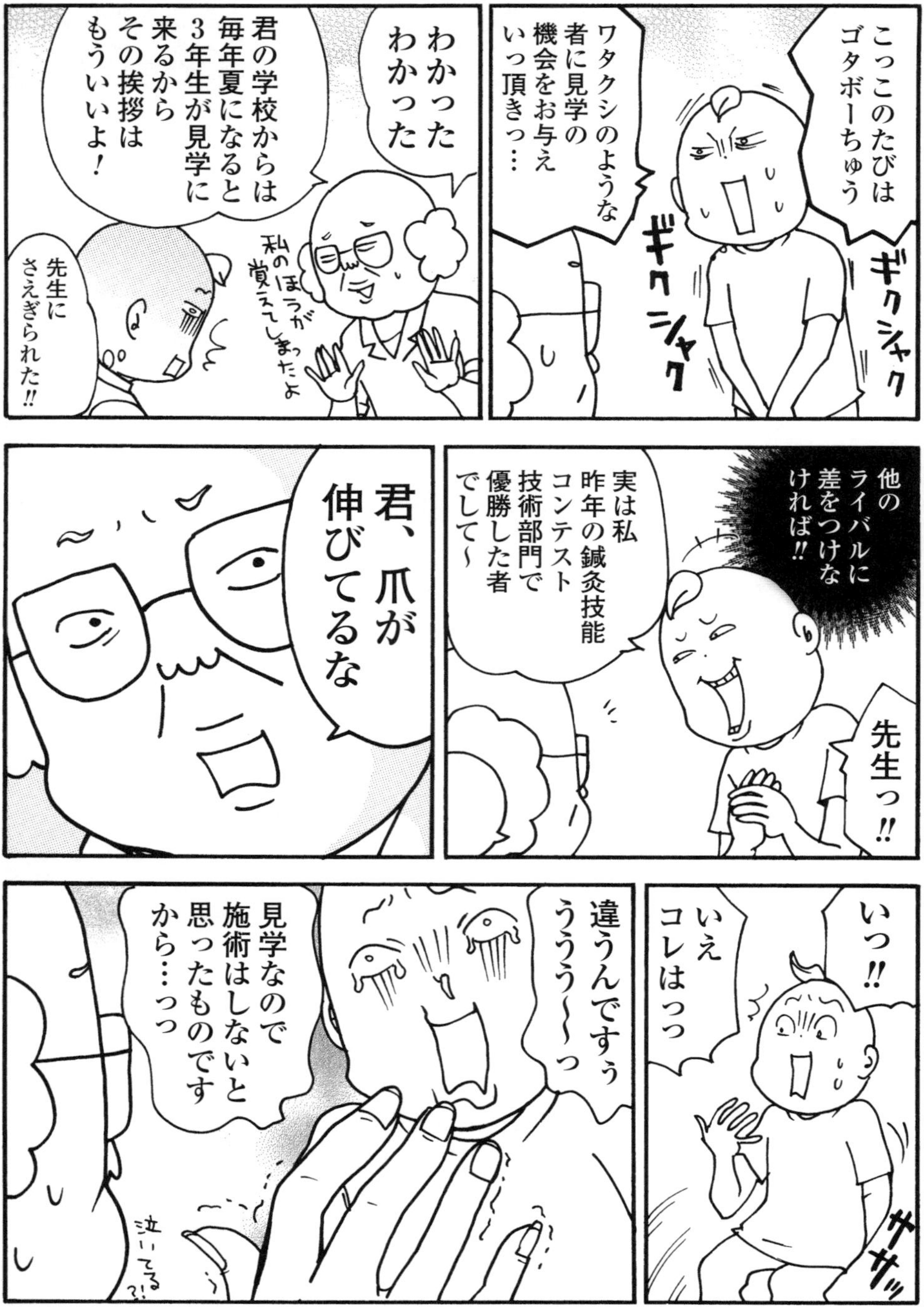

こっこのたびはゴタボーちゅう
ワタクシのような者に見学の機会をお与えいっ頂きっ…
ギクシャク
ギクシャク
わかったわかった
君の学校からは毎年夏になると3年生が見学に来るからその挨拶はもういいよ！
私のほうが覚えてしまったよ
先生にさえぎられた!!
他のライバルに差をつけなければ!!
実は私昨年の鍼灸技能コンテスト技術部門で優勝した者でして～
先生っ!!
君、爪が伸びてるな
いっ!!
いえコレはっっ
ササッ
違うんですぅううう～っ
見学なので施術はしないと思ったものですから…っっ
泣いてる?!

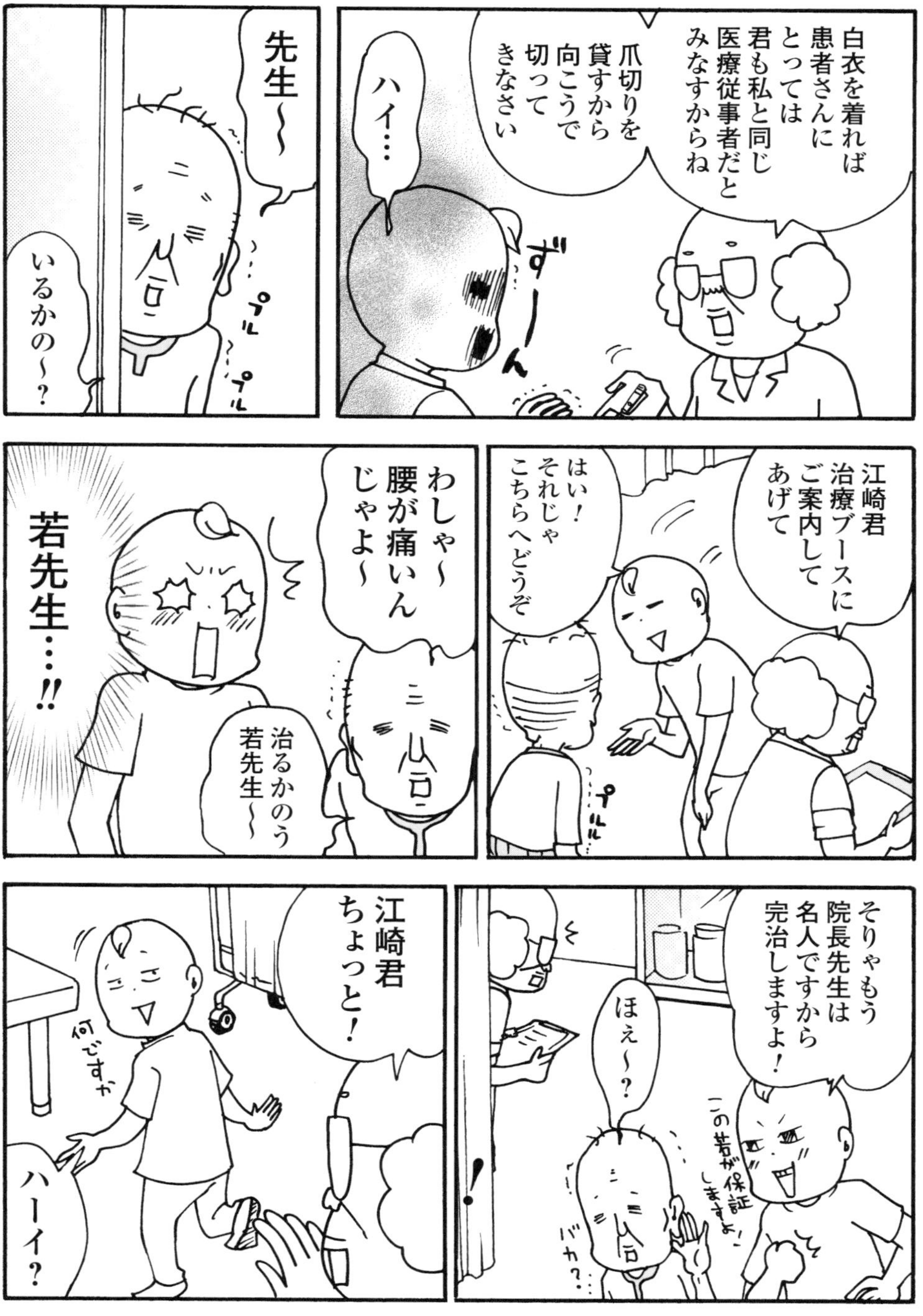
白衣を着れば患者さんにとっては君も私と同じ医療従事者だとみなすからね
爪切りを貸すから向こうで切ってきなさい
ハイ……
ずーん
先生~~
いるかの~?
プル
プル
江崎君治療ブースにご案内してあげて
はい!それじゃこちらへどうぞ
プル…
わしゃ~腰が痛いんじゃよ~
治るかのう若先生~~
若先生…!!
そりゃもう院長先生は名人ですから完治しますよ!
ほえ~?
この若が保証しますよ!
バカ?…
江崎君ちょっと!
何ですか
ハーイ?

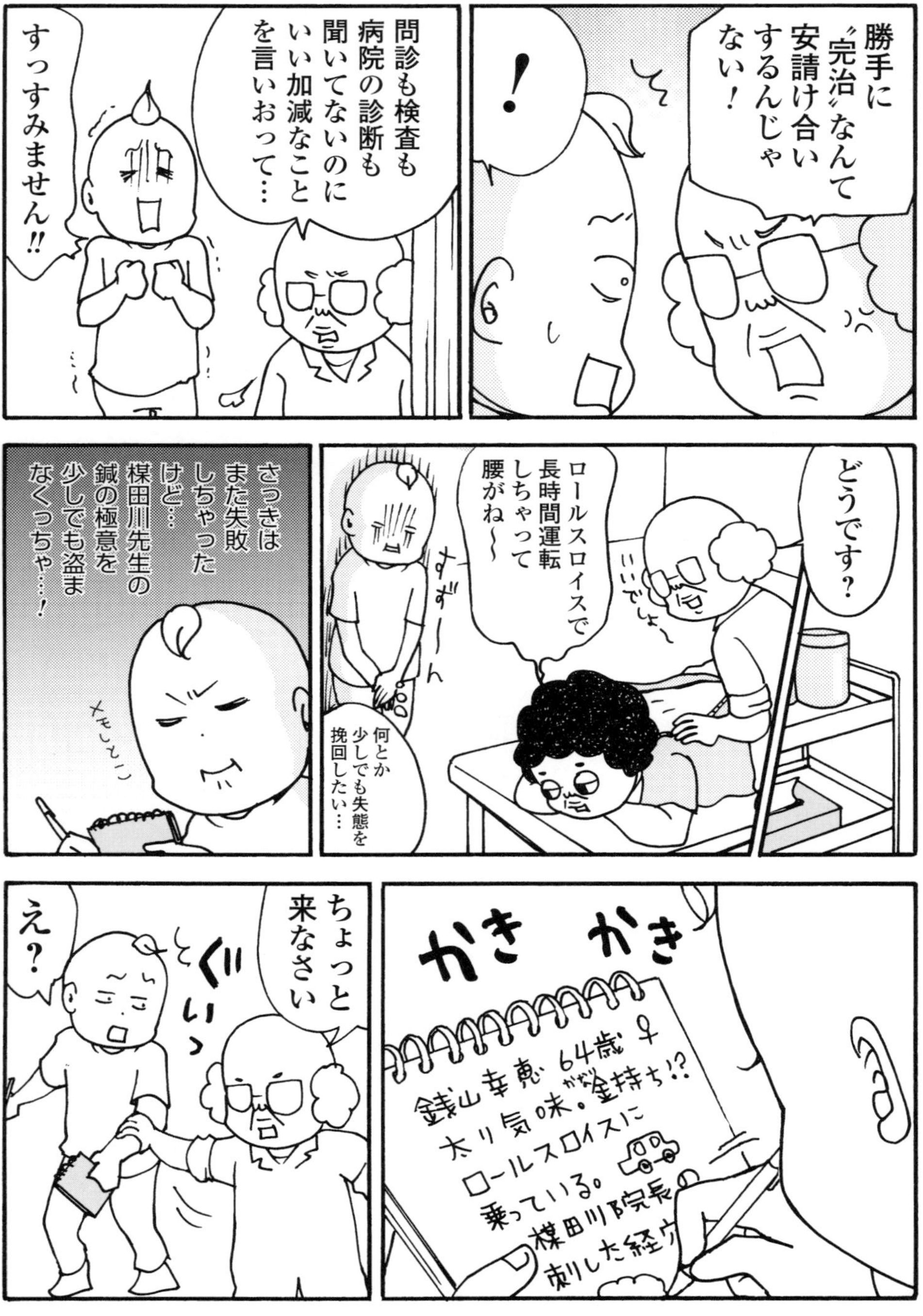
勝手に〝完治〟なんて安請け合いするんじゃない！
！
問診も検査も病院の診断も聞いてないのにいい加減なことを言いおって…
すっすみません!!
どうです？
ロールスロイスで長時間運転しちゃって腰がね〜
いいでしょ〜
ずず〜ん
何とか少しでも失態を挽回したい…
さっきはまた失敗しちゃったけど…楳田川先生の鍼の極意を少しでも盗まなくっちゃ…！
メモしとこ
かき かき
銭山幸恵 64歳 ♀
太り気味。かなり金持ち!?
ロールスロイスに乗っている。
楳田川院長
刺した経穴
ちょっと来なさい
ぐいっ
え？

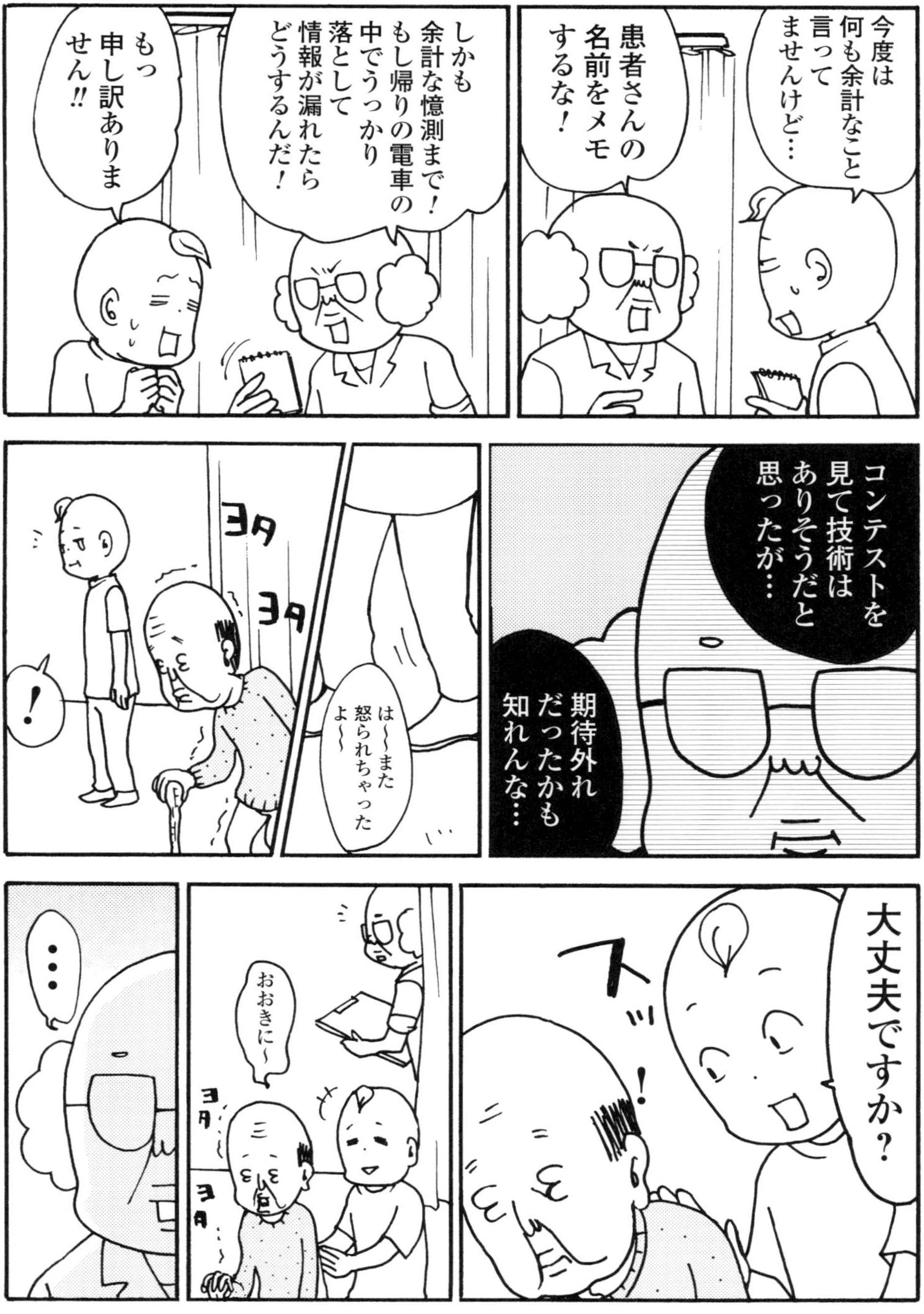
今度は何も余計なこと言ってませんけど…
患者さんの名前をメモするな！
しかも余計な憶測まで！もし帰りの電車の中でうっかり落として情報が漏れたらどうするんだ！
もっ申し訳ありません!!
コンテストを見てありそうだと思ったが…
期待外れだったかも知れんな…
ヨタ
ヨタ
は〜また怒られちゃったよ〜
!
大丈夫ですか？
トッ
!
おおきに〜
ヨタ
ヨタ
…

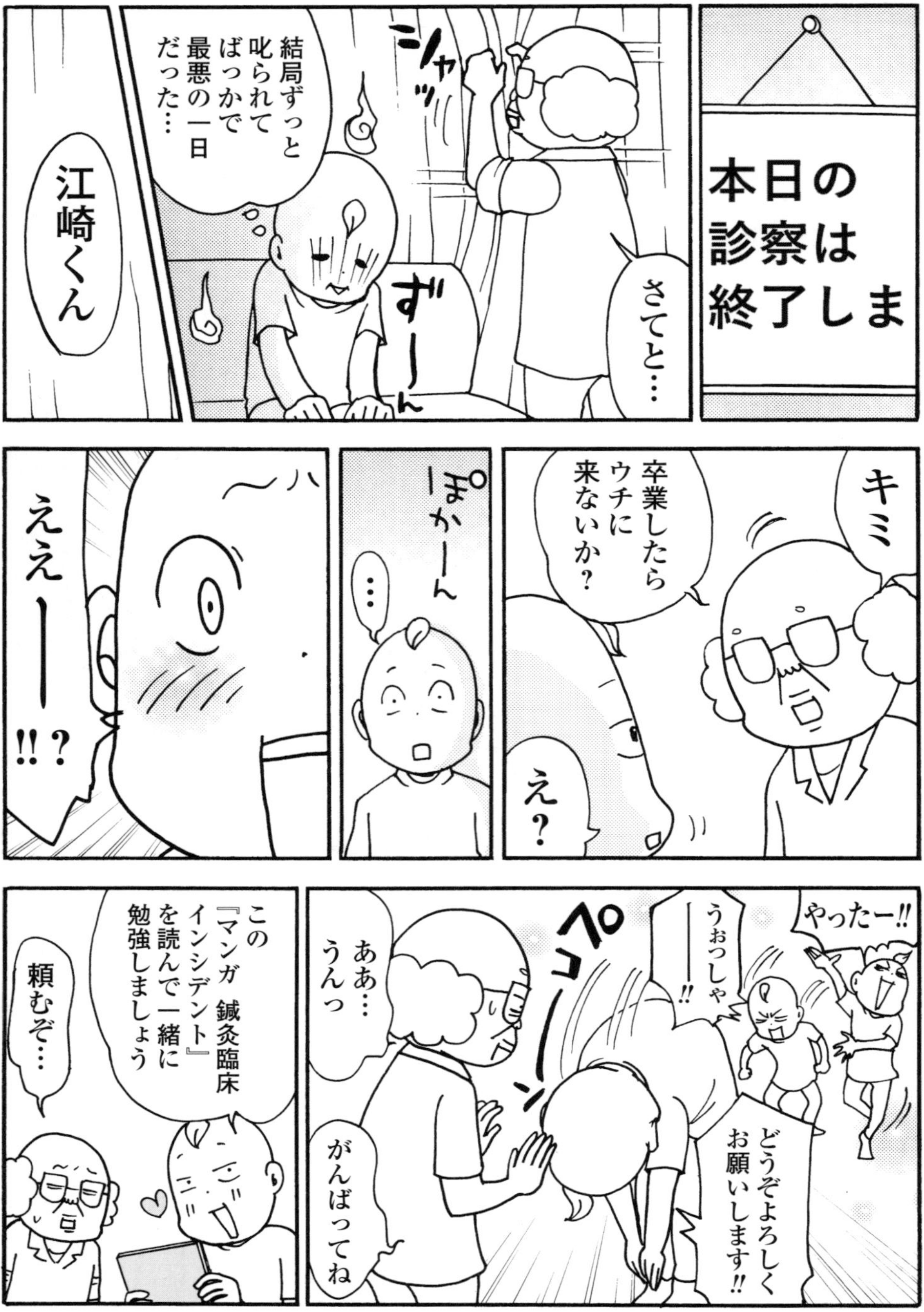
本日の診察は終了しま
さてと…
シャッ
結局ずっと叱られてばっかで最悪の一日だった…
ずーーん
江崎くん
キミ
卒業したらウチに来ないか？
え？
ぽかーん
…
ええーー!!？
やったー!!
うおっしゃーー!!
パコーン
どうぞよろしくお願いします!!
ああ…うんっ
がんばってね
この『マンガ 鍼灸臨床インシデント』を読んで一緒に勉強しましょう
頼むぞ…

・第4話・　見学マナーを守る

Point

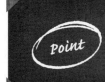

- まず学校の担当部署や教員に相談する
- 患者さんにスタッフだと思われても迷惑のかからない身なりをする
- 個人が特定できるようなメモは取らない

授業の一環の場合も個人の場合もあると思いますが、いずれにしても３年生（大学だと４年生）になると臨床現場の見学と就職の活動を兼ねて、鍼灸院やヘルスケア関連施設を訪問する学生さんも多くいることでしょう。たとえ見学だとしても、現場に行けば学生の存在や行動の責任は、見学者を受け入れた施設にも生じます。したがって、施術活動に参加しない見学のための訪問であっても、そこにいる患者さんの反応によっては施設の評価を下げて迷惑をかけることになります。社会人として常識的な身なりやマナーはもちろんですが、医療人としても信頼を損ねないよう慎重に行動してください。

学生個人が直接、鍼灸院等に見学依頼の電話やメールをしてアポイントを取る場合もありますが、個人の依頼は受け付けないので学校を通して手続きを取ってほしいという施設もあります。まずはどのような形で見学許可をもらったらよいか、学校の担当部署や教員に相談してください。

見学にあたって、まずは時間厳守です。約束の時間に遅れたらその時点でアウトです。公共交通機関が遅れる場合もあるので余裕をもって出かけ、もし列車の遅延などがあれば遅れる旨を必ず電話してください。また、駐車場や駐輪場がなかったり狭かったりする場合も多いので、車やバイクで行く場合は必ず事前確認が必要です。

服装は、先方が私服でよいと明確に言わない限り、スーツ・ネクタイが一般的でしょう。江崎君は私服で訪ねていますが、これは事前の許可があったのだと理解してください。白衣は必ず持参です。ナースシューズなども持参するよう求められる場合がありますので、とにかく事前に何が必要か必ず確認を取ってから訪問すべきです。身なりについては学内の臨床実習と同様、派手な服装・髪形・化粧や、香水、アクセサリーなどはダメです。また、たとえ自分が施術しないことは分かっていても治療者と同じように爪を切り、シワのないきれいな白衣で見学に臨んでください。江崎君に楳田川院長が言ったとおり、白衣を着て施設内にいれば患者さんにとって誰が治療者か区別をつけることはできません。スタッフの一員と思われても迷惑のかからない身なりでいることが大切です。

患者さんの中には見学を嫌がる方もいますので、担当治療者に従って行動してください。患者さんから挨拶されたり尋ねられたりすることがあります。挨拶や見学のお礼などははっきり言えばよいですが、どんな病気なのかとか、治るのかとか、そういう質問を受けた場合は、スタッフでも免許取得者でもない見学学生が答える資格はありません。江崎君のような根拠のない返事をしてはいけません。

見学中、せっせとメモを取る熱心な学生がいます。そのこと自体は感心な態度ですが、そのメモに患者さんのプライバシーや個人情報を含めてはいけません。そのメモを持ち帰るということは施設の情報を持ち出すことです。メモを落としたり見られたりといった最悪の事態を想定し、それでも個人が特定できないような書き方をする必要があります。その他いろいろな規制を設けている施設もありますから、まずは何をしてよいか、いけないのか、見学前にしっかりと確認をしてから行動してください。また、守秘義務がありますから、見学した患者さんのことを施設と無関係な人にしゃべってはいけません。

いろいろ問題行動の多い江崎君ですが、楳田川院長は、彼の本来の優しい性質と鍼灸師としての素質を見抜いた（見誤った？）ようです。

副刺激術……047
プラセボ効果……083
へ 米国疾病管理予防センター……031,043
ベースン法……043
ペダルスイッチ……095
ベッドからの転落・転倒……095
変形性脊椎症による神経根症……103
ほ 棒温灸……015,101,103
膀胱経二行線……023
ホットパック……015
ポビドンヨード……099
ホルネル症候群……055
ま 埋没鍼……052,053,054,055,124,148
み 脈伯……027
脈伯数……027
む 迎え鍼……047
むち打ち……016,019
め 滅菌……037,039
滅菌処理……039
瞑眩……071
も 申し送り事項……077,079
毛布……021,022,023
や 火傷……012,015,149,151,153
ゆ 指サック……031,039,111
ら ラビング法……031,134
り 理学検査……016,019,119
リハビリ……100
わ ワクチン……038
ワゴン……043,067,095
B Ｂ型肝炎……036,039,148
Ｂ型肝炎ウイルス……038,039,043
Ｂ型肝炎ワクチン……039
C ＣＤＣ……031,043
ＣＤＣガイドライン……043
E ＥＢＭ……043
H HBs抗体……039

な 内出血……063,147,157
軟膏……015,051
軟膏塗布……051
難聴……075
に ニアミス……141,142,152
認識不足……139
認知障害……072,075
ぬ 抜き忘れ……008,010,011,139,141,142,143,145,148,150,151,152,154
ね ねじ切れ……035
熱傷……015,039,048,051,067,103,149,150,151,154
眠気……068,070,071,155,156,157
粘着マット……042,043
粘膜面……099
の 脳血管障害……103
脳卒中後……100,103
脳貧血……027
ノセボ効果……083
は バイオハザードマーク……111
ハインリッヒの法則……141,152
破格……087
裸の王様……119
抜鍼困難……044,047,075
鍼通電……035,067,091,104,106,107,140,155
鍼の金属疲労……035
鍼の電触……035
反証……096
万能つぼ……099
ひ 皮下出血……060,062,063,143,148,153,155,156
人は誰でも間違える……138,140
皮膚感覚麻痺……103
皮膚感染症……096
皮膚刺激……096,099
皮膚消毒……099
ヒヤリ・ハット……011,152
美容鍼灸……063,156
病名診断……119
微量出血……063
疲労感……068,070,071,155
ふ フィードバック……011,142,144,152,155
フェイルセーフ……115,140,154
フールプルーフ……115
深刺し……020,023
副作用……063,083,119,146,147,155,156,157

スリッパ……043

せ 清潔……031

清拭……099

西洋医学用語……083

赤外線……015

赤外線照射……023,067,103

施術操作……112,115

石鹸……028

折鍼……011,015,032,035,075,146,151,152,153

責めない……144,152

前胸部……023

旋撚術……047

そ 臓器損傷……011,023,055,075,141,148

双極型……035

側胸部……023

速乾性擦式消毒剤……031

た 体位変換……027

体動……035

ダイレクトメール……059,157

立ちくらみ……123

脱衣カゴ……095

だるさ……071,157

単回使用……035

膻中……084,085,086,087

ち 注意義務……035

直刺……023

直流……035

治療用ワゴン……095,115

つ 追加接種……039

椎間板ヘルニア……103

通電……033,105

ツマミ操作……106,107

て 手洗い……028,029,030,031,130

低周波鍼通電装置……115

ディスポーザブル鍼……011

ディスポーザブルステンレス鍼……035

低頻度刺激……107

データベース……056

電気鍼……063,069

電動ベッド……067,092,093,094,095

転落・転倒……095

と 糖尿病……051,157

東洋医学用語……080,083

構造物…… 087
抗体価…… 039
高頻度刺激…… 105,106,107
交流電流…… 035
高齢…… 055,095,103,119
高齢の患者…… 015,055,075,103
巨刺…… 090,091
個人情報…… 056,058,059,075,157,158
個人情報の保護方針と利用目的…… 059,157,158
個人情報の利用目的と保護方針…… 158
個人情報保護…… 059,156,157,158
個人情報保護法…… 059,079,157
子供…… 064,067
根本原因分析…… 142,144,152
さ 座位で刺鍼…… 026,155
座位・立位での刺鍼…… 027
細菌感染…… 051,148
再使用鍼…… 035
債務不履行…… 051
擦式手指消毒剤…… 134
し 示指打法…… 047
疾患の見落とし…… 116,119
失見当識…… 072,075
ジャクソンテスト…… 017,018,019
周波数…… 107
手指の衛生管理…… 128
手指用殺菌消毒剤…… 134
出血傾向…… 063
出血斑…… 063
出力ツマミ…… 104,107,140
証拠書類…… 079
常在菌…… 099,130,132,133,134
消毒…… 096,114
消毒用エタノール…… 099
消毒用エタノール含浸綿…… 099
徐脈…… 026,027
神経根症…… 103
神経傷害…… 055,148,149,151
心臓ペースメーカー…… 107,157
す 水疱…… 051,063,151
睡眠…… 075
スクラブ法…… 031,134
スパーリングテスト…… 017,018,019

過誤……011,019,035,059,063,119,139,146,147,150,151,152,153
画像診断……019,119
片麻痺……101,103
化膿……101,148,149,152,153
下半身麻痺……055,148
カリスマ性……119
カルテ……010,011,012,031,056,058,059,076,078,079,128,135,143
カルテの開示……079
感覚麻痺……100,103
換気設備……103
換気扇……102
換気装置……103
患肢の取り違え……088,091
患者データベース……059
感染経路……031
感染制御……043
感染性廃棄物……108,111
感染対策……040,042,043
寒天培地……133,134
き 気胸……022,023,055,087,148,149,151,152,153
気分不良……024,027,119,149,151,155,157
灸……103
休業補償……051
灸痕……051,091,147
灸頭鍼……012,015,075,103,115,149
灸の煙……100,103
胸骨孔……086,087
胸骨披裂……087
強刺激……070,071
虚証……071
く グルタラール……042,043
グルタルアルデヒド……043
クロルヘキシジン……098
クロルヘキシジングルコン酸塩……099
クロルヘキシジングルコン酸塩水溶液……099
け 血圧……026,027
血圧低下……027
血液検査……119
血管迷走神経反射……027
倦怠感……071,155
こ 抗凝固剤服用……063
交差感染……043
高水準消毒剤……043

索引

あ アルコール綿……099
安全な刺鍼深度……023
い 意識消失……027,151
慰謝料……051,055
一過性低血圧……027
医療事故……137
医療廃棄物……067,110
因果関係……096,146,147,149,151
インキュベーター……133
インシデント報告システム……136,140,142,144,150,152
院内感染対策マニュアル……043
インフォームド・コンセント……051,063,156,157
う うっかりミス……139,140
埋めバリ……055
暈鍼……024,027
え 衛生管理……043
衛生的手洗い……031
壊疽……051
エタノール……031,079,096,098,099,115
お 嘔気……019,027,148,151,155
嘔吐……027,151
オートクレーブ……035,066,067
置きバリ……055
温灸……015,048,050,051,103,151
温熱刺激……100,103
温熱治療機器……103
か 開示義務……059
開示請求……076,079
外傷性頚部症候群……019
回旋術……047
回転負荷……035,047
ガイドライン……031,043
潰瘍……051,149
顔……112,115

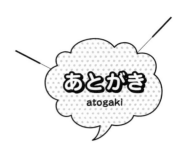

あとがき

atogaki

マンガで失敗例を描写する話を持ちかけられた時は、業界や学会からお叱りの言葉を受けるのではないかと逡巡しました。それでも私がこのマンガの監修と解説を引き受けることにした理由は三つあります。

ひとつは、私の見聞録に一冊の本になるほどたくさんの鍼灸臨床における失敗の実例があったからです。しかし教訓を文章にしても初心者の記憶や印象には残らないと思ったのです。二つ目は、すでに一九八〇年代に森秀太郎先生の原案で「医道の日本」誌にマンガが連載されていて、私自身が今でも印象深く覚えていることです。ただ、このマンガの主人公「うっかり君」は重大な過誤を次々と本当に起こしてしまう、とんでもないキャラクターでした。そこで今回のマンガでは深刻な有害事象に関するエピソードの多くを「起こりそうだったけど未然に防ぐことができて、そのあとで主人公が叱られる」という形にしました。三つ目は、話を持ちかけてきた坂川慎二編集長（当時）が自ら描いた第一話の原案マンガが、あまりにもシュールで面白く、「これはいける」と確信したからです。

このマンガのシナリオを編集部の山口智史さんと創作していく作業は、とても楽しい時間でした。また、そのシナリオを、医療の参考書としてギリギリのラインを保ちつつ（実は超えてしまっているかもしれませんが……）インパク

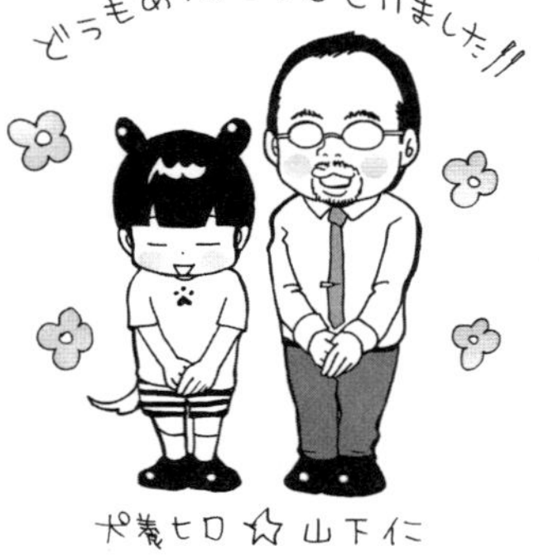
どうもありがとうございました!!
犬養ヒロ☆山下仁

トを失わないマンガを描いてくださった犬養ヒロさんには敬服いたします。お二人に改めて御礼を申し上げます。また、筑波技術短期大学附属診療所（現：筑波技術大学保健科学部附属東西医学統合医療センター）勤務時代に、たくさんの鍼灸インシデントの処理や防止策を共に行わせていただき、鍼灸安全管理に関する考えを深める機会を与えてくださった津嘉山洋先生（現：筑波技術大学教授）に心から感謝いたします。

最後に、鍼灸の安全性の調査研究と事故防止のために貢献して下さった（社）全日本鍼灸学会研究部安全性委員会（１９９７～２００７）の委員の先生方に謝意を表します。特に、石崎直人先生（明治国際医療大学教授）、江川雅人先生（明治国際医療大学教授）、楳田高士先生（関西医療大学教授）には、キャラの命名にあたって寛大な承諾をいただき本当にありがとうございました（所属と職位は平成24年現在のものです）。

本書を読んでいただいた鍼灸学生あるいは鍼灸師の皆様が、江崎君のことを忘れないで、患者さんのために安全第一の施術を今まで以上に心がけてくださるならば、監修者・解説者としてこの上ない幸いです。

平成二十四年　容平の秋　水都大阪にて

山下　仁

山下 仁（やました・ひとし）

愛媛県生まれ。1987年、明治鍼灸大学鍼灸学部卒業、鍼灸師。愛媛県立中央病院東洋医学研究所技師、筑波技術短期大学（現:筑波技術大学）助手、英国エクセター大学補完医学研究室客員研究員、東京大学医学部家族看護学教室客員研究員などを経て、2007年より2013年まで森ノ宮医療大学保健医療学部鍼灸学科長・教授、2011年より森ノ宮医療大学大学院保健医療学研究科長・教授。2014年より森ノ宮医療大学鍼灸情報センター長・教授兼任。

博士（保健学）（2002年、東京大学）。主な著書として『鍼治療の科学的根拠』（共訳, 医道の日本社）、『現代鍼灸臨床試論』（桜雲会出版部）など。

専門は鍼灸安全学、統合医療鍼灸論。

犬養 ヒロ（いぬかい・ひろ）

大阪府生まれ。現在、犬、猫2、カラス、金魚と暮らす、動物中毒の漫画家。動物飼養管理士、動物病院AHT勤務経験有。

HP http://www.hiroinu.com/

〔増補改訂版〕
覚えておきたい事故防止の知識

マンガ 鍼灸臨床インシデント

Manga Case Reports on Problematic Practice of Acupuncture

2012 年 10 月 31 日　第 1 刷発行
2017 年　7 月 31 日　改訂版第 1 刷発行

著者　　監修・解説：山下仁　　画：犬養ヒロ

発行者　　戸部慎一郎

発行所　　株式会社　医道の日本社
〒237-0068　神奈川県横須賀市追浜本町 1-105
電話　046-865-2161
FAX　046-865-2707

印刷　　横山印刷株式会社

ISBN 978-4-7529-1155-5 C3047

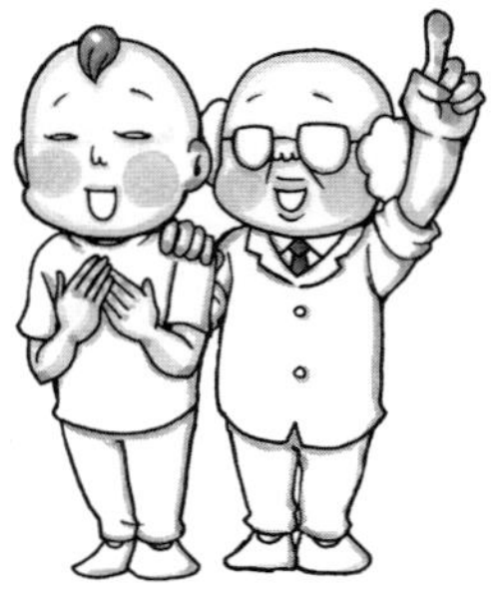